U0217514

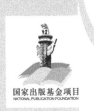

国家出版基金项目
NATIONAL PUBLICATION FOUNDATION

1949

1976 1979

新中国
地方中草药
文献研究
（1949—1979年）

『十三五』国家重点出版物出版规划项目

国家出版基金资助项目

土单验方卷 4（下）

张瑞贤 张卫
刘更生 蒋力生

主编

SPM
南方出版传媒 广东科技出版社
北京科学技术出版社

目　录

发掘推广中草药

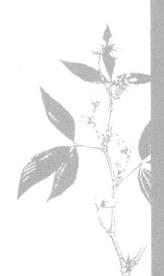

提　要

沈阳药学院教育组编。

1970 年 9 月出版。内部资料。共 60 页，其中目录 3 页，正文 56 页，插页 1 页。纸质封面，平装本。

本书为当时沈阳药学院参加辽宁省中草药新医疗法展览会的中草药资料汇编。

全书共分两部分。第一部分主要介绍了甘楞散、复方甘楞散、复方甘壳散、健胃散、复方氢氧化铝散等散剂，止痢颗粒剂，黄柏地榆浸膏、黄水疮药膏等药膏，五味子藤酊等酊剂以及各种注射剂等，共计 41 种中成药。此部分分别从处方、制法、用途与用法、说明（对药物疗效的说明）、病例等方面对以上各种中成药制剂进行介绍。另外值得注意的是，处方中的药物用量，有的明确注明单位为克，有的则没有任何单位，有的则用两、钱等旧市制单位，存在单位不统一的问题。

第二部分主要介绍了辽宁省白屈菜资源概况、白屈菜的制剂与应用、白屈菜全碱的提取和精制，辽宁省草乌资源概况、草乌的制剂与应用、口服生草乌后的毒性反应、草乌地上部分生物碱预试验，猪胆汁的制剂与应用、猪胆汁对中草药注射剂的助溶试验，以及"六八一"口服新制剂的粉剂制法、粉剂的质量标准、片剂的生产、两种剂型试制的根据等。

该书既无前言，又无编写说明，章节分类基本无规律可循。第一部分类似中成药汇编集，第二部分则似为两种中药生物碱与两种中药制剂的制备与应用，内容与本书题名相去甚远。

发掘推广中草药

<内 部 资 料>

沈阳药学院

教育　　组

一九七〇年九月

目　　　录

第一部分

1949

新　中　国
地 方 中 草 药
文　献　研　究

（1949—1979年）

1979

第二部分

1949

新 中 国
地 方 中 草 药
文 献 研 究
(1949—1979年)

1979

· 白 页 ·

第 一 部 分

甘 楞 散

处　方：甘草1.0　　煅瓦楞子4.0

制　法：共研细粉

用途与用法：主治胃及十二指肠溃疡。 饭前或痛时服， 每次3克，日服3次。

复 方 甘 楞 散

处　方：甘草1.0　　煅瓦楞子4.0　　曼陀罗叶粉0.5

制　法：先将甘草与瓦楞子共研细粉后，再按逐渐稀释法与曼陀罗叶粉研匀。

用途与用法：同甘楞散。

复 方 甘 壳 散

处　方：甘草1.0　　鸡蛋壳(焙黄)4.0　　曼陀罗叶粉0.5

制　法：先将甘草与鸡蛋壳共研细粉后，再按逐渐稀释法与曼陀罗叶粉研匀

用途与用法：作用与用途同甘楞散。但疗效较好,特别对高酸性胃炎及溃疡病疗效更显著。每次3克,日服3次。

健 胃 散

处　方：焦苍术1.0　　蒲公英1.0　　　谷芽1.0　　　罗卜籽1.0　　苞米棒炭0.5

制　法：分研细粉，按处方量混匀。

用途与用法：治慢性胃炎，消化不良。饭前服，每次3克，

1949

新 中 国
地方中草药
文 献 研 究
(1949—1979年)

1979

日服2—3次。

说　　明：用于数例病人，有一定效果。

病　　例：赵××，女，17岁。肚痛，医生诊断为慢性胃炎，服莨菪片无效。服此药8次即愈。

复方氢氧化铝散

处　　方：氢氧化铝凝胶干粉0.5克　　681—6粉0.5克
　　　　　　焦苍术0.3克　　曼陀罗叶粉0.1克

制　　法：将焦苍术研细粉与其余三种药粉混匀。

用途与用法：治胃及十二指肠溃疡，胃酸过多症及慢性胃炎等。每次一剂，日服3次。

说　　明：①广泛应用，效果较好。
　　　　　　②"681—6"粉制法见"六八一"口服新制剂。

病　　例：唐××，男，40岁。胃溃疡穿孔做切除术后一年多，又吐酸水，胃痛，用此药后症状迅速消失。

止　痢　散

处　　方：翻白草450克　　秦　皮300克　　黄柏300克

制　　法：将翻白草、秦皮全部及黄柏200克共水煎二次，合并煎液，用文火浓缩成膏状，将剩100克黄柏研粉加入膏中，拌匀，低温焙干，研细粉。

用途与用法：治肠炎、痢疾。每次服1—2克，日服3次。

说　　明：①用于50多例病人，效果显著。
　　　　　　②所用翻白草为蔷薇科植物。potentilla discolor Bge.翻白委陵菜。

病　　例：徐××，女，3岁。腹痛，腹泻，一天5—10次，便中有浓血，粘液，有明显里急后重症状，服此药

— 2 —

两天（每服1.5克，日服3次）即癒。

复 方 止 泻 散

处　　方：黄柏地榆浸膏1克　活性炭1克　曼陀罗叶粉0.5克
制　　法：先将黄柏地榆浸膏与活性炭共研匀后再与曼陀罗叶
　　　　　粉按逐渐稀释法研匀。
用途与用法：主治泄泻。每次服一剂，日服三次。
说　　明：①用于数例病人，效果较好。对儿童消化不良引起
　　　　　的泄泻也有较好的效果。
　　　　　②黄柏地榆浸膏制法见第5页。

嗓 子 痛 散

处　　方：山豆根 5.0　　桔梗 5.0　　马勃 1.0
制　　法：分研细粉，按处方量混匀。
用途与用法：治扁桃腺炎、咽喉肿痛。每次服3克，日服3次。
说　　明：用于10多例病人，疗效较好。

老 牛 肝 炭 粉

处　　方：老牛肝（为寄生在柳树上的蘑菇状"多孔蕈"）
制　　法：将老牛肝切片，炒炭存性，研细粉。
用途与用法：治功能性子宫出血。每次服1钱，日服2次，
　　　　　红糖作引，黄酒冲服。
说　　明：用于10多例病人，多数有效，有的疗效显著。
病　　例：李××，女，45岁。去年9月患崩漏症，服此药两
　　　　　天（每服5克，日服两次）即癒。今年5月崩漏症
　　　　　复发，先用维生素K₃，半日内注射4支，又用仙
　　　　　鹤草素2支，麦角1支，都只能暂时止血 2—4 小

1949

新 中 国
地 方 中 草 药
文 献 研 究
(1949—1979年)

1979

时。第二天用此药，每服 5 克，日服 2 次，当天流血量减少，两天后血止痊癒。

消 肿 散

处　方：羊蹄根1.8　　煤1.5　　黄柏1.2

制　法：分研细粉，按处方量混匀。

用途与用法：治瘀血肿胀。醋调，外敷患处。

说　明：用于数十例病人，效果较显著。

病　例：庞　×，男，38岁。腿被马车碰撞后肿痛不能行走，用此药 2 次即癒。

水 调 散

处　方：黄柏　煅石膏 各等量

制　法：分研细粉，混匀。

用途与用法：治一切疮疖及无名肿毒。未破者，水调敷患处，破口者，用麻油调敷。

说　明：广泛应用，疗效很好。

湿 疹 撒 布 散

处　方：黄柏地榆浸膏　10%　　冰片2%　　滑石粉加至 100%

制　法：将黄柏地榆浸膏与滑石粉拌匀，再将冰片溶于少量酒精中后，加入搅匀。

用途与用法：收敛、吸湿、止痒。用于溢液较多的湿疹及小儿臀红。撒布患处。

说　明：用于数例小儿臀红及各种湿疹病人，吸湿、止痒效果显著。

— 4 —

14

止 痢 颗 粒 剂

处　　方：委陵菜10克　　秦皮5克　　黄柏5克

制　　法：将委陵菜、秦皮切细，加水共煎，过滤，滤液浓缩
成糖浆状（以加入黄柏粉拌和后成硬度适宜的软材
为度），将黄柏研细粉，加于上述浸膏中，充分拌
和使成软材，压过10号筛，干燥后再过10号筛，筛
除细粉，即得均匀的颗粒。

用途与用法：治肠炎、痢疾。每次服一剂，日服3次。小儿
酌减。

说　　明：①广泛应用，疗效较显著。
②由于部分中草药熬成浸膏，体积缩小，制成颗粒
剂后便于小儿服用。

黄 柏 地 榆 浸 膏

处　　方：黄柏、地榆 各等量

制　　法：将黄柏、地榆分别用水煎煮三次，滤去药渣，将两
种药液合并，浓缩成稠膏，加淀粉适量，干燥粉碎
即得。

用途与用法：消炎收敛。用法见复方止泻散。

说　　明：本品黄柏中所含黄连素与地榆中所含鞣质结合成黄
连素鞣质盐 ， 在肠道中分解成游离的黄连素与鞣
质，分别起杀菌消炎及收敛作用。

委 陵 菜 浸 膏

处　　方：委陵菜（全草）2000克 黄柏粉适量 制成浸膏500克

制　　法：将委陵菜切细，加水浸没煎煮一小时，过滤，收集

— 5 —

1949

新 中 国
地 方 中 草 药
文 献 研 究
(1949—1979年)

1979

药液。同法将药渣重复处理一次。将两次药液合併，加热浓缩成稠膏状， 加入少量黄柏粉吸干后再烘干，研粉过筛，最后用黄柏粉调至500克。

用途与用法： 主治痢疾、肠炎。每次服2—4克，日服三次。

说　明： ①此方应用时间较短，但疗效较好。

②所用委陵菜为蔷薇科植物Potentilla chinensis Ser.全草。

黄 豆 馏 油 軟 膏

处　方： 黄豆馏油20克　　凡士林加至100克。

制　法： 取黄豆馏油置于磁碗中，将凡士林分次加入，与黄豆馏油混匀，制成100克软膏。

用途与用法： 对湿疹、神经性皮炎、干癣等皮肤病有收敛消炎作用。涂布患处，每日一次。

说　明： ①广泛应用，效果较好。

②黄豆馏油系将黄豆用土法干馏而成。

黄 水 疮 药 膏

处　方： 黄柏、白藓皮、核桃楸树皮浸膏（200％）50克
枯矾10克　　胆矾2克　　羊毛脂适量　　凡士林加至100克

制　法： 将枯矾、胆矾分研细粉，与浸膏研匀，加羊毛脂适量（以全部吸收浸膏混合物为度）研和，再加凡士林至100克，调匀。

用途与用法： 治黄水疮。洗净患处，擦干，涂药。

说　明： ①治疗数例病人，疗效显著。

②黄柏、白藓皮、核桃楸树皮各等量熬成200％浸膏。

③胆矾为含结晶水的硫酸铜（$CuSO_4 \cdot H_2O$）。

发　癣　膏

处　方： 硬脂酸铜10％　　水扬酸5％　　石碳酸4％
二甲基亚砜10％　　　凡士林10％　　**液体石腊**
加至100％

制　法： 取硬脂酸铜，加液体石腊适量，加热溶解后，加入
水扬酸、石碳酸、二甲基亚砜及凡士林，研匀，再
加液体石腊至100％，研匀。

用途与用法： 治发癣。将头发剃去，洗净，擦干，涂敷患处。

说　明： ①治疗多例病人。有一例患者患发癣10年多，用过
多种癣药无效。涂用此药后治愈。

②水扬酸也可用苯甲酸代替。

③硬脂酸铜制法：取肥皂61.2克，切细，加水适量
溶解成肥皂液，在水浴上加热。取硫酸铜 24.9
克，加水适量溶解后，徐徐加于上述热肥皂液
中，不断搅拌（混合液中发生复分解反应，析出
硬脂酸铜沉淀），过滤，沉淀物反复用热水冲洗
（除去残余硫酸铜），在30℃以下干燥即可。

滴　耳　油

处　方： 柿蒂5个　　明矾10克　　冰片1克　　甘油酒
精（1:1）适量

制　法： 将柿蒂焙干，研成粗粉，加甘油酒精适量，微热浸
渍，过滤，滤液置研钵中，加入明矾研磨溶解。另
取冰片，加少量酒精溶解后，加入上述混合液中，
再加甘油酒精至100毫升，混匀，纱布过滤即成。

— 7 —

1949

新 中 国
地方中草药
文 献 研 究
（1949—1979年）

1979

用途与用法：治慢性中耳炎。滴入耳内，一日 2~3 次。

说　明：①治疗多例病人，疗效较显著。

②最好用新鲜柿蒂晒干。

五 味 子 籐 酊

处　方：五味子籐20克　　酒精（40％）适量　　制成酊剂100毫升

制　法：将五味子籐研成粗粉，置于有盖容器中，加入酒精适量，密盖，常常振摇，浸渍三天，倾取上清液，用布过滤，药渣用力压榨，使浸出液完全压出，合并滤液，放置24小时，过滤，再自滤器上添加40％酒精，使成100毫升。

用途与用法：镇静、强壮。治神经衰弱等。每次服5—10毫升，日服3次。

说　明：此方用五味子籐代五味子用，二者疗效相同。

复 方 缬 草 酊

处　方：缬草根20克　　五味子5克　　酒精（40％）适量　　制成酊剂100毫升

制　法：按浸渍法制备，具体作法同五味子籐酊。

用途与用法：镇静。用于癔病、神经衰弱等。每次服10毫升，日服3次。

说　明：广泛应用，效果较好。

抗 炎 1 号 注 射 液

处　方：牛蒡子　　　　　　　　30克

山豆根　　　　　　　　90克

黄　柏	90 克
升　麻	45 克
制成注射液	127.5毫升

制　法： 先将山豆根、黄柏、升麻切片，与牛蒡子一起加水浸没，按常法共煎两次，合并两次煎液，过滤，文火浓缩成膏状，稍冷后加入三倍量95％酒精，搅匀，放置一夜，过滤，滤液回收酒精，加蒸馏水调整体积至127.5毫升，加入0.25％（克/毫升）量的盐酸普鲁卡因粉及，5滴吐温--80，过滤，分装，100℃/30′灭菌。

用途与用法： 清热解毒，抗菌消炎。主治咽喉肿痛，扁桃腺炎，支气管炎等上呼吸道感染等症。也可用于各种发疹性疾患、痛肿、急性热病等。肌肉注射，每次 2 毫升。也可做喷雾剂用。

说　明： 经广泛应用，效果较好，但注射局部有较强痛感，连续注射时可见减轻。

抗 炎 2 号 注 射 液

处　方：

葱白（鲜）	20克
大蒜（鲜）	40克
制成注射液	100毫升

制　法： 将上述两种鲜药捣碎，立即用水蒸气蒸馏，收集馏液100毫升，加入0.5％（克/毫升）量的盐酸普鲁卡因及3-5滴吐温-80，搅匀，过滤，分装，100℃/30′灭菌。

用途与用法： 治流感及流感引起的合并感染、支气管炎、肺炎等。肌肉注射，每次 2 毫升，每日 3 次。

说　明： 用于多例病人，效果很好。对小儿效果更好。今春××大队流感流行期间，大量应用此药。凡轻度肺

— 9 —

1949
新 中 国
地 方 中 草 药
文 献 研 究
(1949—1979年)
1979

内感染，注射此药2—4次，即可控制，对缩短流感病程起了很大作用，节省了大量抗菌素。

抗 炎 3 号 注 射 液

处　方：紫皮大蒜　　　　　　40克
　　　　葱　白　　　　　　　20克
　　　　委陵菜　　　　　　　40克
　　　　新鲜猪胆汁　　　　　2毫升
　　　　制成注射液　　　　　100毫升

制　法：将去皮紫皮大蒜，葱白捣烂，用水蒸气蒸馏法收集馏液85毫升。将新鲜胆汁浓缩至半量，放冷，使充分沉淀，过滤，滤液加2—3倍量95%酒精，搅拌放置，过滤，滤液回收酒精，加于葱蒜馏液中，应得澄明液。另将委陵菜煎煮2—3次，合并煎液，过滤浓缩成糖浆状，用95%酒精处理至无沉淀为止，过滤，滤液回收酒精，加入上述澄明液中，混匀，蒸馏水加至100毫升，用4%氢氧化钠调PH至8.5，过滤，分装，100℃／30′灭菌。

用途与用法：清热，消炎，止痢。用于气管炎、感冒、肠炎等。肌肉注射，每次2—3毫升，每日1—2次。

说　明：用于30多例病人，疗效较好。一般注射此药2—3天，症状消失痊愈。

病　例：陈××，女，1岁。大便中有血有脓，发烧，体温38.5℃。注射此药两天（每次2毫升，每日2次）后痊愈。

　　　　史××，女，2岁。患气管炎，经常犯病，有时有

肺内感染。最近气管炎复发，气喘，发热。注射此
药5次（每次2毫升，每日2次）痊愈。

复方独活1号注射液

处　方： 柴　胡　　　　150克

独　活　　　　100克

细　辛　　　　 50克

制成注射液　　300毫升

制　法： 将以上三种药共研粗粉，加水浸泡1小时，用水蒸
汽蒸馏，收集第一次馏液1200毫升，所得馏液再
次蒸馏，收集第二次馏液300毫升，加入注射用
氯化钠0.8克，搅拌使溶解，过滤，分装，100℃
／30′灭菌。

用途与用法： 解热镇痛。肌肉注射，每次2毫升。穴位注
射，0.1—0.5毫升。

说　明： 用于100多例病人，对感冒、流感、上呼吸道感染
等解热镇痛效果较好。对神经性疼痛也有效。

病　例： 刘××，女，58岁。右侧头面部阵发性疼痛三年
多，经各地多处治疗无效。近几个月来，疼痛加
重，夜间不能入睡，医生诊断为三叉神经痛。穴位
注射此药，立即止痛，注射三天痊愈。

复方独活2号注射液

处　方： 独　活　　　　100克

防　风　　　　 45克

白　芷　　　　 25克

柴　胡　　　　 25克

— 11 —

1949
新 中 国
地 方 中 草 药
文 献 研 究
(1949—1979年)
1979

细　辛　　　　　5克

制成注射液 100毫升

制　法：将以上五种药分别研粗粉，加水浸泡一小时，用水蒸
　　　　汽蒸馏，收集第一次馏液 400 毫升，所得馏液再次
　　　　蒸馏，收集第二次馏液 100 毫升，加苯甲醇 2 毫升，
　　　　加3—5滴吐温—80，过滤，分装，100℃/30′灭菌。

用途与用法：治风寒感冒、头痛、周身痛等。肌肉注射，每
　　　　次 2--3 毫升。

说　明：广泛应用，效果较好。

复方独活 3 号注射液

处　方：独　活　　　　　100克

　　　　防　风　　　　　45克

　　　　柴　胡　　　　　25克

　　　　细　辛　　　　　5克

　　　　安替匹林　　　　5克

　　　　制成注射液　　　100毫升

制　法：将独活、柴胡、细辛分别研粗粉，混合后加水浸泡1小
　　　　时，用水蒸汽蒸馏，收集第一次馏液 400 毫升，所得
　　　　馏液再次蒸馏，收集第二次馏液75毫升，备用。将防
　　　　风研成粗粉，加水浸没，浸泡1 小时后，煎煮1小时，
　　　　过滤，药渣再加水煎煮两次，过滤，合并三次滤液，浓
　　　　缩成糖浆状，加2—3倍量95％酒精，搅匀，放置使沉
　　　　淀全部折出，过滤，滤液回收酒精，过滤，滤液浓缩
　　　　至25毫升，过滤，滤液加于上述馏液中，得100毫升，
　　　　搅匀，加安替匹林，加苯甲醇 2 毫升，加 1 毫升吐
　　　　温—80，过滤，分装，100℃／30′灭菌。

用途与用法：治风寒感冒、头痛、周身痛等。肌肉注射，每次2—3毫升。

说　　明：广泛应用。

复方防风1号注射液

处　　方：独　活　　　　100克

　　　　　　防　风　　　　　50克

　　　　　　柴　胡　　　　　50克

　　　　　　细　辛　　　　　15克

　　　　　　制成注射液　215毫升

制　　法：将以上四种药分研粗粉，混合后加水浸泡24小时以上，用水蒸汽蒸馏，收集馏液215毫升，加3—5滴吐温—80，摇匀，过滤，分装，100℃／30′灭菌。

用途与用法：治风寒感冒，头痛，周身痛等。肌肉注射，每次2毫升。

说　　明：广泛应用。对感冒引起的周身痛效果显著，解热效果较差。一般每次注射后10分钟疼痛缓解，　维持4小时左右。

复方防风2号注射液

处　　方：走马芹　　　　　25克

　　　　　　柴　胡　　　　　25克

　　　　　　防　风　　　　12.5克

　　　　　　细　辛　　　　 2.5克

　　　　　　制成注射液　65 毫升

制　　法：将前三种药切片，后一种药切段，置容器中，用少量水均匀湿润后，闷置一小时。装入蒸溜瓶中，用

1949

新　中　国
地 方 中 草 药
文 献 研 究
(1949—1979年)

1979

水蒸气蒸溜，收集第一次溜液300—400毫升。溜液再次蒸溜，收集第二次溜液65毫升，加入3—5滴吐温—80，搅匀，棉花过滤，分装，100℃／30′灭菌。

用途与用法： 解热镇痛。肌肉注射，每次2毫升。穴位注射，曲池，大椎等穴任取一穴，注入0.5毫升。此外，也可用作"○"号疗法治疗剂。

说　明： ①用于数十例病人，解热效果较好。镇痛效果较差。
②清原县地区所称"小叶走马芹"，不是独活，是何品种待查。

病　例： 卢××之妻，患流感，发烧39.6℃，头痛，全身关节痛，注射此药，每次注射后二小时体温开始下降，但维持4—5小时后又上升，关节痛未减轻，注射此药5—6次后，体温降至正常而癒。

复方防风3号注射液

处　方：

走马芹	75克
柴　胡	50克
防　风	25克
细　辛	5克

制成注射液 100 毫升

制　法： 将走马芹、细辛、柴胡共研粗末，水蒸汽蒸溜，收集第二次溜液90毫升左右，另将防风按常法水煎两次，合并两次煎液过滤，文火浓缩成膏状，稍冷，加入三倍量95％酒精搅匀后，放置一夜，过滤，滤液回收酒精，挥散酒精至尽，得浅棕色透明液10—20毫升。将上述两液合并，加入0.2—0.5％（克／毫

— 14 —

升）量的盐酸普鲁卡因及 3—5 滴吐温—80 ，补加
蒸溜水至100毫升，过滤，分装，100℃/30′灭菌。

用途与用法： 解热镇痛，肌肉注射，每次 2 毫升。穴位给药，
每次 0.5 毫升。此外，可作 "○" 号疗法治疗剂。

说　明： 用于 200 余例病人，对感冒，上感，流感的解热镇
痛效果很好。镇痛效果较复方防风 2 号注射液强。

病　例： 王××，男，成人。患流感，体温39.7℃，全身症
状很重。在双侧曲池穴注射此药 0.4 毫升，一小时
后体温降至 37.1℃，全身症状显著减轻， 12小时
后恢复健康而瘥。

隋××：37岁。患右侧急性付窦炎，体温39.6℃，
局部红肿疼痛很重，用此药作 "○" 号疗法治疗，
第二天局部和全身症状显著减轻，第三天痊瘥。

白 芷 注 射 液

处　方： 白　芷　　　50克
防　风　　　25克
细　辛　　　5克
制成注射液　80毫升

制　法： 将以上三种药饮片置容器中 ， 用少量水均匀湿润
后，闷置 1 小时。装入蒸溜瓶中，用水蒸汽蒸溜，
收集第一次溜液约400毫升， 溜液再次蒸溜，收集
第二次溜液 80 毫升，加入 2—3 滴吐温—80 ，搅匀，
用棉花过滤，分装，100℃／30′ 灭菌。

用途与用法： 治头痛、 三叉神经痛、牙痛。 肌肉注射，每
次 2 毫升。

1949

新　中　国
地方中草药
文　献　研　究
(1949—1979年)

1979

说　明：用于 20 多例病人，效果较好。

病　例：徐××，女，15 岁。患流感，体温 40℃，头痛，关节痛，不能起炕。经服用止痛片后，体温下降，关节痛减轻，但头痛仍剧烈，后注射此药 3 次即癒。

复方元胡注射液

处　方：元　胡　　　　150克

细　辛　　　　75克

制成注射液　　200毫升

制　法：将元胡压成碎块，加蒸溜水浸没，用醋酸调 PH 至 4，煎煮 1 小时，用两层纱布过滤，残渣加入细辛，加水浸没，煎煮 20 分钟，用两层纱布过滤，再加水煎煮 10 分钟，过滤，合併上述三次滤液，用棉花过滤，滤液浓缩至 150 毫升左右，放冷，过滤，滤液加入 2.5 倍量 95％酒精，放置 36 小时，用棉花过滤，回收酒精至 150 毫升左右，过滤，滤液加入 3 倍量 95％ 酒精，放置 36 小时，除净酒精，过滤，滤液PH在 4.5—5，蒸溜水加至 200 毫升，经 G 3 号滤球过滤，分装，100℃／30′ 灭菌。

用途与用法：镇痛、镇静、镇痉等。对类风湿痛效果较好。

肌肉注射，每次 2 毫升，每天一次。

复方地龙注射液

处　方：地　龙　　　　150克

百　部　　　　100克

制成注射液　　200毫升

制　法：先将地龙、百部分别加水浸泡，然后放一起煎煮

— 16 —

45分钟，用两层纱布过滤，再加水煎煮两次，每次30分钟，过滤，合并三次滤液，浓缩至150毫升左右，过滤，滤液加入3倍量的95％酒精，静置48小时，过滤，回收酒精至150毫升，再加3倍量酒精，放置36小时，过滤，回收酒精，在水浴上除尽酒精，加入蒸溜水适量，调PH至5—5.5，粗滤后，再经G3号滤球过滤，分装100℃／30′灭菌。

用途与用法：治哮喘。肌肉注射，每次2毫升，每天一次。

半 夏 注 射 液

处　方：姜半夏　　　　200克

　　　　　制成注射液　　200毫升

制　法：将姜半夏（饮片）用水洗净后，加水适量，用稀醋酸调PH至4—5，煎煮两次，每次30分钟，过滤。合并两次滤液，浓缩至150毫升，放冷，过滤。滤液加入3倍量95％酒精，静置48小时，过滤，滤液回收酒精，加蒸溜水适量，调PH至5，过滤。滤液加入3—5滴吐温—80，补加蒸溜水至200毫升，经G3号滤球过滤，分装，100℃／30′灭菌。

用途与用法：治各种呕吐。肌肉注射，每次2毫升。

说　明：①广泛应用，对各种呕吐疗效良好，未发现任何付作用。在临床上可代替"爱茂尔"应用，有些医生认为此药镇吐作用比"爱茂尔"强2倍多。

　　　　　②此制剂用姜半夏制成，如用生半夏时，可加适量姜汁共煎，以减小生半夏的付作用。

病　例：张××。恶心，呕血两次，每次400毫升左右。注射此药一次后，自觉恶心感消失，注射两次后，呕

— 17 —

1949

新 中 国
地 方 中 草 药
文 献 研 究
(1949—1979年)

1979

血停止，痉癒。

复方黄耆注射液

处　方： 黄　芪　　　　　40克
　　　　　苦　参　　　　　40克
　　　　　白茅根　　　　　50克
　　　　　金银花　　　　　25克
　　　　　制成注射液　　　60毫升

制　法： 先将前三种药加水共煎30分钟后，再加入金银花煎煮30分钟，共煎三次，每次30分钟（第一煎加水量为生药量的5—6倍，第二煎加水为3—4倍，第三煎加水为2—3倍），每次煎液均用二层纱布粗滤，合并三次滤液，浓缩至成品量的50％。然后加入95％酒精，边加边搅拌，使液体含酒精量达70％以上，静置一昼夜以上，用布过滤，滤液回收酒精至无酒精味为止，放冷，加蒸溜水至约60毫升，加入0.5％炭煮沸10分钟（除热源、脱色和进一步除杂质）放冷，用棉花过滤，在加热下加入2—3滴吐温—80，和1—2％苯甲醇，加蒸溜水至60毫升（热时有油状物沉淀，放冷后即消失），置冰箱内放一夜后经G3号滤球过滤，分装，灭菌。

用途与用法： 治急、慢性肾炎，肌肉注射，每次2毫升。

说　明： 临床应用20多例肾炎患者，效果很好。此药对消除病人尿中红血球和蛋白效果更好。

７０３注 射 液

处　方：板兰根　　　5 两

　　　　黄　岑　　　2.5两

　　　　蒲公英　　　5 两

　　　　小　蓟　　　5 两

　　　　制成注射液　500 毫升

制　法：将上四种药加水 5000 毫升，煎煮 30 分钟，过滤，第
　　　　二煎加水 3000 毫升煎 20 分钟，过滤，第三煎加水
　　　　3000 毫升煎 15 分钟。 合并三次滤液，浓缩液应为
　　　　1000 毫升，加 95% 酒精 （1:3）放置 24 小时，除
　　　　沉淀并回收醇。浓缩药液至 250 毫升，加水至 350 毫
　　　　升，加活性炭（0.3～0.5%），加热 30 分钟过滤，
　　　　加苯甲醇 1 % 和吐温—80适量，加蒸溜水至 500 毫
　　　　升 （PH 5.6～7.5）过滤，分装，灭菌即得。

用途与用法：抗菌，消炎。肌注每次 2—4 毫升。经络疗法：
　　　　0.3～0.5 毫升。

７０４注 射 液

处　方：黄　岑　　　1 两

　　　　黄　柏　　　1 两

　　　　黄　连　　　2.5钱

　　　　连　翘　　　1 两

　　　　双　花　　　5 钱

　　　　川　军　　　5 钱

　　　　制成注射液 850 毫升

制　法：将以上六种药加温水浸没，浸渍半小时，加热煎煮

1949

新 中 国
地 方 中 草 药
文 献 研 究
(1949—1979年)

1979

两次，每次 30 分钟，过滤，合并两次滤液，浓缩至约 400 毫升，放冷，在搅拌下加入95％酒精至醇含量达60％，放置1—2天，过滤，滤液回收酒精，用氨水调PH为 8—8.5，放置24小时，过滤，慢火加热、搅拌，使氨挥散，测得PH为 5.5—6.0，加入等渗氯化钠，加入吐温—80和苯甲醇各1％，加蒸溜水制成25％的704注射液，过滤，分装，灭菌。

用途与用法： 消炎、止痛。肌肉注射，每次 2 毫升。

盐酸黄连素注射液

处　方： 盐酸黄连素　　　　　1 克

葡　萄　糖　　　　　50克

制成注射液　　　　1000毫升

制　法： 取盐酸黄连素和葡萄糖，加注射用水 1000 毫升使溶解，反复滤清，分装，灭菌（100℃，30 分钟）。

用途与用法： 用于中毒性痢疾。静脉注射，成人一次20—30毫升。

复方地榆注射液

处　方： 地榆炭　　　　　　200克

白茅根　　　　　　200克

白　芨　　　　　　200克

制成注射液　　　　200毫升

制　法： 先将白茅根、白芨分别用水洗（快速）两次，然后将上述三种药加水共煎三次（第一次煎煮1小时，第二、三次各30分钟），合并三次煎液，粗滤。滤液浓缩至 200 毫升，放冷，加入 2 倍量95％酒精，静置 24 小时，过滤。滤液回收酒精，放冷，过滤。再加入 2.5 倍量酒精，静置 36 小时，过滤。滤液回收酒精，放冷，过滤。滤液用氨水调 PH 为 8—9，煮沸 5—10 分钟，放冷，过滤，加 6 滴吐温—80，制成 200 毫升（测得 PH 约为 7），经 G 3 号滤球过滤，分装，灭菌。

用途与用法： 治各种内出血、外伤出血。肌肉注射，每次 2 毫升。

说　明： ①用于数例，疗效较好。

②此药水煎液较为粘稠，过滤时用两层纱布即可。

病　例： 李××。产后流血不止，注射此药两天，流血停止出院。

紫 草 注 射 液

处　方：
紫　草	200克
甘　油	3 毫升
苯甲醇	2 毫升
吐　温—80	1 毫升
制成注射液	100毫升

制　法： 取紫草加 8 倍量水，煎煮 30 分钟，过滤，残渣再加 5—6 倍量水煎煮 30 分钟，过滤，合并两次滤液，浓缩至 150—180 毫升。然后加 3 倍量 95％ 酒精，在温室下放置 10 小时以上，过滤，滤液回收酒精，浓缩至 80—90 毫升，在冰箱冷藏 10 小时以上，过滤，加入甘油、苯甲醇、吐温—80，蒸溜水加至 100 毫升，过滤，分装，100℃／30′ 灭菌。

用途与用法： 用于止血。肌肉注射，每次 2 毫升，每日 1—2 次。

— 21 —

1949
新 中 国
地 方 中 草 药
文 献 研 究
(1949—1979年)
1979

说　明：经临床试用止血作用较好，可代替维生素K使用。

大 黄 注 射 液

处　方：酒大黄　　　　　10克

　　　　甘　油　　　　　5 毫升

　　　　苯甲醇　　　　　2 毫升

　　　　制成注射液　　　100毫升

制　法：酒大黄加8倍量水，煎煮30分钟，过滤.残渣再加
　　　　6倍量水煎煮30分钟，过滤，合并两次滤液，浓缩
　　　　至10—20毫升，放冷，加3倍量95％酒精，在室
　　　　温下放置10小时以上,过滤，挥散酒精至原体积，
　　　　加蒸溜水稀释至近10％,冷藏10小时以上,过滤,
　　　　加入甘油、苯甲醇，蒸溜水加至100毫升，过滤,
　　　　分装，100℃／30分钟灭菌。

用途与用法：治血小板减少症、术后止血。肌肉注射，每次
　　　　2毫升。血小板减少症每天一次。
　　　　外科术后止血每天2次。

第 二 部 分

白 屈 菜

辽宁省白屈菜资源概况

别　名：山黄连。

学　名：Chelidonium majus L.罂粟科。

植物形态：多年生草本，茎直立，高30～100厘米。全株
有白毛，折断冒橘黄色浆。单叶互生，叶片1—
2回羽状分裂，表面绿色，背面绿白色，有白
色柔毛。花黄色，花瓣4片，伞形花序。蒴果
长角状，成熟裂成两瓣。

生境与产地：生于山地阴坡、道旁、沟边。产于沈阳、铁
岭、开原、康平、西丰、辽阳、海城、抚顺、
清原、本溪、桓仁、凤城、丹东、庄河、宽
甸、新金、金县、北镇、义县、锦西、兴城、
绥中、阜新、朝阳、凌原、建昌，以及昭盟的
喀旗、宁城等地。产量很丰富。

采收加工：药用全草。夏秋采挖，鲜用或晒干备用。

性味功能：苦寒、有毒。镇痛，消肿毒治胃肠疼痛，外用
治稻田皮炎，毒虫咬伤，疥癣。

1949

新 中 国
地 方 中 草 药
文 献 研 究
(1949—1979年)

1979

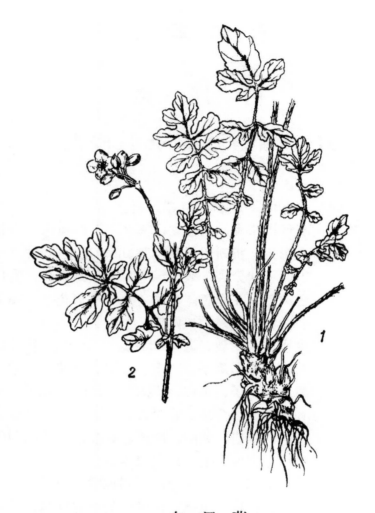

白 屈 菜

Chelidonium majus L.

1.植株下部　　2.花枝

白屈菜的制剂与应用

胃 痛 散

处　方（1）：煅瓦楞子（或炒鸡蛋壳）15克　　白屈菜浸膏
　　　　　5克　　甘草5克　　黑矾5克　　苍术5克

制　法：共研细粉

用途与用法：适用于胃、十二指肠溃疡等。每次3—5克，每
　　　　　日三次，饭前或痛时服用。

说　明：①已较广泛应用，镇痛、制酸效果都较强。
　　　　　②白屈菜浸膏制法：将白屈菜全草400克切成小段，
　　　　　加10倍量水，煎煮1小时，过滤。药渣再加水浸没，
　　　　　煎煮1小时，过滤。合并两次滤液，浓缩成稠浸膏，
　　　　　加淀粉或白糖少量，调重量到100克，干燥即成。

处　方（2）：鸡蛋壳（焙黄）5两　　白屈菜2两　　百合2两
　　　　　甘草1两

制　法：共研细粉。

用途与用法：治胃及十二指肠溃疡，胃酸过多症。每服1钱，
　　　　　日服3次。

说　明：广泛应用，止痛、制酸效果显著。

处　方（3）：白屈菜　　柞树叶　　各等量

制　法：将以上两种药分别加水，煎煮40分钟，过滤，合
　　　　　并两种滤液，浓缩成浸膏状，加适量淀粉，搅拌成
　　　　　块，干燥，研细粉。

用途与用法：治胃痛、泻肚，每次服3—4克，日服3次。

— 25 —

处　方：白屈菜　　地榆各等量

制　法：将白屈菜与地榆分别用水煎煮三次，过滤去药渣，将两种滤液合并，浓缩成稠膏，加淀粉适量，干燥，粉碎成干浸膏粉即得。

用途与用法：为镇痛解痉剂，用于缓解胃肠平滑肌痉挛引起的疼痛。每次1—2克，一日服3次。

说　明：本品主要是白屈菜起作用，因单独服用白屈菜制剂对胃有刺激性，故与地榆中鞣质化合成白屈菜鞣质盐，口服对胃无刺激性。本品亦可制成颗粒剂，便于服用。

止　痛　酊

处　方：白屈菜20克　　橙　皮10克　　酒精（50％）制成100毫升。

制　法：将白屈菜、橙皮切细后，置密闭器中，加酒精浸泡三日，过滤（药渣用纱布挤压），添加适量酒精（50％）制成100毫升，滤清即得。

用途与用法：主治慢性胃炎及胃肠道痉挛所引起的疼痛。每次服5毫升，一日服三次。

病　例：朱××，男，12岁。恶心胃痛，疑似胆道蛔虫症，其他体征不明显，口服莨菪片，注射阿托品2支，后又注射氯丙嗪和阿托品，疼痛有所缓解，但未止

1949

新　中　国
地方中草药
文　献　研　究
(1949—1979年)

1979

住，口服止痛酊 8 毫升，连服三次疼痛止住。

皮 炎 2 号

处　方：白屈菜500克　　淀　粉50克　　冰　片5克

制　法：取白屈菜磨成粗粉，用PH4的醋酸水（可用醋精代用）500毫升作溶媒，采用渗漉法提取，浸渍24小时以后，放出300毫升渗漉液保存，继续加醋酸水渗漉至渗漉液不显生物碱反应为止。然后将稀渗漉液蒸发浓缩至200毫升，静置、澄清后将上清液倾出，过滤，滤液与保存部分合并成1:1的流浸膏，加入淀粉，加热搅拌做成糊剂。将冰片溶于少量酒精后加入混合即得。

用途与用法：主治稻田皮炎、脚气等。涂患处，一日数次。

说　明：本品有明显止痒功效，有一定的消疹、消炎作用。

皮 炎 3 号

处　方：白屈菜500克　　白藓皮根500克　　淀　粉100克　　冰　片1克

制　法：将白藓皮根和白屈菜用上述渗漉法制成1:1的流浸膏，加入淀粉加热搅拌成糊状，然后将冰片溶于少量酒精中加入搅均即得。

用途与用法：同皮炎2号。

说　明：69年 7 月底用于十余例，今年又用五十余例，功效与皮炎2号同， 但较2号为强。 本品配合"防护液"控制皮炎发展，在清原、盘锦等地区较为广泛

1949
新 中 国
地方中草药
文 献 研 究
(1949—1979年)
1979

应用，反映效果尚好。

皮 炎 5 号

处　　方： 白屈菜浸膏（3:1）10%　　白藓皮粉10%　　艾叶油1%　　石碳酸1%　　羊毛脂适量　　凡士林 加至100%

制　　法： 用渗漉法将白屈菜制成1:1浸膏，加热浓缩成3:1浸膏，白藓皮磨成细粉，加于浸膏中调匀，再加适量羊毛脂研匀（羊毛脂用量以浸膏完全吸收为度），然后加艾叶油与石碳酸（二者先加少量酒精溶化）及凡士林调成软膏即得。

用途与用法： 主治稻田皮炎、蜂螫等，止痒、消肿效果很显著。涂患处，一日数次。

稻田皮炎药膏

处　　方： 白屈菜流浸膏（1:1）　300毫升　　蒲公英浸膏（3:1）50毫升　　羊蹄根浸膏（3:1）50毫升　　石碳酸8克　　淀粉40克　　甘油20毫升

制　　法： 将白屈菜，蒲公英，羊蹄根分别熬成浸膏，混合上述浸膏，加淀粉，加热调成糊状，再加石碳酸与甘油调匀即得。

用途与用法： 用于治疗稻田皮炎，有止痒、消除皮疹效果。涂患处。

说　　明： 广泛应用，疗效较好。

白 屈 菜 注 射 液

处　方：白屈菜（乾燥全草）20克　　制成注射液100毫升

制　法：将白屈菜磨成粗粉，加PH4的硫酸水浸没，煎煮半
小时，以纱布过滤，再加硫酸水如上煎煮半小时，
合并两次滤液，加热浓缩至稠厚糖浆状，加氢氧化
钠至PH9—10，放置，此时可见溶液中析出棕黑色
沉淀，滤集沉淀，加醇使之溶解，用三号垂熔漏斗
过滤，滤液回收乙醇，然后加 PH4—5 磷酸水使总
体积为100毫升，加苯甲醇1毫升，过滤，滤液分装（
每安瓿2ml）高压灭菌即得。

用途与用法：主要用于解除胃肠平滑肌痉挛所引起的疼痛。
肌肉注射，每次2毫升。

说　明：用于近二十名溃疡病、肠炎、痢疾、痛经等腹痛病
人，均收到较好的止痛效果。但据病人反应注射局
部疼痛较重，持续3—4小时。 在今后的制剂过程
中应加以解决。

白屈菜全碱的提取和精制

一、提取：1.取白屈菜干粗粉加80%乙醇回流提取3次,（每
次2小时)基本提尽生物碱(以碘化铋钾试之)。

2.浓缩醇提取液 （最好减压， 否则白屈菜碱氧
化）， 至无醇流出（残液几乎无醇味）。

3.残渣加少许 PH3 的硫酸水，边加边搅， 同时
加热使全碱成硫酸盐溶解，不溶物为树脂，滤除
不溶物。

— 29 —

1949

新 中 国
地 方 中 草 药
文 献 研 究
(1949—1979年)

1979

4.滤液以活性炭（0.3%）吸附一次，除去悬浮物（为残浮的树脂微粒）。

5.滤液以氢氧化钠碱化到 PH12，则全碱沉淀，放置过夜，倾去上清液，滤取沉淀，水洗后抽干，50℃以下干燥即得全碱粗制品。

二、精制：1.取粗碱用乙醚迴流提取半小时，提取 3 次。

2.抽滤提取液，滤液放入分液漏斗中加PH4的硫酸水提取，至提取液不含生物碱为止。

3.提取液加0.3%活性炭吸附一次（脱色），抽滤。

4.滤液加氢氧化钠至PH9—12，析出白屈菜全碱，沉淀放置 2 小时后抽滤，50℃以下干燥则得精制白屈菜全碱。

草 乌（北草乌）
辽宁省草乌资源概况

别　名：草乌头、蓝靰鞋花、五根毒、百步草、蓝附子。

学　名：Aconitum Kusnezoffii Reich.　　毛茛科。

植物形态：多年生草本，茎直立，粗壮，高 70～150 厘米。叶互生，掌状3～5深裂或全裂。花深兰色、花瓣 5 片、顶上一片突起象个盔帽，总状花序。菁葖果 3～5 个聚成大料状。块根纺锤状园椎形，常 2～3 个连生在一起。

生境与产地：生于灌丛间，山坡、林缘。产于沈阳、铁岭、开原、康平、西丰、辽阳、海城、抚顺、清原、本溪、桓仁、凤城、丹东、庄河、宽甸、新金、金县、北镇、义县、锦西、绥中、阜新、朝阳、凌源、建昌，以及昭盟的巴林左旗、巴林右旗、克什克腾旗、喀尔沁旗、宁城等地。产量十分丰富。

采收加工： 药用块根。秋季采挖，除去残茎、须根及泥土晒干备用。如需泡制，则洗净，用水浸泡8～14日，每天换水2～3次、至口尝无麻辣感时，捞出。再用水（浸没药面）煮至水尽时取出，晾至半干，切片，晒干备用。

性味功能： 辛热、有大毒。祛风散寒、止痛。治风湿性关节炎等。

附　注： ①全株有剧毒，慎用。孕妇忌用。

②反半夏、天花粉、瓜蒌、白蔹、白芨、贝母；畏犀角。

③因产地及采收季节不同，有效成份含量及毒性也不同，一般生草乌成人用量0.05～0.3克。

1949

新　中　国
地 方 中 草 药
文　献　研　究
(1949—1979年)

1979

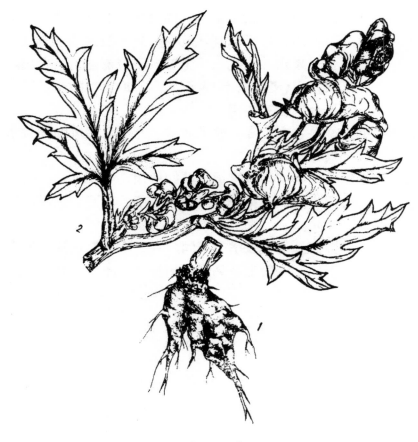

草　乌

Aconitum kusnezoffii Reich.

1. 块 根　　2. 花 枝

草乌的制剂与应用

风 湿 止 痛 散

处 方（1）：生草乌0.1克　　威灵仙1.5克　　穿地
龙1.5克　　红旱莲1.5克
（上述处方为一次量）

制 法：共研细粉。

用途与用法：治风湿性关节炎。每次服一剂，日服三次。

说 明：广泛应用，对踝、膝关节疼痛效果显著。

处 方（2）：生草乌12.5克　　威灵仙150克　　穿地龙150克
赤芍75克

制 法：将上述四种药分别研细粉，混匀。

用途与用法：治风湿性关节炎，腰腿痛。每次服3克，日服
三次。

说 明：用于数例病人，有一定效果。

处 方（3）：制草乌10克　　威灵仙750克　　穿地龙750克
水杨酸钠25克

制 法：先将威灵仙和穿地龙熬成干浸膏，粉碎过筛，然后
与制草乌粉和水杨酸钠混匀。

用途与用法：治风湿性关节痛，腰腿痛等。每次服4克，
日服三次。

说 明：用于七例风湿痛性腰腿痛，肌肉、关节急性劳损所
致的疼痛，神经性头痛，以及感冒所致的头痛、周
身痛等均有一定的疗效。

1949
新 中 国
地 方 中 草 药
文 献 研 究
(1949—1979年)
1979

跌 打 散

处　方：生草乌1克　　　土別虫10克　　　地龙10克　　　蛇白
　　　　蔹20克

制　法：将上述四种药分别研细粉，混均。

用途与用法：治跌打损伤。　每次服4克，　日服三次。

说　明：用于数例病人，有一定效果。

胃 寒 散

处方（1）：制草乌0.3克　　　曼陀罗叶0.3克　　　干姜1克

制　法：分研细粉，混匀。

用途与用法：治胃寒痛。痛时服，每服1.5克。

处方（2）：苍术20　　　龙胆10　　　生草乌0.05

制　法：分研细粉，按处方量混匀。

用途与用法：治胃寒疼痛。痛时服，每次服3克，日服 2—
　　　　3 次。

头 痛 散

处　方：生草乌少量

制　法：研细粉。

用途与用法：治头痛。取如高粮粒大小量，吸入鼻内。

说　明：经广泛应用，吸入鼻内后引起喷嚏，5 分钟后头痛
　　　　缓解。

关 节 炎 丸

处方（1）： 豨莶6斤　　　威灵仙3斤　　　穿地龙3斤
　　　　　　山豆根3斤　　　老贯筋6斤　　　苍术2斤
　　　　　　独活3斤　　　　托盘根2斤　　　生草乌25克

制　　法： 上述诸药（除生草乌外）均用鲜草。将鲜草切碎，
　　　　　　水煎两次，每次一小时，合并两次煎液，浓缩成
　　　　　　膏。加入生草乌粉拌匀，制成100丸，甘草粉为衣。

用途与用法： 治风湿性关节炎、类风湿关节炎。每次服1丸，
　　　　　　日服两次，白酒微温送下。

说　　明： 若服后关节局部有痛麻沉重感，继续服3—4丸后可
　　　　　　自行减轻或消失。若服后全身有麻感，有目眩，下
　　　　　　次服用须减量1/3丸。

病　　例： 邹××，男，40岁。腰及髋部酸痛10年，日益加
　　　　　　重，行走困难。医院诊断为类风湿关节炎，经多处
　　　　　　治疗未愈。近来颈部也不能转动。服用此药6丸
　　　　　　后，颈部转动自如，腰痛减轻，续继服20丸后能
　　　　　　行走，半个月后能半日工作。
　　　　　　李××，男，56岁。腰腿痛20年，行走困难。多年
　　　　　　来医治无效。服用此药6丸后疼痛减轻，并可
　　　　　　上山。

处　方（2）： 槲寄生3斤　　豨莶3斤　　独活5两　　羌活
　　　　　　5两　　当归5两　　地龙5两　　生草乌12.5克

制　　法： 上述诸药中槲寄生和豨莶用鲜草。将鲜草切碎与独
　　　　　　活、羌活、当归、地龙一起水煎两次，每次一小

1949

新 中 国
地 方 中 草 药
文 献 研 究
(1949—1979年)

1979

时，合并两次煎液，浓缩成膏。加入生草乌粉拌
匀，制成50丸。

用途与用法： 治风湿性关节炎、类风湿关节炎。每次服一
丸，日服两次，白酒微温送下。

说　明： 据中医大夫临床应用，疗效较好。

复方草乌止痛锭

处　方： 制草乌1克　　细辛1克　　明胶5克　　甘油
5克　　苯甲酸0.5％

制　法： 将明胶剪碎，加水适量浸泡，待明胶浸胀后，加入
甘油，在水浴上加热，搅拌溶解，蒸去水分后，稍
冷。然后加入制草乌细粉和细辛细粉，搅匀，倾入
予先用植物油擦过的平底盘中，待凝固后，切块（
或用木塞砧孔器切成直径约5—6毫米的园形片），
制成40—45个小锭（或小片）。

用途与用法： 治神经性头痛、牙痛。左侧头痛，将锭塞入左鼻
孔，右侧头痛，塞入右鼻孔。一般头痛，左右鼻孔
交替使用。锭塞入鼻孔后，徐徐溶化吸收，10多分
钟后，头痛即缓解。

牙痛，将锭夹于痛牙根部与面颊之间，含化后即能
止痛。

说　明： ①用于少数患者，有一定疗效。
②制草乌系将生草乌用饱和盐水煮半小时后，取出
用清水浸泡半小时制成。

跌捕扭伤药膏

处方（1）：地龙15克　　元胡15克　　葱白3棵　　羊蹄根
　　　　　　　25克　　煤150克　　生草乌5克　　小米适量

制　法：上述诸药共研细粉，小米煮成八分熟，两者调匀。

用途与用法：治闪挫跌扑。外敷患处，12小时换一次。

说　明：试用5例，消肿、散瘀、止痛效果显著。

处　方（2）：生大黄10　　生草乌2　　血余炭10　　大黄
　　　　　　米面50　　米醋适量

制　法：生大黄、生草乌、血余炭共研细粉。将米醋煮沸，
　　　　加入大黄米面搅成糊状，然后加入上述三种药粉，
　　　　搅匀至挑之有丝为度。

用途与用法：治各种扭跌伤的红肿痛。将药摊在布上外敷患
　　　　处。

说　明：有伤口者勿用，或避开创口处敷用。

风湿止痛膏药

处　方（1）：生草乌15克　　独活10克　　辣椒籽5克
　　　　　　生南星5克　　蓖麻子（去壳）5克

制　法：共研细粉。临用时用醋、酒（3:1）调成糊状。

用途与用法：治风湿性关节炎。取药适量，借助于胶布贴敷
　　　　穴位。

说　明：经临床应用，对关节疼痛止疼效果显著。

处　方（2）：生草乌50克　　穿地龙50克　　蛇白蔹50克
　　　　　　辣椒籽50克

制　法：将上述四种药共用水煎三次，过滤，合并三次滤

1949

新 中 国
地 方 中 草 药
文 献 研 究
(1949—1979年)

1979

液，浓缩至约 30 毫升， 加入二甲基亚砜 5 毫升，调匀，装玻璃瓶内密塞。

用途与用法：治风湿性关节炎、腰腿痛。取药适量，放在小块胶布正中，贴敷相应穴位。

说　明：临床用于数十例患者，有一定止痛效果。

病　例：王××，男，成年。患大骨节病。近因受冷复发，关节疼痛，运动时更疼，行走困难。用此膏药两次后，疼痛显著减轻。

安 眠 膏 药

处　方：生草乌5克　　独活5克　　麻黄5克

制　法：共研细粉。

用途与用法：治失眠症。临用时用醋、酒（3:1）调成糊状。取黄豆粒大小量，放在小块胶布正中，贴敷神门、医明等穴位。一日一次。

牙 痛 水

处方（1）：生草乌　　细辛　各等量
95％酒精　适量

制　法：将生草乌、细辛共研成粗粉，用酒精浸泡三昼夜后，过滤，滤液加酒精配成20％溶液。

用途与用法：治牙痛。用棉花蘸药水敷塞患处。

说　明：①广泛应用，对一般牙痛，止痛效果迅速，涂药后可立即止痛，止痛时间2—4小时。对虫牙（龋齿深润者）效果不好。
②此药只能外用，禁止内服。

处方（2）：生草乌10克　　细辛10克　　葱白3棵

制　法：将生草乌、细辛共研成粗末，与葱白（小段）共置
　　　　广口并中，加入95％酒精100毫升，浸提三昼夜，
　　　　经常振摇。然后过滤，收集滤液备用。

用途与用法：治风火牙痛，虫牙牙痛及一切神经性牙痛等。
　　　　用棉花蘸药水敷塞患处。

说　明：①用于24例病人，用药后片刻即可止痛，一般上一
　　　　次药止痛效果能维持3—5小时，有的接连上药 2
　　　　—3 次后疼痛消失。
　　　　②此药有毒，注意唾液勿嚥入腹内。

病　例：王××，男，成人。龋齿牙痛数年，疼痛反复发作，
　　　　不能合牙。经用此药两次，疼痛消失。

神经性皮炎药水

处　方：生草乌10克　　醋50毫升
制　法：生草乌研成粗粉，加醋浸泡一昼夜，过滤，滤液备用。
用　途：治神经性皮炎。
用　法：用棉花蘸药水涂患处。
说　明：用于数例神经性皮炎病人，疗效较好。

口服生草乌后的毒性反应

　　为使草乌更好地为工农兵防治疾病服务，为保证███
███服药安全，在驻院████████████工人师傅的███
████████████以身试药███行动的带动下，有六人口服
每丸含 0.8 克生草乌粉的丸药，每人一丸，其中一人出现中
毒症状。

　　服药人，男性，中年，健康状况良好。本人记录中毒感
觉如下：

1949

新　中　国
地　方　中　草　药
文　献　研　究
(1949—1979年)

1979

　　服药 1 个半小时后开始感到鼻部及前颈发麻，接着上肢麻沉，右上肢尤甚，继而背部有轻度麻感，两肋酥麻，下肢左膝关节活动时腿开始有麻感。右肘关节沉重，握笔不灵便，麻感由两肋向腰部放射。20 分钟后，麻感加重，背、腰、肋麻成一片，上肢麻感加重，舌根麻僵，牙龈麻木，牙麻，腮酸麻，下颌麻，唇麻似脱落。一小时后，上下肢均麻，全身麻遍，直麻至手、脚指尖端。两眼眶麻，思睡，但神志一直清醒。4 小时后，麻感减轻，但感目眩头晕，一起身即要昏倒，曾因起身休克两次，第一次 3 秒许，第二次 3 分钟，醒来后神志清醒，针人中、内关穴，血压上升，七小时后症状完全消失，无后遗症。

草乌地上部分生物碱予试验

　　草乌在辽宁分布较广，民间应用（特别是内蒙地区）也比较久。但过去药用多是根部。据民间传说，地上部分也可以用。为了了解地上部分是否含生物碱，我们做了一点初步的予试验。

　　今年 6 月份[1]于凤城县通远堡地区采集的草乌[2]全草，经过处理后，地上部分和地下部分[3]分别用氨水湿润后，以苯渗漉。渗漉液用 2％盐酸水提取，提取液用氨水调至明显碱性，再以氯仿提取[4]。回收氯仿得棕色粗制品。用醇精制，得白色结晶粉末。

　　用显微熔点测定器测得熔点：地下部分为 198°～198.5℃地上部分为 198°～199.5℃，经薄层鉴定地下和地上部分的所提生物碱的 Rf 值基本一致。

　　通过这次简单的予试，可以初步看出地上部分也含有生物碱，但含量很少。

备注：〔1〕6月份不是草乌采收季节，因此生物碱含量偏低。

〔2〕草乌种类非常多，仅辽宁省所产草乌就有很多种。我们所采的草乌没有进行品种鉴定。

〔3〕因投料量少，故没有重复试验。

〔4〕回收苯后的残渣没往下进行实验。

氯仿提取所余之水溶液，没有继续处理，因此所提的生物碱不是全碱。

猪　胆　汁

猪 胆 汁 的 制 剂 与 应 用

刀　伤　粉

处　方：猪胆1个　生石灰适量

制　法：将生石灰放入猪胆中，挂阴凉通风处阴干。然后研成细粉。

用途与用法：治刀伤。撒布伤口处。

中　耳　炎　散

处　方：猪胆1个　枯矾3钱　桑枝炭3钱

制　法：猪胆焙干与其余两种药共研细粉。

用途与用法：治中耳炎。先用棉花擦净耳内脓水，后将药粉吹入耳内。

说　明：用于两例中耳炎病人，用药一周后即愈。

百日咳颗粒剂（复方猪胆颗粒剂）

处　方：猪胆汁0.15钱　百部2钱　紫苑4钱

1949

新 中 国
地 方 中 草 药
文 献 研 究
(1949—1979年)

1979

制　法：将紫菀水煎成膏，与猪胆汁混匀后，加入百部粉，
　　　　拌匀，制成小颗粒，干燥即成。

用途与用法：治小儿百日咳，顽固性咳嗽。每次服一钱，日
　　　　服三次。

15％胆汁注射液

处　方：新鲜胆汁15毫升　　苯甲醇2毫醇　　加5％葡
　　　　萄糖溶液制成100毫升

制　法：新鲜猪胆汁加3倍量95％酒精，搅拌，放置。取上
　　　　清液60毫升，回收酒精，挥散酒精至无酒精味为
　　　　止，加入苯甲醇，加5％葡萄糖溶液至100毫升，
　　　　过滤，分装，灭菌。

用途与用法：解热，抗菌消炎。用于感冒、气管炎、肺结核、
　　　　黄水疮、疖病等。肌肉注射，每次2毫升，每日两次。

说　明：①用于20多例病人，疗效较好。

　　　　②用新鲜胆汁制备注射液，除制成15％的浓度外，
　　　　还可制成20％、30％的注射液。胆汁注射液中加入
　　　　苯甲醇，可以减轻或消除注射局部的疼痛，不加苯
　　　　甲醇也可以使用，仅有少数病人在注射局部有痛
　　　　感，症状较青霉素钾盐轻。此外，制备胆汁注射
　　　　液，用5％葡萄糖溶液或蒸馏水皆可。

病　例：于××，男，成人。咳嗽数日，有时痰中带血，经
　　　　赤脚医生诊断为气管炎。注射此药两天，咳血即
　　　　止，咳嗽减轻。

　　　　白××，女，成人。肛门附近起水疱，痒，破后
　　　　流水，两年来，犯病数次。以前犯病时注射青霉素

有效，但仍复发。这次犯病后，注射此药两天，痒减轻，流水减少，注射 5 天即痊愈。

5％胆汁浸膏注射液

处　方： 胆汁浸膏 5 克　　苯甲醇 1—2 毫升　　氯化钠 3 克
加注射用水制成 100 毫升。

制　法： 将干燥胆汁浸膏溶解于¾量的注射用水中，加入苯甲醇，氯化钠，用 4％氢氧化钠调节 PH 至 6—6.5，补加注射用水至 100 毫升，经 G3 号垂熔漏斗过滤，分装，灭菌。

用途与用法： 解热，抗菌消炎。每次 2 毫升，每日 2 次。

说　明： ①此药注射后局部尚有胀痛，可考虑配成 3％胆汁浸膏注射液。

②胆汁浸膏制法：将新鲜猪胆用水将表面洗净，用刀切一小口，将胆汁放入烧杯中，量取一定容积的新鲜猪胆汁，于水浴上浓缩至原体积的¼量，加入 2 倍量的 95％的酒精，搅拌均匀后，放置，使蛋白质等不溶物沉淀，然后过滤，残渣用少量酒精冲洗干净，合并滤液，回收酒精，于水浴上蒸发至稠膏状，移置玻璃板上，摊开，于烘箱中在 80—90℃下干燥成胆汁浸膏，密封于玻璃瓶中备用。

胆　黄　注　射　液

处　方： 新鲜胆汁 15 毫升　　黄芩 50 克　　葡萄糖 5 克
加蒸馏水制成注射液 100 毫升

制　法： 将新鲜胆汁加 3 倍量 95％酒精，放置。取上清液

1949

新 中 国
地 方 中 草 药
文 献 研 究
(1949—1979年)

1979

60毫升，回收酒精，挥散酒精，加水至15毫升，过滤，为胆汁浓液。将黄芩加水煎煮两次，第一次加水量5—6倍，煎煮1小时，第二次加水量4倍，煎煮30分钟。合并两次煎液，过滤，浓缩至近糖浆状，加3倍量95％酒精，放置一夜，过滤，回收酒精，浓缩至近糖浆状，加60毫升蒸馏水溶解，调PH 7—8，加入上述胆汁浓液中。用少量蒸馏水溶解5克葡萄糖，加入上述混合液中，加蒸馏水至100毫升，过滤，分装，灭菌。

用途与用法：解热，抗菌消炎。用于感冒、支气管炎、肺炎、黄水疮等。肌肉注射，每次2毫升，每六小时一次。

说　明：用于10多例病人，效果很好。有的病人注射局部稍痛。

病　例：李×，男，23岁。颜面和两手背起脓水疱，痒，皮肤红肿，伴有发烧，恶心。医生诊断为脓疱疮。注射此药一天痒减轻，皮肤红肿渐消，注射三天后脓疱结痂，五天痊愈。

胆 蒲 注 射 液

处　方：新鲜胆汁15毫升　　蒲公英50克　　苯甲醇2毫升
加蒸馏水制成100毫升

制　法：将新鲜猪胆汁浓缩至半量，放冷使充分沉淀，过滤，滤液加3倍量95％酒精，搅拌，放置，过滤，滤液回收酒精，加蒸馏水配成100％的胆汁浓液。将蒲公英切碎，加水浸没，煎煮2次，过滤，合并滤液，浓缩成流浸膏，加3倍量95％酒精，放置使充分沉淀，过滤，同法加酒精至不发生沉淀为止，合并滤液回收酒精，加2—3滴吐温—80，加蒸馏水配成100％的蒲公英浓液。然后将胆汁浓液与蒲公英浓液混合，加苯甲醇，蒸馏水加至100毫升，用4％氢氧化钠调PH至8.5，过滤，分装，灭菌。

用途与用法： 清热，消炎，抗哮喘。肌肉注射，每次2—3毫升，每日1—2次。

说　明： 广泛用于肺内感染、气管炎、哮喘等，均有效。

胆 龙 注 射 液

处　方： 新鲜胆汁15毫升　　　地龙30克　　　苯甲醇2毫升
加蒸馏水制成100毫升

制　法： 按胆蒲注射液制法制成100％的胆汁浓液。将地龙切成小块，用水洗净后，加水浸液，煎煮5次，每次半小时，过滤，合并滤液，浓缩至糖浆状，加3倍量95％酒精，搅拌，过滤，滤液回收酒精，如此反复处理至无沉淀为止，蒸去酒精，加3滴吐温—80，加蒸馏水配成100％的地龙浓液。然后，将胆汁浓液与地龙浓液混合，加苯甲醇，蒸馏水加至100毫升，用4％氢氧化钠调PH至7，过滤，分装，灭菌

用途与用法： 消炎、止喘。用于支气管炎、哮喘、风湿性关节炎等。肌肉注射，每次2毫升。每日1次。穴位注射，0.3—0.5毫升。

说　明： ①临床应用，肌肉注射对支气管炎、肺内感染有一定疗效。肌肉注射或穴位注射，对哮喘效果良好，对风湿性关节炎有一定疗效。

②胆龙注射液用新鲜胆汁或胆汁浸膏均可制备。用

1949
新 中 国
地 方 中 草 药
文 献 研 究
(1949—1979年)
1979

胆汁浸膏时浓度为5%（克/毫升）。另外，还可加入3%（克/毫升）量的氯化钠。

病　例：夏××，男，3岁。咳嗽，气喘。经医生检查，体温38.5℃，支气管呼吸音粗糙，诊断为支气管哮喘。注射此药3次后咳喘大为减轻，注射6次痊愈。

李××，男，31岁。腰酸痛，不能参加劳动，夜间不能睡眠，经多处治疗无效，医生诊断为风湿性关节炎。注射此药2次疼痛显著减轻，注射5次后即能上班劳动。

胆 蒲 龙 注 射 液

处　方：新鲜胆汁15毫升　　蒲公英50克　　地龙20克
　　　　苯甲醇2毫升　　加蒸馏水制成100毫升

制　法：按胆蒲注射液制法制成100%胆汁浓液和100%蒲公英浓液，按胆龙注射液制成100%地龙浓液。然后将上述三种浓液混合，加苯甲醇，蒸馏水加至100毫升，用4%氢氧化钠调节PH至7.5，过滤，分装，灭菌。

用途与用法：清热，消炎，止喘。每次2毫升，每日2次。

— 46 —

56

猪胆汁对中草药注射剂的助溶试验

一、问题的提出

　　　　　　　　　　　　　　　　　　　　　　　　　　　我们
在大力发掘祖国医药学，利用中草药制做注射剂的过程中，
遇到的问题之一是注射液的澄明度问题。过去，我们曾利用
合成的吐温—80来解决，在一定程度上解决了问题。但是，
在广大农村，广泛推广利用中草药制做注射剂的情况下，吐
温—80的供应就产生了困难， 不但价格昂贵， 而且供不应
求。在利用猪胆汁过程中， 我们发现胆汁对改善中草药注射
液的澄明度有一定的好处。考虑到胆汁在农村条件下，方便
易得，很有应用价值。所以我们又进一步做了下述的实验。

二、实 验 方 法

1 、选择中草药制剂中的代表性药物(黄芩、地龙、元胡)，
　　分别提取有效成分，制成注射液。另外，再分别加入胆
　　汁或吐温—80，作对比实验，观察注射液的澄明度。

2 、代表性药物：
　　①黄芩：有效成分为甙类,作为含甙成分的代表。
　　②地龙：有效成分主要为肉素，作为常用动物药的代表。
　　③元胡：有效成分为生物碱，作为生物碱成分的代表。

— 47 —

1949
新 中 国
地 方 中 草 药
文 献 研 究
(1949—1979年)
1979

三、实 验 结 果

以上三种药物实验的初步结果如下：

1、黄芩水煎出液，用3倍量酒精沉淀杂质三次，配成水溶液，调节PH恒定至 8，加入2％量的苯甲醇，1％量的氯化钠，制成注射液，为1号样品。

用上述溶液，再分别加入 0.5％ 量的吐温—80 和 3％量的胆汁干浸膏，后者尚补加1％量的氯化钠，制成注射液，分别为 2 号和 3 号样品。

结果：①1号和3号样品， 灭菌前后， 澄明度始终良好，尤以加胆汁者澄明度更好。这说明胆汁对澄明度有一定好处。

②2号样品呈现微混浊状态，灭菌后，仍然混浊，放置一夜后，析出沉淀，但上层液澄明。

另外， 将黄芩粗甙 （黄芩水煎出液加酸后所得的析出物，再经乙醇处理的粗甙）投入试管中，加蒸馏水，在其不能完全溶解呈现混浊悬浮状态下（此时PH为 6），加入胆汁时，可使黄芩粗甙溶解，呈淡黄色透明溶液（PH仍为6）。当向黄芩粗甙的水悬浮液中加入一滴氢氧化钠时，亦可使粗甙溶解，呈深黄棕色透明溶液（PH为8—9）。

又将板兰根的水煎出液经浓缩加酒精处理 ， 再回收酒精，浓缩后以水处理，溶液不能完全透明，此时PH为4--5，加碱调PH到 6—7，加入胆汁，即溶解呈透明液。

根据以上结果，可以说明胆汁对含有甙类成分的提取物具有一定的助溶作用。

2、地龙用水煎出后，用 45％ 酒精处理四次，至不产生沉淀为止，用水溶解，PH调至 8，加入 2％量的氯化钠，

2%量的苯甲醇，制成注射液为1号样品。

另外，用上述溶液，同样分别加入0.5%量的吐温—80和3%量的胆汁浸膏，分别为2号和3号样品。

结果：1号样品，即不加助溶剂者，灭菌前后均显微混浊，但不产生沉淀。而加入吐温—80或胆汁浸膏者，澄明度非常良好，具有一定的助溶作用。

3、元胡实验的手续基本上和上述一致。因元胡的有效成分是生物硷，PH一般在4—5左右较为稳定，如果杂质除得干净，不加助溶剂（1号样品），注射液也很澄明。加入0.5%量的吐温—80（2号样品）则澄明度更好。由于胆汁浸膏溶液本身的稳定 PH为6以上，所以当与元胡水溶液混合时，即产生沉淀（或不溶），当 PH调至6—6.5时，胆汁虽可溶解，但元胡生物硷的溶解度又受到影响，而产生微混浊（3号样品）。

四、初 步 结 论

1，在PH6.0以上的中草药制成的注射液中，加入少量胆汁，有助溶作用， 对澄明度可得到改善。 在农村胆汁易得，处理简便，且胆汁本身具有解热消炎的作用，有利用前途，有推广价值。

2 、在PH6.0以下的中草药注射液（如含生物硷者），因析出胆酸而不溶解， 如果调 PH至 6.0 以上， 虽胆酸能溶，但生物硷的溶解度又受到影响，故不适宜。

1949

新 中 国
地 方 中 草 药
文 献 研 究
(1949—1979年)

1979

"六八一"口服新制剂

关于"681"药物的制剂，各地也都有许多新的创造。各种粉剂、片剂、合剂、注射剂、软膏剂、滴眼剂……等等目前在临床上都在使用。

原"681"粉剂（也叫"卤碱"或"卤干"），不仅熬制有一定的困难，而且不便于保存，服用也不很方便，不易长期坚持。对注射剂，我们直接用卤水制成了"681—2 注射剂"，克服了熬制的困难（直接用氯化镁试剂配成 10% 溶液同样可以达到目的）。至于口服剂型问题，虽然直接用卤水制成各种合剂可以克服熬制的困难①，但保存和使用仍不很方便，不够理想。

片剂是一个服用比较方便的剂型，便于在广大农村推广使用。但用原来的"681"粉直接干压成片，只是为了服用剂量较准确，实际使用并不很方便，服用前仍需用水处理，而且片剂的吸湿性很强，不便于生产和保存。如将"681"粉事先用水处理，再加适量淀粉（或者不加）制成颗粒然后再压成片，或者再包上糖衣，虽可直接服用，但生产和保存也有困难，不便于大量推广使用。

我们在工宣队　　　　的领导和帮助下，进一步试制了可以直接口服比较稳定的"681—6"粉和"681—6"片，投入了临床试用。

基础上，提出了一个初步质量标准。

"681—6"粉或"681—6"片的操作比较简单，成本低廉，它既不吸潮又无苦涩味，保存和服用都很方便，便于大量生产和推广。

一、"681—6"粉的制法

将卤水加面碱（纯碱，碳酸钠）处理，滤取生成的沉淀物，经水洗、干燥即得。所谓"681—6"粉，实质上就是药典收载的组成不定的含水碱式碳酸镁。具体操作如下：

1、直接取盐场生产的卤块（塘沽或旅大或其他地区盐场生产的均可，具体质量要求与"681—2"注射液原料相同），以水冲洗去外部污物后，约加等量水溶解（或加热），以纱布过滤，调整浓度使比重为1.178〔约相当于卤水50%（w/v）浓度，波美氏比重约为22°〕，放置沉降24小时以上，取上清液使用。

2、取普通面碱（$Na_2CO_3 \cdot 10H_2O$）或工业用无水碳酸钠，加水使成近饱和溶液，调整比重为 1.186〔约相当于$Na_2CO_3$20%（w/v）浓度，波美氏比重为23°〕，放置沉降，取上清液使用。

3、将50%卤水（比重1.178）置搪瓷盆或搪瓷反应罐中加热至沸，按1:1.5的容积比边搅拌边加入20%碳酸钠溶液（比重1.186），继续加热保持微沸三十分钟。

（卤水和碱的比例，如按重量比计算：卤水和面碱比为1:1.5;卤水和无水碳酸钠比为1:0.6）。

4、过滤或离心取出沉淀，充分用水洗涤（最好使洗液

1949
新 中 国
地方中草药
文 献 研 究
(1949—1979年)
1979

对麝香草酚酞指示液不呈明显的兰色为止）， 在80—100℃干燥，粉碎即可。

二、"681—6" 粉的质量标准

本品即碱式碳酸镁粉，为白色粉末；无臭，几近无味或微有碱味。含镁量为23—26％。

〔检查〕

1、酸性不溶物

取本品0.5g，加稀盐酸20ml溶解， 应成澄明溶液或微呈混浊。

2、重金属

取本品0.5g，加稀盐酸5ml与蒸溜水10ml,加热煮沸约五分钟，放冷，过滤，滤液加酚酞指示液1滴与适量氨试液至溶液显淡红色，加稀醋酸2ml与适量蒸溜水使成25ml，加抗坏血酸0.5g溶解后，依中国药典（1963年版）附录39页方法检查，含重金属不得过百万分之三十。

〔含量测定〕

取本品约0.1g， 加蒸溜水10ml,加稀盐酸5ml，加热溶解，加甲基红指示液1滴,滴加氨试液至呈微黄色,加氨—氯化铵缓冲液（PH约10）10ml,铬黑T指示液6滴，以0.05M的乙二胺四醋酸二钠（EDTA）溶液滴定至由紫色变成纯兰色。

每1ml0.05M 的EDTA相当于1.216mg 的镁。

（注：各种试液，标准溶液，指示液均按中国药典方法配制。）

三、"681—6"片的生产

〔处方〕

原　料	每片含	每1万片用量
"681—6"粉 （或碳酸镁）	0.5g	5 Kg
糖精	0.0004 g	4 g
淀粉（制成10%糊）	0.04 g	0.4 Kg
干淀粉	0.015 g	0.15 Kg
硬脂酸镁	0.005 g	50 g

〔制法〕

取干燥、粉碎的"681—6"粉，加干淀粉混匀，加10%淀粉糊（临用时将糖精加入），混匀制成软材，通过12—14目筛制粒，在80—90℃干燥，再过12—14目筛，加入硬脂酸镁，混匀压片，每片重0.57g。

〔性状〕

本品即碱式碳酸镁片，为白色片，无臭，微有甜味，嚼后有轻微碱味。

〔检查〕

除崩解时限不检查外，应符合药典片剂项下有关的各项规定。

〔含量测定〕

取本品10片，精密称定，研细，混匀，精密称取约0.1g，按"681—6"粉项下含量测定方法测定。

本品每片含镁量应为 120～140mg。

〔作用〕

有保护心肌、制酸、镇静、祛痰、降压、缓泻、利尿等

1949

新　中　国
地 方 中 草 药
文　献　研　究
(1949—1979年)

1979

作用。

〔应用范围〕

用于慢型克山病、大骨节病的防治，对风湿性关节炎、哮喘、肺原性心脏病、神经衰弱、高血压等也有一定治疗作用。

〔用法、用量〕

口服，每天三次。成人每次 1—2 片， 儿童酌减。嚼碎服用。

四、"681—6"粉和"681—6"片試制的根据

通过一年多来"六八一疗法"的实践，可以说明："681"中起治疗作用的成分， 是其中含有的镁。 镁在卤水中主要以氯化镁存在 （以 $MgCl_2 \cdot 6H_2O$ 计，占 95% 以上）； 在"681"粉中存在的主要形式是盐基性氯化镁〔$Mg(OH)Cl$〕，氯化镁（包括含有 1、2、4、6 分子结晶水的） 以及一部分氧化镁（MgO）。"681"如经口服后，经胃酸 （HCl） 的作用，则其中的镁转化成氯化镁而发挥作用。

中国医学科学院 "681" 工作组， 用动物实验证明 "681" 的利尿、降压、对外周血管和冠状动脉的扩张作用都与其中含有的镁有关。"681"无论对离体或整体动物心脏都能使冠状动脉的血流量增加（心肌坏死是克山病的主要病变，有人认为这可能与冠状血管机能障碍有关）"681"的这种作用，无论在强度上和形式上与氯化镁都基本相似，而将"681"中镁去除后，就没有明显的作用[22]。

内蒙古医学院 "681" 实验组，对 "681" 进行了有关药理研究，用异丙基肾上腺素和氟氢可的松造成大鼠的心肌坏

死，证明"681"和氯化镁对动物心肌坏死都有明显的保护作用，而除去镁离子的"681"则作用就不明显⑨。

河南中医学院用动物实验证明："卤碱"和氯化镁对大鼠蛋清性关节肿都有明显的消肿作用，而"去镁的卤碱"则无明显的作用。④

过去在临床上还有单独用硫酸镁口服治疗大骨节病的经验④，这与"681"治疗大骨节病的情况也基本相同。

我们直接用卤水制成"681—2"注射液和直接用分析纯的氯化镁制成同浓度的注射液，在辽宁省西丰县人民卫生院等单位进行临床观察的结果都完全一致，没有看到有什么区别。

可以设想，各种镁盐都会有类似的效果。

氯化镁（或卤水）虽然也可以直接制成粉剂或压成片剂，但是有很大的缺点，因其吸湿性很强，对生产、保存和使用都很不方便。

因此，我们考虑将氯化镁制成碳酸镁（含水碱式碳酸镁），即"681—6"粉，就可以克服上述缺点。而碳酸镁口服后，经胃酸（HCI）的作用，又转变成氯化镁而发挥作用。

由于"681—6"粉十分稳定，没有吸湿性，不至严重腐蚀机器，久露空气中也不变化，所以便于保存和生产，由于"681—6"粉或"681—6"片几乎不溶于水，所以服用时，除微有碱味外没有苦涩味，容易使病人坚持服用，在"681—6"片中还加有微量糖精，可以有更好的矫味作用。

为了进一步提高疗效，"681—6"粉或片还可以针对不同疾病和其他药物同时制成复方制剂。

"681—6"粉和"681—6"片的临床实际效果，正在

— 55 —

1949

新 中 国
地 方 中 草 药
文 献 研 究
(1949—1979年)

1979

继续观察中。

参 考 资 料

①沈阳药学院制药厂，一九六九年九月，"卤水也可以直接用来治病"。

②中国医学科学院"681"工作组，一九六九年九月，"卤碱药理作用的初步观察"。

③内蒙古自治区▆▆▆▆政治部文教组编，一九六九年六月，"人民卫生"（简报），第一期。内蒙古医学院"681"实验组，一九六九年六月，"关于'六八一'药理作用实验结果之二"。

④河南中医学院，一九六九年九月二十七日，"'卤碱'及去镁'卤碱'和氯化镁对大鼠蛋清性关节肿作用的比较"。

⑤健康报，一九六五年八月四日，第四版，"关于大骨节病致病因素问题"。

资料选编（中草药、新医疗法部分）

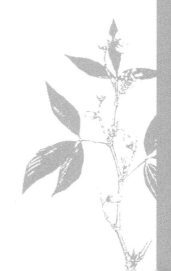

提　要

辽宁省中草药新医疗法展览会编。

1970 年 9 月出版。64 开本。共 205 页，其中目录 2 页，正文 198 页，编后记 2 页，插页 3 页。纸质封面，平装本。

辽宁省卫生局、商业局、化工局联合举办了辽宁省中草药新医疗法展览会，后将其中展出的成就、经验选编成册，以供广大医务工作者学习参考。

本书分为中草药和新医疗法两部分。中草药部分包括土方、验方选编和中草药资源简介。土方、验方选编部分按照药方、制法、用法、适应证、临床疗效、资料来源等项对所列处方进行说明。新医疗法部分介绍了内科疾病、外科疾病、五官科疾病、小儿科疾病的新医疗法，以针刺、穴位注射、电针居多，多按取穴、操作方法、适应证、注意事项等项进行说明。此部分还介绍了针刺麻醉的相关内容。

备战、备荒、为人民。

毛泽东

资料选编

（中草药、新医疗法部分）

辽宁省中草药新医疗法展览会编

一九七〇年九月

目　　录

一、中草药部分

1949
新 中 国
地 方 中 草 药
文 献 研 究
(1949—1979年)
1979

— 2 —

一、中草药部分

土方、验方选编

1949

新　中　国
地方中草药
文　献　研　究
(1949—1979年)

1979

· 白 页 ·

（一）内科疾病

苦素丹治（黄胆型）肝炎

药方： 苦丁香　生西瓜子

制法： 苦丁香焙黄压细面供用。

用法： 每十天用药一次，每次用苦丁香末0.1克，分三次吸入鼻腔内，每次间隔40分钟，三次吸完后，服西瓜子5两。

适应症： 肝炎、肝硬化。

临床疗效： 急性黄胆型肝炎75例，经治1～2疗程，有效率100%，治疗肝硬化患者13例，调查统计4例基本恢复健康，9例症状好转。

资料来源： 营口传染病院

备注： 苦丁香就是香瓜蒂（柄）。

1949

新 中 国
地 方 中 草 药
文 献 研 究
(1949—1979年)

1979

泥鳅鱼治肝炎

药方：泥鳅鱼

制法：取泥鳅鱼晒干。放于烘箱内烘干，达到用手捏碎为度（温度在摄氏100℃为宜），取出粉碎，加适量的薄荷水及香粉矫味。

用法：每日3次，每次10克，饭后服，小儿酌减。

临床疗效：治疗传染性肝炎35例，（其中黄疸型32例，无黄疸型3例），病程最长七个月，最短为七天，通过12～60天的治疗，痊愈33例。明显好转2例。

资料来源：盖县城关医院

肝炎三号

药方：茵陈5钱　双花5钱　三棱5钱　鳖甲3钱　柴胡2钱　红花2钱　当

归3钱　白芍3钱

制法：1．煎剂　上述药物加水文火煎煮。

2．注射剂　将上述药物加水浸渍文火煎煮，过滤，使滤液为280毫升，向滤液中加入75％酒精300毫升，放置，过滤，滤液挥散除去酒精，再滤过，加入蒸馏水成280毫升，分装，高压灭菌备用。

适应症：传染性肝炎（肝脾肿大者）。

用法：煎剂，每日两次，早晚分服。

注射液，每日一次，每次2毫升肌肉注射，3个月为一疗程。

临床疗效：临床应用12例，其中10例有明显好转。

资料来源：旅大市卫生局

黄甘散治疗肝炎

药方：黄鼠狼一支　甘草

1949

新 中 国
地 方 中 草 药
文 献 研 究
(1949—1979年)

1979

制法：将黄鼠狼剥皮，去头蹄及内脏。用微火焙干研成细末，加等量甘草细粉，混合过筛即成。

用法：每服2钱，日服三次，饭后服，一个月为一疗程。

适应症：肝炎。

临床疗效：临床治疗肝炎12例，4例有显著疗效，8例好转；治疗肝硬化4例，3例有显著疗效，1例好转。

资料来源：昌图县老城城区医院

万年蒿治疗肝炎

药方：万年蒿（鲜草）3.0斤　益母草（鲜草）1.0斤

制法：切碎加水煎煮，过滤，滤液文火浓缩成膏。

用法：成人每次服2钱，一日二次。白开水送服。

— 4 —

适应症：急慢性肝炎。

临床疗效：30例肝炎病人临床观察，28例痊愈，2例无效。

资料来源：沈阳市于洪区医院

复方小蘗硷治疗肠炎、痢疾

一、复方小蘗硷1号

药方：黄柏3两　秦皮3两　小蘗硷3两

制法：加水6000毫升，煎至3000毫升。

用法：每次服50～75毫升，日二次。

二、复方小蘗硷2号

药方：柞树皮　黄柏　小蘗各3两

制法：均切成细片，放铝锅内，加水1500毫升煎30分钟，将药液滤出，药渣再加水约1000毫升，再煎30分钟，再滤取出药液。将两次滤液合并浓缩至1500毫升。

用法：每次服30～50毫升，日二次，

1949

新　中　国
地 方 中 草 药
文 献 研 究
(1949—1979年)

1979

小儿酌减。

复方仙鹤草 1 号治疗痢疾

药方：仙鹤草根 2 斤（鲜品）　仙鹤草茎 1 斤（鲜品）　白头翁根 1 斤（鲜品）

制法：加水浸没药料,煎至水剩1/3。

用法：以上为10人一天用量。

复方仙鹤草 2 号治疗痢疾

药方：白头翁 2 钱　秦皮 2 钱　黄柏 3 钱

制法：加水400毫升,　煎 至200～300毫升。

用法：每次服100～150毫升,日二次。

临床疗效：以上四方对痢疾有显著效果；对肠炎亦有效。仙鹤草,白头翁合剂还可治慢性消化不良。共观察288例肠炎、痢疾，治愈率100％。

资料来源：沈阳医学院

复方委陵菜颗粒剂

药方：委陵菜10克 秦皮5克 黄柏5克 （上述处方为一次服量）

制法 将委陵菜、秦皮切细，加水共煎，过滤，滤液浓缩成糖浆状浸膏（稠度根据黄柏粉的量而定，以加入黄柏粉调拌后能成硬度适宜的软材为度）将黄柏研细末，加于上述浸膏中，充分调拌使成软材，压过10号筛，干燥后再过10号筛，除去细粉，即得均匀的颗粒。

用法：每服一剂，日服3次，小儿酌减。

资料来源：沈阳药学院

复方黄柏止痢散

药方：黄柏300克 翻白草450克 秦

1949
新　中　国
地 方 中 草 药
文 献 研 究
(1949—1979年)
1979

皮300克

制法：将翻白草、秦皮全部及黄柏200克，共水煎两次，合并煎液，用文火浓缩成膏状，将剩余100克黄柏细粉加入膏中，搅匀，低温烘干，研细粉。

用法：每服1～2克，日服3次。

临床疗效：用于50多例病人，效果显著。

资料来源：沈阳药学院

委 陵 菜 糖 浆

药方：委陵菜1斤

制法：取委陵全草，切成碎片加水约1500毫升，煮沸40分钟，过滤，药渣再加水约1000毫升，煮沸20分钟，过滤，合并两次滤液浓缩为500毫升，加防腐剂适量，再加入橙皮糖浆至1000毫升备用。

适应症：阿米巴痢疾、细菌性痢疾。

— 8 —

用法：每次服10毫升，一日三次．

临床疗效：共观察10例，7例痊愈。

资料来源：旅大市儿童医院

水杨梅汤治肠炎、痢疾

药方：水杨梅

制法：水杨梅根洗净鲜用或切碎晾干备用。

用法：鲜水杨梅根四个或干品二钱，加水一大碗，煎成100毫升一次服下，日服二次。

临床疗效：西丰县和隆公社地区医院和该地区12个大队合作医疗站已普遍应用，效果良好。根据10例分析，效果显著。

资料来源：西丰县和隆公社地区医院

备注　水杨梅系蔷薇科植物（Geum

1949

新 中 国
地 方 中 草 药
文 献 研 究
(1949—1979年)

1979

aleppicum Jacq.），辽宁各地均有分布，形态与仙鹤草相似，但花单生，顶生，黄色，5瓣较大；瘦果密生钩毛,呈毛球状。

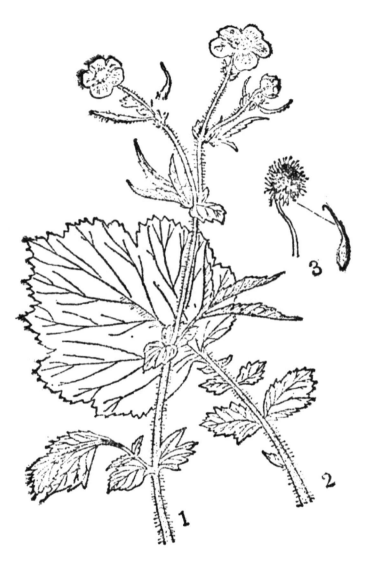

水杨梅（Geum aleppicum Jacq.）

1花枝； 2基生叶； 3果实。

1949

新 中 国
地 方 中 草 药
文 献 研 究
(1949—1979年)

1979

马齿苋汤治疗肠道感染

药方：鲜马齿苋　1～1.5两

制法：取鲜马齿苋洗净加水适量，煎沸两次，过滤即得。

适应症：痢疾及肠炎。

用法：每日3～4次，每次服100～200毫升，亦可做茶剂饮用。

临床疗效：经治痢疾及肠炎共603例，均在3天内痊愈。

资料来源：朝阳地区凌源劳改分局医院

列当治疗肠炎

药方：列当（俗名兔子拐棒）

制法：取列当5～6根（约一两左右），加水1000毫升左右，煎10～20分钟。

用法：用其煎液温洗脚5～10分钟，

（勿洗过膝），日洗一次。

临床疗效：治疗116例肠炎，调查统计40例，其中34例痊愈；40例菌痢，调查统计18例，13例痊愈。

资料来源：锦州铁路局郑家屯医院

备注　兔子拐棒是列当科植物列当（Orobanche caerulescens Stephan），通常寄生在蒿属植物的根上，辽宁西部分布较多。

明矾治疗肠炎

成分及制法：明矾研末

用法：每天两次，每次两个胶囊，温开水送服。

适应症：肠炎。

临床疗效：109例，治愈101例，好转7例。

资料来源：沈阳皇姑站地区医院

1949

新 中 国
地 方 中 草 药
文 献 研 究
(1949—1979年)

1979

甘楞散治疗溃疡病

药方：瓦楞子5两　甘草1两

制法：将瓦楞子煅后研细末，甘草研细末，混匀备用。

用法：每服2钱，日三次。

适应症：胃及十二指肠溃疡。

临床疗效：临床观察124例，据近期疗效，治愈59例，好转48例，无效17例，疗程最短20天，最长56天。

备注：大剂量或小剂量长期服用个别患者引起过浮肿和血压增高；有一例服药后出现尿血。

资料来源：辽宁中医学院

复方甘壳散治疗溃疡

药方：甘草1.0克　鸡蛋壳1.5克　曼陀罗叶0.05克

制法：将鸡蛋壳焙黄与甘草粉、曼陀罗叶粉按上方混合均匀即得。

适应症：胃溃疡、十二指肠溃疡。

用法：饭前或痛时服，每服 3 克，日服三次。

临床疗效：用于40多例病人，疗效与复方甘楞散相仿，对高酸性胃病及溃疡病效果较好。

资料来源：沈阳药学院

半夏注射液治呕吐

药方：姜半夏200克　加蒸馏水 制 成 200毫升

制法：姜半夏（饮片）用水洗净后加水适量，用稀醋酸调 PH 4～5，煎煮两次，每次30分钟，过滤，合并两次滤液，浓缩至150毫升，放冷，过滤，滤液加入3倍量95％酒精，静置48小时，过滤，滤液

1949

新 中 国
地方中草药
文 献 研 究
(1949—1979年)

1979

回收酒精，加蒸馏水适量，调 PH 至 5，过滤，滤液加入"吐温—80" 6 滴，补加蒸馏水至200毫升，经 G 3 号滤球 过 滤，分装，灭菌。

用法：肌注，每次 2 毫升。

适应症：各种呕吐。

临床疗效：在临床上未发现任何副作用，可代替爱茂尔，镇吐作用比爱茂尔强 2 倍多。此制剂用姜半夏制成，如用生半夏时，可加适量姜汁共煎，以减少生半夏的付作用。

资料来源：沈阳药学院

备注："吐温80"是一种化学药物"聚氧乙烯山梨醇油酸酯"，粘稠状液体，有助溶和乳化作用。

消 炎 4 号

药方：连翘500克　大黄500克　黄柏

500克　黄芩500克　蒲公英500克　野菊花500克

制法：将上述药物加水3000毫升，煎成200毫升，过滤，滤液加醇脱蛋白，过滤，除去酒精，分装，高压灭菌，备用。

用法：肌肉注射每次1毫升，一日一次。

临床疗效：用于各种感染性疾病300多例，疗效较好。

资料来源：岫岩县汤池公社新华大队

四黄柴胡注射液

药方：黄连40克　黄柏120克　黄芩120克　大黄120克　山栀子120克　柴胡480克

制法：将上药加2倍水浸泡24小时进行蒸馏，将蒸馏液浓缩，加入95％酒精除去蛋白、树脂等，用5％滑石粉过滤至澄明，调整药液使成2000毫升，加5％的苯

— 17 —

1949
新 中 国
地方中草药
文 献 研 究
(1949—1979年)
1979

甲醇止痛，必要时加"吐温80"助溶。

用法：一日三次，每次2毫升；也有制成静脉注射液（加10％葡萄糖静脉滴入），经临床观察较肌注疗效高。

临床疗效：213例临床观察用于败血症等48种感染性疾患，有效率达80％。

资料来源：抚顺第二人民医院

嗓 子 痛 散

药方：山豆根半斤 桔梗半斤 马勃1两

制法：分研细末，按药方量混匀。

适应症：治扁桃腺炎，咽喉肿痛。

用法：每服3克，日服三次。

临床疗效：用于10多例病人，疗效较好。

资料来源：沈阳药学院

备注 山豆根是防己科植物蝙蝠葛

（Menispermum dahuricum DC.）土名黄条香、光光钹。缠绕性落叶藤本，根茎横走，黄色，味苦；叶三角状广卵形，盾状着生；果实球形，熟时黑紫色。

治咽喉肿痛方

药方：乌梅1两　双花2两　雄黄4钱

制法：共为细末，炼蜜为丸，每丸1钱。

用法：含化徐徐咽下，一次一丸，日三次。

临床疗效：治疗100余例痊愈。

资料来源：北镇县中心人民卫生院

扁桃体炎膏

药方：儿茶3钱　冰片2分　柿霜3钱　枯矾2钱

1949
新 中 国
地 方 中 草 药
文 献 研 究
(1949—1979年)
1979

制法：将上药研末，用甘油调成糊剂。

用法：敷扁桃体患处。

临床疗效： 治疗500例， 效果显著。

资料来源：沈阳铁路局医院

抗 炎 1 号

药方：牛蒡子30克　山豆根90克　黄柏90克　升麻45克　加蒸馏水制成127.5毫升

制法：将山豆根、黄柏、升麻切片，与牛蒡子一起加水，按常法共煎两次，合并两次煎液，过滤，文火浓缩成膏状，稍冷，加入3倍量75%酒精，搅匀，放置一夜，过滤，滤液回收酒精，挥尽酒精，加蒸馏水至127.5毫升，加入0.25%（克／毫升）量的盐酸普鲁卡因粉，加"吐温一80" 5滴，过滤，分装，灭菌。

适应症：咽喉肿痛、扁桃腺炎、支气

— 20 —

管炎等上呼吸道感染及肺炎等症。也可用于各种发疹性疾病、痈肿、急性热病。

用法：肌注，每次2毫升。此外，也可作喷雾剂用。

临床疗效：用于60多例病人，效果很好，可代替抗菌素。

资料来源：沈阳药学院

抗　炎　2　号

药方：大蒜（鲜）40克　葱白（鲜）20克　制成注射液100毫升

制法：将上述两种鲜药捣碎，立即用水蒸气蒸馏，收集馏液100毫升，加入5%（克/毫升）量的 盐酸普鲁卡因及"吐温——80"3～5滴，搅匀，过滤，分装，灭菌。

适应症：流感及流感引起 的 合 并 感染、支气管炎、肺炎等。

1949

新 中 国
地方中草药
文 献 研 究
(1949—1979年)

1979

用法：肌注，每次2毫升，每日二次。

临床疗效：用于100多例病人，效果很好。对小儿患者效果更好。

资料来源：沈阳药学院

抗 炎 3 号

药方：大蒜（鲜）40克　葱白（鲜）20克　委陵菜40克　猪胆汁2毫升　制成注射液100毫升

制法：将大蒜、葱白按抗炎2号注射液制法，收集馏液85毫升。将新鲜猪胆汁浓缩至半量，放冷，使充分沉淀，过滤，滤液加2～3倍量95％酒精，搅拌，放置，过滤，滤液回收酒精，加蒸馏水配成100％的胆汁浓液。取胆汁浓液加入大蒜、葱白馏液中，得澄明液。另将委陵菜煎煮2～3次，合并煎液，过滤，浓缩成糖浆

— 22 —

状，用酒精处理至无沉淀，挥散酒精，加入上述澄明液，混匀，加入0.5%量的盐酸普鲁卡因，用4%氢氧化钠调PH至8.5,过滤，分装，灭菌。

适应症：感冒、气管炎、肠炎、痢疾等。

用法：肌注，每次2～3毫升，每日1～2次。

临床疗效：用于30多例病人，疗效较好。

资料来源：沈阳药学院

复方独活注射液

药方：柴胡150克　独活100克　细辛50克　制成注射液300毫升

制法：将以上三种药共研粗粉，加水300毫升，浸泡1小时，用水蒸汽蒸馏，收集第一次馏液1200毫升，所得馏液再次蒸

1949

新 中 国
地 方 中 草 药
文 献 研 究
(1949—1979年)

1979

馏 ， 收集第二次馏液300毫升 ， 加入注射用氯化钠 0.8 克 ， 搅拌使溶解 ， 过滤、分装 ， 灭菌。

用法：肌注 ， 每次 2 毫升。穴位注射 ， 0.1～0.5毫升。

适应症：感冒、上呼吸道感染、神经性疼痛等。

临床疗效：用于100 多例病人 ， 效果较好。

资料来源：沈阳药学院

白龙注射液

药方：白前20克　地龙30克

制法：将白前、地龙剪成小块 ， 加水至500毫升 ， 在水浴上煎煮30分钟，过滤，残渣用同法处理三次 ， 合并滤液 ， 浓缩至30毫升 ， 加入150毫升95％酒精，搅拌，除去沉淀、杂质 ， 回收酒精 ， 至溶液25～30

毫升再加入95%酒精反复处理二次，最后加注射用水至100毫升，加入苯甲醇2毫升，分装灭菌。

用法：肌肉注射，每次2毫升。

临床疗效：临床观察10余例，喘息发作患者一般10分钟左右即缓解。

资料来源：抚顺市中医院

备注：地龙就是蚯蚓（曲鳝）。

猪胆汁注射液

药方：猪胆汁10毫升　10%葡萄糖90毫升

制法：取猪胆汁50毫升，过滤二次，再加奴夫卡因0.5克，过滤二遍后加10%葡萄糖至500毫升，分装、高压灭菌30分钟。

用法：肌肉注射，每次2～4毫升，日二次；小孩每次1～2毫升。

1949

新 中 国
地 方 中 草 药
文 献 研 究
(1949—1979年)

1979

临床疗效：治疗45例支气管肺炎，疗效较好。

资料来源：新宾中心人民卫生院

止喘地龙注射液

药方：地龙（干）80克　制成 100 毫升

制法：将30克干燥地龙剪成碎片，用水浸软，在水浴内煮五次，每次20～30分钟，合并滤液，在水浴内浓缩至糖浆状（以减压浓缩为妥），搅拌加入95％乙醇三倍量，静置过夜，过滤，药渣用少量酒精洗涤，水浴内回收乙醇或减压回收，以乙醇去杂质，反复处理至无沉淀为止，浓缩液加注射水至100毫升混匀、过滤，加"吐温80"约1毫升,加苯甲醇2毫升，放置冰箱一夜，过滤,并通过G3号漏斗,分装，平压灭菌30分钟。

用法：肌肉注射，每次2毫升。

— 26 —

适应症：对支气管喘息有一定近期疗效。

资料来源：抚顺市第四医院

咳 喘 2 号

药方：生石膏5斤 麻黄1斤 甘草5两 卤水300毫升

制法：石膏加水4000毫升，煎取液3000毫升，再加水2000毫升，煎取液1500毫升，再加水2000毫升，煎取液1500毫升；三次共煎取石膏水6000毫升。再用石膏水4000毫升，煎麻黄甘草取液800毫升；渣加石膏水2000煎取液400毫升，两次煎取麻黄甘草液1200毫升，除渣再加卤水300毫升，最后煎成1000毫升，过滤即成。

适应症：支气管喘息、支气管炎、感冒咳嗽。

— 27 —

1949
新　中　国
地 方 中 草 药
文　献　研　究
(1949—1979年)
1979

用法：每次5～10毫升，日三次，饭后温服。重病夜加服一次，小儿酌减。

临床疗效：经50例支气管喘息、慢性支气管炎的观察，均收明显的治疗效果。

资料来源：辽宁中医学院

止　喘　一　号

药方：卤水50克　氯化铵5克。

制法：卤水用净水冲洗后，加入300毫升水溶化，再加入氯化铵过滤，滤液加水500毫升。

用法：成人每日三次，每次20～30毫升，饭后服用。

临床疗效：89例喘息病人有79例收到不同程度的疗效，其中20例获得痊愈。

资料来源：沈阳卫生学校

外用喘定散

药方：栀子　桃仁　杏仁各3钱　白胡椒6分　糯米7粒　研成细末备用

用法：用鸡蛋清一个调和后摊在布上，敷在一只脚心上，12～24小时取下，**脚心**留有紫色沉着，连敷1～3次。

适应症：支气管炎、支气管哮喘。

临床疗效：治疗支气管炎15例，调查7例，其中3例效果显著，4例好转；治疗支气管哮喘42例，调查7例，其中3例效果显著，4例好转。

禁忌：忌烟酒。

资料来源：锦州铁路局医院

黄芩消炎片

药方：黄芩

1949
新　中　国
地方中草药
文　献　研　究
(1949—1979年)
1979

制法：黄芩切碎，加 4 倍量水浸泡 4 小时，过滤残渣再加 2 倍水浸泡两次，合并滤液，用20％明矾液倒入浸液中调节 PH 为3～3.5（每100公斤黄芩需明矾 6～8公斤），产生黄色沉淀，静置 4 小时，弃去上层清液，将沉淀物装入布袋中加水过滤，滤尽水后置烘箱中烘干（温度50～60℃）粉碎，造粒，打片。

适应症：上呼吸道感染，肠炎。

用法：口服，每次 2 ～ 3 片。（每片0.5克）

资料来源：营口市制药厂

七〇一注射液

药方：白胡椒10克　阿拉伯胶 5 克用右旋糖酐稀释至100毫升

制法：取白胡椒研成细粉放入100 毫升锥形瓶中，加入95％酒精40毫升，装上回流冷凝器，在水浴上回流1小时，用干滤纸滤过，残渣再倾入瓶中，加入95%乙醇20毫升，在水浴上回流1小时，通过同一滤纸过滤，滤液合并，回收乙醇至剩下体积在10毫升左右，倾出，用2～3毫升乙醇洗涤容器，并入浓缩液中，加入5毫升阿拉伯胶，研匀，加入2毫升苯甲醇，在不断搅拌下，加右旋糖酐至100毫升，用8层以上纱布过滤，分装，灭菌即得。

本品为白色混悬液，放置后有沉淀析出，摇匀再用。

适应症：气管炎、哮喘、风湿性腰腿疼，贫血等症亦有效。

用法：1.穴位注射，每天一次，每次2～3穴，每穴0.5毫升。气管炎、哮喘常用穴位：膻中、天突、平喘、平咳、定喘等。腰疼常用穴位：大肠俞、肾俞、腰眼、十七椎、养老、风市等。下肢关节痛常

1949

新　中　国
地 方 中 草 药
文 献 研 究
(1949—1979年)

1979

用穴位：环跳、阴阳陵泉、足三里等。风湿、贫血常用穴位：大椎、曲池、血海、肩俞、昆仑、足三里、委中、承山等。

2.肌肉注射，每天一次，每次2毫升，效果较慢，但耐受性较好。

临床疗效：本品在赤峰、林西等地使用已达200人次以上，都是门诊治疗，病例难以统计，据各医疗单位门诊座谈，治疗效果较好。

资料来源：昭盟药品检验所

七〇二注射液

药方：金银花40克　黄芩30克　升麻30克　盐酸普鲁卡因1克　注射用水加至100毫升

制法：取金银花、黄芩、升麻放入瓷盆内，加5～6倍水，煎煮1小时，过滤、残渣再加2倍水煮一次过滤，合并滤液在水浴上浓缩至糖浆状，加入 3 倍量 95％酒精搅拌，放置24小时过滤，滤液回收酒精，浓缩至糖浆状，再加入 3 倍量酒精，搅拌放置过夜，过滤,回收酒精加入盐酸普鲁卡因及注射用水稀释至100毫升，过滤，分装，灭菌即得。

用法：肌注，每日二次，每次 2 毫升，亦可根据病情按 6 小时一次，每次 2～3 毫升。胃肠道患者以足三里注射效果较快。

适应症：本品可代替抗菌素，治疗上呼吸道感染、扁桃体炎、咽炎、肺炎、胃肠炎、尿路感染等。

临床疗效：临床应用2000余例，疗效显著。

资料来源：昭盟药品检验所

抗菌 705 注射液

药方：黄连400克　黄柏2000克　黄

1949
新 中 国
地方中草药
文 献 研 究
(1949—1979年)
1979

芩1200克　大黄1200克　栀子1200克　金银花1500克　地丁1500克　蒲公英2000克

制法：取上述各药，用常水洗净，再用蒸馏水洗2～3次，加4倍量蒸馏水浸渍12小时，煎煮·2小时，过滤，滤液浓缩至原体积一半，加95％乙醇10000毫升，放置12小时，滤过回收乙醇，浓缩至原体积1/4,放冷，加乙醇2500毫升，充分振摇，于分液漏斗内分离乙醚，药液加水至10000毫升，加0.3％活性炭煮沸10分钟，再反复过滤一次，滤液加蒸馏水至20000毫升，加热至70℃，加苯甲醇408毫升，"吐温80" 102毫升，用G—3号垂熔漏斗过滤，高压灭菌即可。

适应症：慢性支气管炎、肾炎、肺气肿、肺心病、急性肾炎、小叶性肺炎等。

用法：肌注，每日二次，每次2毫升。

— 34 —

资料来源：新金县中心卫生医院

木 通 注 射 液

药方： 关木通50克　制成100毫升

制法： 关木通片加热水浸泡一小时，煎煮二小时，过滤，残渣再加水煎煮一小时，合并两次滤液，煎浓，加三倍量95％乙醇，混匀，放置过夜，过滤，回收乙醇，同法以醇去杂质再重复一次，加注射水至100毫升，混匀，过滤，加数滴"吐温80"及苯甲醇2毫升，混匀，略煮沸，放冰箱过夜，过滤，并通过Ｇ3号漏斗，分装，灭菌30分钟。

用法： 肌肉注射，每次2毫升。

临床疗效： 对心力衰竭水肿有明显利尿消肿作用。

资料来源： 抚顺市第四医院

1949

新 中 国
地 方 中 草 药
文 献 研 究
(1949—1979年)

1979

双桑降压汤

药方：桑枝　桑叶　茺蔚子各5钱

制法：每付加水1000毫升，煎成600毫升。

用法：睡前洗脚30～40分钟，洗完睡觉。

临床疗效：治疗6例高血压患者，均收到明显效果。

资料来源：本溪县偏岭地区医院

备注：上方4付，加水4000毫升，煎成2000毫升，去渣加糖，浓缩至500毫升，对风湿性心脏病、神经官能症有一定疗效。日服三次，每次8毫升。

肾炎1号注射剂

药方：双花5钱　连翘4钱　瞿麦4

钱　茅根 5 钱　益母草 5 钱　泽泻 5 钱
猪苓 4 钱　扁蓄 5 钱

　　适应症： 急性肾炎

　　用法： 穴位（肾俞、膀胱俞）、经络注射，每穴 0.5 毫升，一日一次，15～20 次为一疗程。

　　资料来源： 锦州铁路局中心医院

肾炎 2 号注射剂

　　药方： 白术 4 钱　茯苓 5 钱　白芍 4 钱　附子 3 钱　肉桂 2 钱　干姜 2 钱　泽泻 5 钱　猪苓 4 钱

　　适应症： 慢性肾炎

　　用法： 穴位（肾俞、膀胱俞）、经络注射，每穴 0.5 毫升，日一次，15～20 次为一疗程。

　　临床疗效： 临床 1 例，经注射 17 次痊愈出院。

1949

新 中 国
地 方 中 草 药
文 献 研 究
(1949—1979年)

1979

资料来源：锦州铁路局中心医院

排 石 汤

药方：（1）金钱草2两　海金砂6钱　元胡2钱　牛膝3钱　木通2钱　车前4钱　滑石4钱　扁蓄3钱　竹叶3钱　生地6钱　通草3钱　瞿麦4钱　鸡内金2钱

（2）扁蓄3钱　瞿麦3钱　猪苓3钱　泽泻3钱　茯苓3钱　车前3钱　海金砂4钱　金钱草3钱

用法：煎汤剂服用。

适应症：输尿管、尿路结石。

临床疗效：　治疗3例均排出结石。

资料来源：锦州铁路局中心医院

猪腰子治疗晚期肾炎

药方：生甘遂1钱，猪腰子1个

制法：将猪腰子割数个口，将甘遂放在切口中，包以黄泥，用炭火或文火烤熟，去泥即成。

用法：空腹一次服下。

临床疗效：经治4例疗效均显著。

备注：本方有副作用，服后恶心、呕吐、腹泻，吃少量食物后可缓解。

资料来源：辽阳市皮革厂卫生所

老头草汤治疗慢性肾炎

药方：老头草

制法：新鲜老头草全草，洗净晾干备用。

用法：老头草一两，切碎，加水500毫升，煎成200毫升，一日两次分服。

临床疗效：住院治疗4例，效果显著。门诊治疗多例，均反映效果良好，但未能系统总结。

1949

新 中 国
地 方 中 草 药
文 献 研 究
(1949—1979年)

1979

资料来源：铁岭地区人民医院

备注：老头草是菊科植物火绒草（Leontopodium leontopodioides Beauv.），辽宁各地多有分布，生于干山坡、草原。

五味子藤酊治疗神经衰弱

药方：五味子藤20克　40％酒精适量制成酊剂100毫升

制法：将五味子藤研成粗粉，置于有盖容器中，加入酒精适量，密盖，常常振摇，浸渍三天，倾取上清液，用布过滤，药渣用力压榨，使浸液完全压出，合并滤液，放置24小时，过滤，再自滤器上添加40％酒精，使成100毫升酊剂。

用法：每服5～10毫升，日服3次。

资料来源：沈阳药学院

备注：此方用五味子藤代替五味子果

实药用，是扩大药源的一种方法，但是注意不要采用果枝，以免影响果实生产。

止 瘤 散

药方：赤石脂　白石脂　紫石英　寒水石　生石膏　赭石　龙骨　牡力　勾藤　滑石　大黄　干姜　桂枝　甘草。

制法：各等分研成细末。

用法：成人每日二次，每次2钱，儿童酌减，白开水送服。

适应症：癫痫。

临床疗效：临床观察150例，治愈23例，显效82例，好转39例，无效6例。

资料来源：沈阳市卫生学校

七〇五注射液

药方：秦艽100克　普鲁卡因1克制成100毫升

1949
1979

新　中　国
地方中草药
文　献　研　究
(1949—1979年)

制法：取秦艽加6倍水，用醋酸调节 pH ≒ 5，浸泡2小时，煎煮1小时过滤，药渣加入3～4倍量水煎煮1小时，过滤，滤液合并，在水浴上浓缩至稠厚膏状，加入3倍量95％乙醇，不断搅拌，放置过夜，过滤，滤液蒸发（或回收）乙醇至糖浆状，再加2倍量乙醇，过滤，滤液蒸发（或回收）乙醇至醇味除尽为止，加普鲁卡因1克，加注射水至100毫升，过滤，分装，灭菌即得。

适应症：由风湿所引起周身疼痛，风湿性腰腿关节疼痛等症。

用法：一般供肌肉注射，每次2毫升。

资料来源：昭盟药品检验所

复方独活注射液1号

药方：独活100克　　防风45克　　白芷

25克　柴胡25克　细辛5克　制成注射液100毫升。

制法：将上述药物分研粗粉，加水浸泡1小时，用水蒸汽蒸馏，收集第一次馏液400毫升，所得馏液再次蒸馏，收集第二次馏液100毫升，加苯甲醇2毫升，"吐温80" 3～5滴，过滤，分装，灭菌。

用法：肌注每次2～3毫升。

适应症：治风寒感冒、头痛、周身痛等。

资料来源：沈阳药学院

复方独活注射液2号

药方：独活100克　防风45克　柴胡25克　细辛5克　安替匹林5克　制成注射液100毫升

制法：将独活、柴胡、细辛分研粗粉，加水浸泡1小时，用水蒸汽蒸馏，收集第

1949

新 中 国
地 方 中 草 药
文 献 研 究
(1949—1979年)

1979

一次馏液400毫升，所得馏液再次蒸馏，收集第二次馏液75毫升，备用。将防风研成粗粉，加水浸泡，浸泡1小时，蒸煮1小时，过滤，合并三次滤液，浓缩成糖浆状，加2～3倍量95%酒精，搅匀、放置使沉淀全部析出，过滤，滤液回收酒精，过滤，滤液浓缩至25毫升，过滤，滤液加于上述馏液中，得100毫升，搅匀，加安替匹林，加苯甲醇2毫升，"吐温80" 1毫升，过滤，分装，灭菌。

适应症：治风寒感冒、头痛、周身痛等。

用法：肌注，每次2～3毫升。

资料来源：沈阳药学院

抗 风 湿 1 号

药方：川乌　草乌　桂枝　麻黄　穿地龙各2两　甘草1两　卤水300毫升

制法：上药加水2000毫升，煎成800

毫升,药渣加水1000毫升,煎成400毫升,合并两次药液,再加卤水300毫升,最后煎成1000毫升,过滤即成。

适应症:类风湿,风湿性关节炎。

用法:每次服5毫升,日3次,饭后温服。

临床疗效:经25例的治疗观察,效果较好。

资料来源:辽宁中医学院

爱 民 药 酒

药方:生川乌2钱 乌梅2钱 双花2钱 大青盐2钱 甘草2钱 白酒1斤

制法:上药捣碎,放入白酒浸渍21天,滤过装瓶。

适应症:肌肉关节疼痛或麻痹瘫痪者。

用法:一次10毫升,一日2次。

1949

新 中 国
地 方 中 草 药
文 献 研 究
(1949—1979年)

1979

临床疗效：经治2600余例，回访788例，其中治愈率达 76.1%，有效率达 93.6%。

资料来源：新金县中心卫生院

禁忌：高血压、风湿性心脏病、肝肾疾病、溃疡病及孕产妇禁用。

七〇六注射液

药方：蓁艽50克　白芷50克　普鲁卡因1克　制成100毫升

制法：蓁艽提取液同七〇五注射液（见41页）。白芷提取法：（1）取白芷磨成细粉，加乙醚浸泡24小时后，过滤，滤液再用乙醚浸泡8小时，过滤，滤液合并，在水浴上蒸发后加入15毫升乙醇使溶，用滤纸过滤，滤液与蓁艽浓缩液合并，加入普鲁卡因1克，用注射水稀释至100毫升，过滤分装，灭菌即得。

（2）取白芷磨成细粉50克，按渗漉

法用60％乙醇浸泡 4 小时加入 60 ％ 乙 醇200毫升，浸渍48小时，以每分钟 1 毫升/公斤之速度渗漉，俟渗出液流完为止，收集渗出液，回收乙醇后与蘩芄浓缩液合并，加入普鲁卡因 1 克,用注射用水稀释至100毫升，过滤，分装，灭菌即得。

适应症：用于风寒、风湿所引起周身疼痛、腰腿关节痛、头痛、神经性头痛、牙疼等症。

用法：一般供肌肉注射,每次 2 毫升。

临床疗效：在林西县医院 应 用 已 达2000多人次，因风寒而引起的周身疼痛，效果很好。对多年风湿性腰腿疼患者，效果显著。

备注： 1 ．蘩芄能散风祛湿，和血舒筋，它含蘩芄生物硷，系吡啶类生物硷，故能以水煮或用酸性水煮以提取。白芷含白芷素、白芷醚和挥发油类，用醚或醇提

1949
新　中　国
地方中草药
文　献　研　究
(1949—1979年)
1979

取较好。

2．本制剂加入羌活、藁本与白芷一同提取效果更好。

资料来源　昭盟药品检验所

"狼牙草"驱绦虫

药方：狼牙草的根及冬芽

制法：早春或晚秋挖采狼牙草的根及芽，用水洗净，趁新鲜刮去外皮，切碎，晒干研末，制成片（丸）剂。

用法：狼牙草片（丸）成人一次量50克（一两），小儿每公斤体重1克，空腹顿服，不用另服泻药。

临床疗效：服药后90分钟至5小时（一般2～3小时）可驱出绦虫。据抚顺市第四人民医院临床治疗31例观察，疗效100％，无毒性。

资料来源　抚顺第四人民医院

— 48 —

备注：抚顺第四人民医院驱绦虫用的"狼牙草"经鉴定是蔷薇科植 物 仙 鹤 草（*Agrimonia pilosa Ledeb.*），俗名黄牛尾、老牛筋、龙牙草；辽宁各地均有分布，资源十分丰富，地上部分用于止血、治阴道滴虫等。

蛇蜕治疗脑囊虫

药方： 蛇蜕　研成细面（过120号筛）。

用法： 每日两次，每次一钱，配用大戟汤。

（大戟汤：槟榔2两　大戟1钱　木瓜6钱　勾藤4钱。用500毫升水煎成150毫升，每日两次，每次50毫升，可连服30付。头晕加菊花4钱，有肝炎去槟榔加雷丸6钱。）

临床疗效： 观察250例（用药一年以上），有效率79％。

1949

新　中　国
地 方 中 草 药
文　献　研　究
(1949—1979年)

1979

　　备注： 多在连续服药3～4个月后显效。因此，须坚持服用。

　　资料来源　沈阳市第七人民医院

中药治囊虫病

　　药方：　1. 雷丸10两　苦楝皮3两　槟榔片3两　鹤虱3两　雄黄1两（杀虫药）

　　　　2. 半夏2两　陈皮2两　白芥子2两　云苓2两（燥湿药）

　　　　3. 牡蛎7两　昆布7两　大贝母2两　（软坚药）

　　　　4. 当归2两　赤芍2两　桃仁2两　红花2两　郁金2两　姜黄2两　丹皮2两（促进吸收　活血药）

　　　　5. 皂刺3两　甲珠3两（穿透药）

　　　　6. 柴胡2两　桂枝2两　白芷2两（引经药）

　　　　－ 50 －

制法：上药共为细末即得。

用法：一日三次，每次1.5钱，饭后服用。

临床疗效：治疗30例中，5例痊愈，25例在治疗中，均有好转。

资料来源：盘锦田庄台镇医院

驱 蛔 糖 浆

药方：辣草一斤　苏叶一斤　梨树皮一斤　敌百虫三两

制法：取辣草、苏叶、梨树皮放入锅内，加清水50斤，煎煮一小时后，取煎煮液15斤，再将敌百虫溶解放入，然后加适量的糖即成。

用法与用量：成人每次25～30毫升；
17—20岁20～25毫升；
14—16岁15～20毫升；
10—13岁10～15毫升；

1949

新 中 国
地 方 中 草 药
文 献 研 究
(1949—1979年)

1979

6 — 9 岁 8 ～10毫升；

5 岁服 5 毫升。

4岁以下一般不用此药。

按上述服量每人服两次。即第一天晚上睡前一次，次日晨空腹服一次。

临床疗效：在公社内有7100余人服用，均收到驱虫效果。

备注：1. 本品有一定毒性，按规定量服用，不能超过。

2. 药方中用的辣草即水辣蓼（Polygonum hydropiper L.）俗名水胡椒、水麦棵等，多群生于水边、水湿地，全草嚼之有辣味；花排列呈稀疏的穗状花序。

资料来源：宽甸青山沟公社老营沟大队卫生所

苦参抗炎药

— 52 —

药方：苦参（除净泥土，阴半干切片，干燥供用）

制法：（1）注射剂　取苦参50克，加水500毫升煎煮40～60分钟，过滤，残渣加水同法煎一次，合并先后两次滤液，浓缩至100毫升，加入酒精100毫升，搅匀放置10小时以后，过滤，滤液回收酒精浓缩至50毫升，再加酒精150毫升，搅匀放置，过滤，除去酒精，使成100毫升，分装，高压100℃30分钟灭菌。

肌肉注射，每日2毫升。

（2）苦参丸　苦参粉1斤加蜜1斤，制丸。口服，每日二次，每次1钱。

（3）苦参素胶囊　取苦参25斤，加水适量，煎二次滤过，浓缩成膏，另兑苦参细粉5斤，干燥，研末，装入胶囊。

每日3次，每次1～2粒（每胶囊

1949

新 中 国
地 方 中 草 药
文 献 研 究
(1949—1979年)

1979

0.5克）。

适应症：痢疾、肠炎、胃炎、结肠炎、胆囊炎，膀胱炎、尿道炎及其他炎症，有一定疗效。

资料来源：沈阳铁路局苏家屯医院

大 蒜 治 结 核

药方：新鲜大蒜

用法：每次大蒜1～2头，捣碎后以深呼吸吸其挥发气，每日二次，每次1～3小时。

临床疗效：浸润型肺结核长期治疗空洞无改善病人9例，经三个月治疗后，空洞闭合3例，空洞缩小3例。

资料来源：鞍山千山结核防治院

备注：方法简单，药源易得，符合多快好省精神和战备需要。病人称赞说："蒜气好，蒜气好，方法简单效果高，

— 54 —

扎针吃药都不用，两头大蒜治肺痨"。

蟾酥治疗结核

药方： 蟾酥

制法： 1．将蟾蜍（癞蛤蟆）捕来后，放于阴暗处。采集蟾酥时，先将蟾蜍用清水洗去泥土和脏物，放于盒内；

2．取出蟾蜍用手（最好戴胶皮手套）磨擦背部，使其不安而气鼓；

3．用大母指挤其两眉耳下部，即有白色分泌物（即新鲜蟾酥）排出，待自然干燥，用竹板或竹筷取下，即是纯蟾酥，是白色有光泽的结晶片，（此品可做针剂原料）。蟾酥挤净后（两侧全挤）用手揉其皮肤，还可揉出分泌物，用竹板刮取分泌物。

4．内服剂制法

散剂、胶囊 蟾酥用乳糖稀释成"十倍散"，或装入胶囊，每胶囊含

1949

新 中 国
地 方 中 草 药
文 献 研 究
(1949—1979年)

1979

十倍散50毫克。

　　5．外用药制法

　　　（1）油膏　0.1～0.2％蟾酥甘油

　　　（2）水剂　0.1～0.2蟾酥水，高压后供外用。

　　6．针剂制法　称取100毫克纯蟾酥，加水100毫升封装，放入高压灭菌器内加热后滤过，再加压，再滤过。静置12小时后再滤过，分装灭菌，供皮下肌肉注射。

　　用法：　1．内服：蟾酥十倍散50毫克，一日1～4次饭后服用；

　　2．外用0.1～0.2％蟾酥油外敷；

　　3．0.1～0.2％蟾酥液5～10毫克瘘孔内注入，每日或隔日一次，七日为一疗程，中间休息3～4日，再注药，直至瘘孔闭合。

　　适应症：肺结核—以浸润型肺结核之较新鲜病变及空洞为主。

　　　　骨结核—以骨、关节结核合并瘘孔，骨、关节结核术后复发合并瘘孔，脓肿及脊柱结核合并瘘孔或脓肿者为主。

　　禁忌症①有严重消化性溃疡及急慢性胃肠炎者；

　　②有严重心血管系统疾病者；

　　③孕妇。

　　副作用①对胃肠有刺激作用，轻者有胃不适，重者恶心，呕吐；

　　②对心跳有抑制作用，脉跳低于每分钟六十跳时即需停用；

　　③少数人有头晕、头痛，体力减弱。

　　临床疗效：对浸润型肺结核12例，经1～2月的治疗，空洞闭合2例，空洞缩小8例，病变吸收1例，有效率达91.6％。

1949

新 中 国
地 方 中 草 药
文 献 研 究
(1949—1979年)

1979

对骨、关节结核合并瘘孔65例观察，有20例痊愈，29例好转，有效率达75.4％。

资料来源：鞍山市千山结核医院

（二） 外科疾病

抗 阑 尾 炎 片

药方：红藤0.15克　大黄0.15克　蒲公英0.10克　厚朴0.02克

制法：（1）蒲公英：冷水浸12～24小时，浸出液加石灰水，酸碱度（即 PH 值）至13～14，产生沉淀，用水洗沉淀，酸碱度（PH 值）调至8左右，过滤，收集沉淀，在50℃以下干燥，粉碎，过80目筛，即得。（2）大黄：制法同蒲公英。

（3）红藤：放于3％碳酸氢钠溶液中浸12～24小时，浸出液加浓盐酸酸化至酸碱度（PH）1～2，产生大量沉淀，洗涤沉淀至酸碱度（PH）5～6，过滤，收集沉淀，干燥，粉碎，过筛即得。（4）厚朴：放于95％乙醇浸泡24～48小时，浸三次，收回乙醇，制成浸膏，与上三种药搅拌打片。每片0.5克。

适应症：急性、亚急性、单纯性阑尾炎。

用法：每次3～5片，口服，每日三次，至症状消失止。

临床疗效：经治20例，其中急性者19例，治愈17例，2例手术。亚急性者1例治愈。其中多数患者服药1～2天症状缓解，住院日数短者4天，长者26天，平均为7.8天。

1949

新 中 国
地方中草药
文 献 研 究
(1949—1979年)

1979

资料来源：辽宁中医学院

胆黄素（消瘰散）

药方：新鲜胆汁 500 克　青黛 8 克
黄柏 8 克

制法：将猪胆胆汁用纱布过滤后，置
于铝盆中用慢火加热，以除去胆汁水份，
待浓缩体积至二分之一时（成膏状）加入
青黛、黄柏（80～100 目）粉末。用力搅
匀后，将膏状物摊于珐琅盘上，置于 50～
60℃干燥 48 小时，粉碎过 60 目筛即得。

适应症：淋巴结核、骨结核、肠结
核。对中耳炎、痔疮、胆道炎、骨髓炎也
有效。

用法：口服，成人每次 1.5～2.0 克，
日服二次，儿童酌减。

外用，取粉末撒布于患处，纱布或脱
脂棉作引流，每天换药 1～2 次。

临床疗效：经300多病例治疗，对破溃型淋巴结核治愈率可达90%。

资料来源：丹东市制药厂

骨 结 核 膏

药方：轻粉1两　血竭1.5两　松香5钱　没药5钱　蓖麻子5钱　巴豆仁1.5分　木鳖子6个　生杏仁1两　樟丹5两　香油半斤

制法：将上述诸药研成细末。香油加热近沸时加血竭、松香、没药、蓖麻子、巴豆仁、木鳖、生杏仁，然后继续加热，烧开后，加轻粉少许，后去火加樟丹，搅拌成浆糊状膏。

用法：将膏抹在纱布块上，糊在漏管上，每付10～15天换一次（膏上有脓液时可用净水冲去脓液，略加热使膏发软，再继续敷在患处。）

— 61 —

1949

新 中 国
地 方 中 草 药
文 献 研 究
(1949—1979年)

1979

临床疗效：共治疗380例，269例痊愈，111例好转。

资料来源：凤城县中心人民医院

马 蔺 子 结 核 粉

药方：马蔺子

制法：用马蔺子放在铁锅内炒干，粉碎成粉即得。

用法：每日3次，每次5～7克，小儿酌减。或用马蔺子粉2份，用凡士林5份，将两者搅匀成药膏。

临床疗效：治疗骨结核、结核性腹膜炎、淋巴腺结核等。观察骨结核59例，用药时间最长为8个月，最短时间为2个月，痊愈者20例（占观察病例33.8%），显著好转27例（占45.7%），其他病例未调查结果。

资料来源：盖县城关医院

抗 结 核 膏

药方： 蟾酥2分　樟丹2钱　银珠2钱　蜈蚣4条　轻粉3分　线麻子油1斤

制法： 用黑铁锅将线麻子油熬成黑粘状，起沫子，稍冷凉，放入樟丹及其他药物，不再加热，搅拌成粘稠状，即得成品。

用法： 外用，将药膏涂于纱布上，贴于伤面，破溃创面一日换药一次，未破溃创面，隔日换药一次。

适应症： 淋巴结核、骨结核、皮肤结核等。

临床疗效： 共治疗各种结核病300余例，有效率达70％。

禁忌： 酒、辣椒、韭菜。

资料来源： 沈阳铁路局本溪医院

1949
新 中 国
地 方 中 草 药
文 献 研 究
(1949—1979年)
1979

淋 巴 结 核 膏

药方： 黄荙 小蓟 苦菜子各等量

制法： 将小蓟、苦菜子用水洗净放砂锅内煮烂，过滤，除去残渣，再将黄荙放入滤液内文火煎煮一小时，过滤，滤液文火浓缩为膏。

用法： 外科常规换药，将药膏涂在疮面、脓腔壁以至腔底，每日换药一次。

临床疗效： 据78例观察，一个月内治愈33例，二个月治愈23例，二个半月治愈14例，8例中断治疗。随访一年均无复发。

资料来源： 盘锦大洼医院

备注： 用药不宜过多，否则会引起周身不适、头晕、恶心、出冷汗。用药期间不宜吃南瓜、豆腐、海带、鲍鱼等物。

蛤 蟆 膏

药方：白胡椒3钱　硫磺2钱　癞蛤蟆1个

制法：将胡椒、硫磺塞入蛤蟆腹内，用黄泥将蛤蟆包裹，泥厚约1～2寸。然后用火烧透，至蛤蟆烧黄焦为度，取出蛤蟆连药共研成细末。

用法：将药面以香油调成糊状，灭菌后，涂于无菌纱布条，放入溃破的漏孔内，盖以无菌纱布即可。每二至四天换药一次。

适应症：适用于胸壁结核和淋巴结核等，表面破溃形成漏孔的患者。

临床疗效：共治疗8例，其中6例治愈，另2例中途退院。

资料来源：铁岭地区结核病防治院

抗癌"四一四"

药方：三棱　莪术

1949
新 中 国
地方中草药
文 献 研 究
(1949—1979年)
1979

制法："四一四"注射液分为100％、50％、20％、10％、5％等浓度，根据所需浓度称取三棱、莪术各等量，用蒸馏水冲洗，加蒸馏水至没饮片，然后煎60分钟，滤过。同法再煎两次，合并三次滤液，浓缩至1000毫升左右，冷却后加乙醇（相当于浓缩液的1.5～2倍）放置过夜，过滤，滤液加热除去乙醇，过滤加蒸馏水至所需浓度。用5％氢氧化钠调节PH为7.4，过滤至澄明分装灭菌（通蒸汽60分钟），若做静脉用药需用5％～10％葡萄糖液调成等渗。

用法：100％"四一四"注射液局部封闭，一天一次，病情好转后用50％"四一四"注射液局部封闭，一天一次，好转用20％"四一四"注射液局部封闭，一天一次巩固治疗。对局部无法用药者试用静脉给药，疗效正在观察。

临床疗效：治疗20例宫颈糜烂，16例痊愈，2例明显好转，2例效果较差；治疗宫颈癌14例，2例痊愈，11例明显好转，1例效果较差。

资料来源：旅大市妇产科医院

灭 癌 1 号

药方：水银5两　硝石5两　白矾5两

制法：先将硝石、白矾研细拌匀后，再将三者一同放入铁锅内混匀，用瓷盘盖上，盘与锅交接处用纸封好，四周用黄泥密封后加热。火力由小渐大，再由大渐小，约1小时左右，停火冷却，去泥开启取药（瓷盘上的）。药物的性状为绛红色细针状结晶，无嗅，对粘膜有腐蚀作用。

用法：一般成人每周一次，一次量由

1949

新 中 国
地 方 中 草 药
文 献 研 究
(1949—1979年)

1979

0.4克至0.8克，视病人全身情况，体弱量可酌减。因该药对口腔粘膜有腐蚀作用，所以服用时须装入胶囊内吞服。

临床疗效：在六个多月中观察212例肿瘤患者，大部分为晚期癌，少部分为良性瘤，疗效显著13例，有效169例，无效30例，观察的标准是。

1、肿瘤消失或明显缩小，癌溃疡很快愈合，全身情况明显好转，作为效果显著的标准。

2、症状减轻，全身情况好转，肿瘤无发展，为治疗有效的标准。

3、用药后病情无好转或继续发展为无效。

备注：最多见的副作用为恶心，呕吐常常剧烈，在服药后1～2小时即出现，吐物为大量粘液，严重可致脱水。所以用药后应注意观察，呕吐时须随时漱口，以免损害口腔粘膜。脱水者可补液。在服药后5～8小时后出现腹泻，次日即应消失。

资料来源：丹东■■■医院

治 癌 瘤 方

药方：

1号：青粉1两　红粉1两　全虫3两　蜈蚣3两　草乌3两　川乌3两　血竭2两　乳香3两　没药3两　当归3两肉桂2两　元胡3两　蟾蜍20个　三七粉2两　胎盘粉3两

2号：1号去青粉、红粉加玳瑁2两炙马钱子半斤

用法：磨细装胶囊，每粒0.6克，每次一粒，日服两次，白水送下。忌食鱼、虾、鸡蛋。

临床疗效：经治92例各部位肿瘤，百分之八十有不同疗效。

1949

新　中　国
地方中草药
文　献　研　究
(1949—1979年)

1979

资料来源：锦西杨家杖子矿医院

蒲公英汤治疗乳腺癌

药方：瓜蒌2两　甲珠2钱　公英3钱　地丁3钱　夏枯草5钱　双花5钱　当归1两　黄芪5钱　花粉2钱　白芷5钱　桔梗5钱　赤芍2钱　薤白5钱　远志3钱　官桂3钱　甘草2钱

外敷药：灵脂、雄黄、马钱子、阿胶各等份为细末，香油调敷，敷肿块处。

用法：每日一付，每付水煎三次，双花在其他药煎好后加入，饭前二小时服。

临症加减：

1、有淋巴结转移者在原方中加苡米1两　海藻5钱　牡蛎8钱　玄参8钱。

2、已溃破者在原方中去蒲公英、地丁，黄芪量加倍。

3、虚症　身体虚弱，经常汗出，面

色苍白，脉细弱者黄芪用量增加4倍。

4、实症 面色红赤，平素善怒，脉弦数者在原方中加枳实3钱，青皮3钱。

5、寒症 经常自觉身冷，白带多者官桂用量为原量2倍。

6、热症 面色潮红，经常发烧，脉弦数有力者在原方中黄芩用2钱，黄连3钱，柴胡5钱。

临床疗效：临床观察20例，有一定效果。

禁忌：孕妇忌服。

资料来源：新宾县第三人民医院

抗 癌 1 号

药方：炙马钱子1斤 蜈蚣400条 全虫4斤 土虫3斤 炮水蛭4斤 朱砂0.6斤

制法：共研细末（朱砂研极细），搅

1949

新 中 国
地 方 中 草 药
文 献 研 究
(1949—1979年)

1979

拌匀，炼蜜为丸，每丸2钱重。

用法：每日二次，早晚各服一丸。如每日服2～3种药时，则每隔一小时服一丸。

适应症：各种癌症晚期转移。

抗 癌 2 号

药方：双花6斤　蒲公英4斤　皂刺8斤　刘寄奴4斤　甘草4斤

制法：共研细末，炼蜜为丸，每丸三钱重。

用法：同抗癌1号。

适应症：各种癌症晚期转移。

抗 癌 3 号

药方：炙马钱子2斤　土茯苓2斤夏枯草3斤　重楼1.5斤　香附2斤　乌药1.5斤　枳实1.5斤　三棱2斤　赭石1.5

斤　元胡 2 斤　刘寄奴 2 斤　砂仁 1.5 斤
皂刺 3 斤　土虫 2 斤　全虫 1 斤　乳香 2 斤

制法：共研细末，炼蜜为丸，每丸三钱重。

用法：同抗癌 1 号。

适应症：胃癌。

抗 癌 4 号

药方：山慈菇 1.85 斤　白头翁 3 斤
地榆 2 斤　地龙 2 斤　土虫 1 斤　蜈 蚣
195 条　皂刺 2 斤　大黄 2 斤　甲珠 2 斤
地丁 3 斤　苡米 2 斤　蒲公英 2 斤　川乌
片 1.5 斤　天花粉 3 斤

制法：共研细末，炼蜜为丸，每丸三钱重。

用法：同抗癌 1 号。

适应症：肠癌。

1949

新 中 国
地 方 中 草 药
文 献 研 究
(1949—1979年)

1979

抗 癌 5 号

药方：旋复花3斤　马勃2斤　射干2斤　皂刺3斤　瓦楞子2斤　川贝2斤　三七1.5斤　桔梗2斤　夏枯草3斤　郁金3斤　陈皮2斤　地龙3斤

制法：共研细末，炼蜜为丸，每丸三钱重。

用法：同抗癌1号。

适应症：肺癌。

抗 癌 6 号

药方：夏枯草3斤　元参3斤　地丁3斤　漏芦2斤　桃仁2斤　皂刺3斤　丹参3斤　蒲公英5斤　赤芍3斤　全虫1斤　川楝子2斤

制法：共研细末，炼蜜为丸，每丸三钱重。

用法：同抗癌 1 号。

适应症：乳腺癌

临床疗效：临床共治疗21例，胃癌6例（痊愈 1 例，显效 3 例，见效 2 例）；肝癌 1 例（有效）；鼻咽癌 4 例（显效 2 例，见效 2 例）；肺癌 4 例（痊愈 2 例，显效 2 例）；乳腺癌 2 例（显效 1 例，见效 1 例）；直肠癌 1 例（显效）；骨癌 1 例（显效）；子宫颈癌 2 例（痊愈 1 例，见效 1 例）。

临床痊愈19%，显效47.6%，见效33.3%。

资料来源：阜新矿务局总医院

备注：胃癌晚期及肠、肺、乳腺癌还可配用 1 号或 2 号或 1、2 号合用；鼻咽癌、骨癌、肝癌、子宫颈癌等可用 1、2 号治疗。

1949

新中国
地方中草药
文献研究
(1949—1979年)

1979

鱼红散治疗癌症

药方： 鱼鳔 8 钱　伏龙肝 4 钱　天灵盖 2 钱

制法： 共为细末即可。

用法： 温开水送服每服二钱，日二次。

资料来源： 抚顺市新抚区人民卫生防治院

五　毒　丸

药方： 斑蝥 7 个瓦焙去头足翅　巴豆 7 个　独头蒜一头　葱头 7 个火烧　生姜 7 片　喜蛛代网 7 个瓦焙　狼毛（或用头发） 1 钱瓦焙　胡椒 7 粒　核桃仁 7 个瓦焙　凤凰衣（鸡蛋壳内膜）7 个瓦焙　蛇蜕 7 寸长　红矾 2 钱

制法： 研末为丸。

用法： 用鼻闻，每日一次，以出透汗为止。

适应症：鼻咽癌、食道癌、直肠癌、官颈癌、膀胱癌等。

临床疗效：经271例各种癌瘤治疗，其中显效者42例，有效者70例，无效和中断治疗者159例。

备注：在治癌过程中除口服鱼红散鼻闻五毒丸外，各种癌瘤尚须服用引经汤药，如胃癌用健胃导滞汤；食道癌用赭石通畅汤；鼻咽癌用辛夷汤等。总之应随病症的不同配合适当方剂治疗，效果方佳。

资料来源：抚顺市新抚区人民卫生防治院

莓芹治疗骨髓炎

药方：莓芹

制法：莓芹根用水洗净，以石器砸碎晾干研成细末，以鸡蛋清调后敷疮面，或

1949

新 中 国
地 方 中 草 药
文 献 研 究
(1949—1979年)

1979

用鲜毒芹砸碎调鸡蛋清敷疮面亦可。

　　用法：每日上药一次，一般轻者3次，重者5次即愈。

　　临床疗效：经治8例，效果十分显著。

　　资料来源：本溪矿务局总医院

　　备注：毒芹，本溪群众叫走马芹，生于水边，是伞形科植物毒芹(Cicuta virosa L.) 它的特点是植株比独活矮小，丛生，分枝较多，叶分裂较细，最终裂片披针形；果小，类圆形；根茎短缩生有多数肉质根，纵切有隔膜。（见附图）

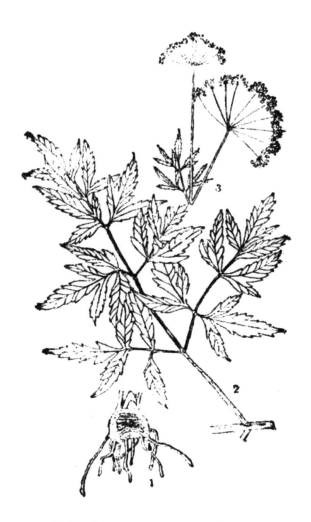

毒芹（Cicuta virosa L.）

1．根茎剖面（示隔模）；

2．叶的一部分； 3．花序及果序。

— 79 —

1949

新 中 国
地 方 中 草 药
文 献 研 究
(1949—1979年)

1979

脱疽汤治疗脉管炎

药方：当归2两　双花3两　元参2两　蒲公英6钱　甘草1两　连翘5两　乳香2钱　没药2钱

用法：水煎服。

适应症：治血栓闭塞性脉管炎。

临床疗效：治疗10例均痊愈。

资料来源：昌图县太平公社卫生院

治疗脉管炎膏

药方：猪胆100个　黄柏粉2两　青黛2两　蜂蜜2两　轻粉3分　蟾酥2分

制法：用铝锅将胆汁浓缩成一半，后加入黄柏粉、青黛、轻粉、蟾酥，继续熬至剩1/3时，开始就热将蜂蜜放入锅内，搅拌均匀，即得成品。

用法：外用，开放性坏疽性的，一天

— 80 —

换药一次。非开放性的，隔日换药一次。

临床疗效：治疗上百例，疗效很好。

禁忌：酒、辣椒、韭菜。

资料来源：沈阳铁路局本溪医院

红伤散治疗闭合性锁骨骨折

药方：土鳖虫　胆星　血竭　乳香
龙骨　当归　红花　川羌　螃蟹　防风
白芷　升麻　菖蒲　川芎　蒲公英各等量

制法：共为细末。

用法：酒调外敷即可。

临床疗效：经治疗闭合性锁骨骨折外敷此药十天治愈。

资料来源：昭盟阿旗白音布统农场五队合作医疗站

滴耳油1号治慢性中耳炎

药方：　柿蒂5个（最好用新鲜柿蒂

— 81 —

1949
新　中　国
地方中草药
文　献　研　究
(1949—1979年)
1979

晒干）明矾10克　冰片1克　甘油酒精
（1：1）适量

制法：将柿蒂焙干，研成粗粉，加甘油酒精适量，微热浸渍，过滤，滤液置乳钵中，加入明矾研磨溶解，另取冰片加少量酒精溶解后加入上述混合液中，再加甘油酒精至100毫升混匀，纱布过滤即成。

用法：滴入耳内，一日2～3次。

临床疗效：治愈多例病人，疗效较显著。

资料来源：沈阳药学院

柳树叶膏治疖肿

药方：柳树叶

制法：将柳树叶切碎煮烂，过滤，除去残渣，滤液浓缩至糖浆状即成。

用法：外用。

适应症：疖肿、乳腺炎、无名肿毒

等。

临床疗效：治疗 6 例疖肿，均痊愈；治疗耳软骨炎 2 例，1 例痊愈，1 例好转；治疗乳腺炎 1 例痊愈。

资料来源：康平县西关屯公社小章屯合作医疗站

艾矾散治疗黄水疮

药方：艾叶炭　枯矾各等量

制法：共研细末。

用法：涂敷患处每日 2 次。

临床疗效：患者 1 例，外涂 2 次即愈。

资料来源：昭盟阿旗白音布统农场五队合作医疗站

白膏药治疗痈疽

药方：去皮蓖麻子 1 份　松香 4 份

制法：将蓖麻子捣碎加入松香粉充分

1949

新 中 国
地方中草药
文 献 研 究
(1949—1979年)

1979

搅拌，用开水搅成糊状，置于冷水中冷却成膏状即得。

适应症：痈疽、恶疮。

用法：将白膏药按疮面大小敷以纸或布上贴于患处即可。

资料来源：辽阳市安平公社石桥子大队合作医疗站

黑药条治皮肤癌

药方：白砒2钱　小麦粉1两

制法：将小麦粉制成不粘手程度的浆糊状，加白砒，捻成线状细药条即成。

适应症：皮肤癌初期。

用法：病变部位常规消毒，局麻后，用1号注射器针头在肿块周围0.5公分处刺入肿瘤根部，然后将药条由孔处插入，用无菌敷料盖上，待肿块脱落后，每日换五九〇二膏（见后）至愈合。

临床疗效：经治4例，治愈3例，显效1例。

资料来源：辽宁中医学院

备注：本品为毒剧药，妥善保存。在插药条一周许，病变周围可出现水肿。

五九〇二膏

药方：滑石粉1斤　煅甘石粉3两朱砂1两　冰片1两　淀粉2两。

制法：将上述药物共为细末，用香油调成糊状。

适应症：浅在性溃疡、糜烂。

用法：局部外敷，一日2～3次。

资料来源：辽宁中医学院

黄　水　疮　膏

药方：黄柏　白鲜皮　核桃楸树皮煎膏15克　枯矾10克　胆矾2克　羊毛脂适

1949
新　中　国
地方中草药
文 献 研 究
(1949—1979年)
1979

量　凡士林加至100克

制法：将枯矾、胆矾分研细末，与浸膏研匀，加羊毛脂适量（以全部吸收浸膏混合物为度），研和，再加凡士林100克，调匀即成。

用法：洗净患处，擦干，涂药。

临床疗效：治愈数例病人，疗效较显著。

备注：核桃楸树皮煎膏的制备，用核桃楸皮30克切碎，加水150毫升煎煮成15毫升。

资料来源：沈阳药学院

治　癣　膏

药方：青茶粗末30克　决明子细末20克　水银50克　凡士林100克

制法：青茶用沸水浸泡10分钟后，去水加决明子，水银混合研匀，再用凡士林合成膏。

用法：外用涂患处。

适应症：神经性皮炎。

临床疗效：106例，治愈82例，好转22例。

资料来源：沈阳第三铸造厂卫生所

红药膏治牛皮癣

药方：生石膏7斤　樟丹3斤　芥子气1毫升　凡士林10斤

制法：将芥子气缓慢滴入溶成半凝固状态（摄氏30度）的凡士林内，边滴边搅拌。然后加入研成细粉状并过箩后的生石膏和樟丹，充分搅拌混合即成。

用法：将药涂于患处，厚薄需均匀，以硬币厚为宜，但伸侧可略厚一点，然后撒上适量的滑石粉，用手稍加压，使药膏固定，如药膏脱落可随时补涂，保持3～6

1949

新　中　国
地方中草药
文　献　研　究
(1949—1979年)

1979

日可愈,去掉药后如有残留病灶,隔1～2日后可继续用药。局部用药可包扎,全身用药可换上破旧衣服,以免沾污他物。

临床疗效：在治疗40例牛皮癣,发病年限5年内的11名；5～10年21名；11～25年8名。经敷红药膏后,均获满意效果。

资料来源：鞍山市汤岗子理疗医院

备注：1.粘膜或近于红皮症或对此处方药物过敏者不宜涂药。

2.有的患者涂药后出现痒感或痒感加重,可不必停药。

3.药膏去掉后,局部出现水泡,可对症治疗,小水泡可不必处理。

白斑病药膏

药方：密陀僧1两　硫磺5钱　斑蝥（大

的3个　小的5个）　　轻粉3钱　水银3钱　江米面2两　冰片3钱　木香1钱雄黄3钱　枯矾3钱　米醋2斤

制法：除米醋和江米外，将另九种药碾成细末。将米醋熬成一斤多，闭火。把江米面倾入搅拌均匀，然后用锅蒸熟。待凉至摄氏20度时则将药末充分混合捣成泥状备用。

用法：制成的药膏如过干不能涂用时，可用少量食醋稀释一下。将药膏包在单层纱布内用力在患处涂擦约2～3分钟，然后将药膏摊平涂在皮损区，厚为2～3毫米。

临床疗效：治疗白斑病患者百余名，凡按医嘱而又坚持治疗者，均收到明显疗效。有的一两天就见效，一般在一周左右见效，平均在一个月治愈。

资料来源：鞍山市第一医院

1949

新 中 国
地 方 中 草 药
文 献 研 究
(1949—1979年)

1979

猪（牛）骨馏油治疗牛皮癣

药方： 猪（牛）骨馏油

制法： 将新鲜猪（牛）骨晒干，砸开骨髓腔，装入干馏器内，加热，收集馏液冷却后即得。

用法： 将患部洗净后，涂骨馏油一薄层，用绷带包裹，每日一次。

临床疗效： 治疗6例（病程最短7年，最长30余年），经治疗20天均痊愈。

资料来源： 凌源劳改分局医院

制 斑 素

药方： 补骨脂1两

制法： 补骨脂捣碎，加75％乙醇100毫升，浸泡27天，用二、三层纱布滤过，得暗褐色滤液，在水浴上加热挥散乙醇得暗褐色油状粘稠物及淡黄色上清液。先用装有

— 90 —

生理盐水注射器抽样试验，如无乳白色变化即成。然后放冷暗处冷却达12～24小时，用滤纸滤过，得黄褐色澄清液为原液（所得原液应为25毫升，如不足，用生理盐水补足）。最后将原液加生理盐水制成不同浓度注射液，灭菌备用。

适应症：白癜风、牛皮癣、秃发、脂溢性皮肤病。

用法：①. 50％制斑素注射液。每次5毫升肌注，一日一次。

②. 50％制斑素配等量2％普鲁卡因做局部皮内注射〔每次注射一个皮丘（0.1～0.2毫升）〕一日一次。白斑病可用此法。

③. 局部涂抹用药可用第一次滤液的浓缩液（浓缩至原量的1/3）涂抹患处。

临床疗效：治白癜风48例，有效率75％左右。治牛皮癣36例，有效率97％。

— 91 —

1949

新 中 国
地 方 中 草 药
文 献 研 究
(1949—1979年)

1979

资料来源：旅大第二医院

备注：1.外涂患处如出现红肿待消退后再涂。

2.对光线过敏者，需用紫外线照射。

稻田皮炎膏 1 号

药方：鲜蓬子菜 2 斤　黄柏(干)半两

制法：蓬子菜加水 9 斤熬，过滤，加黄柏粉再熬，制成一斤膏。

用法：外涂局部。

临床疗效：观察50人次，有止痒、消肿作用，有效率100%，治疗三日后，皮炎明显好转。

稻田皮炎 2 号

药方：黄柏 2　白屈菜 2　狼毒 1　樟脑0.2

制法：将黄柏、白屈菜、狼毒加适量

水煮一小时，过滤，反复三次，制成糊状，加入0.2樟脑。

用法：外涂局部。

临床疗效：治疗1000人次，有止痒，缩短疗程作用。

稻田皮炎3号

药方：鲜蓬子菜3斤　鲜白屈菜3斤　鲜藜芦1两　白鲜皮（干）0.5两　黄柏（干）0.5两　水10斤

制法：混合熬制成三斤膏。

用法：外涂局部。

临床疗效：对皮炎局部水肿，感染者，治疗20例，有效率100%。治疗三日后，皮炎明显好转，肿胀消退，感染好转。

稻田皮炎4号

药方：松香4两　卤水200毫升　酒

1949
新中国
地方中草药
文献研究
(1949—1979年)
1979

精50毫升　黄甘油4两

制法：用酒精把松香溶解，把卤水煮开，加黄甘油一起搅拌。

用法：外涂局部。

临床疗效：治疗400人次，揉擦于四肢，预防效果100%。

稻田皮炎膏5号

药方：黄柏　白屈菜　狼毒　贯众草乌　大车油　松香

制法：取干品黄柏1斤，白屈菜1斤、狼毒半斤、贯众半斤、草乌半两，放大锅内加水煎煮一小时，取出滤过。再加水煎煮二次，每次半小时，分别取出滤液，将残渣弃去，收集三次滤液于锅内，煮沸浓缩成500克。趁热加松香、大车油各500克，搅拌成膏。

用法：外涂局部。

临床疗效：观察12例，涂药后5～10分钟止痒，2～3天水肿消失，皮炎渐退，平均疗程3.2天。经实践并有预防作用。

资料来源：沈阳医学院

备注：蓬子菜土名黄米团花、柳夫绒蒿、疗毒蒿、鸡肠草，是茜草科植物（Galium verum L.），多年生草本，茎纤细，叶线形，常8～10片轮生；花小，黄色或黄白色，圆锥花序。生于草地、山坡，辽宁各地均有分布。

治疗毒蛇咬伤验方

药方（1）：黑芸香1钱　马勃1钱　百部1钱　血见愁1钱　射香1分

制法：共研细末。

用法：1、日服三次，每次1钱，白水送下。

1949

新　中　国
地方中草药
文　献　研　究
（1949—1979年）

1979

　　2、外敷时用母牛尿调成糊状敷于患处。

　　药方（2）：薄荷1钱　建莲子1钱　姜黄1钱　松香1钱　黄柏1钱　呵子1钱　栀子1钱　楝子1钱　干姜1钱　黑胡椒1钱　毕拔1钱，射香1分

　　制法：共为细末。

　　用法：口服外用与处方（1）同，此方单独使用或者和上方交替使用皆可，效果与第一方同。

　　临床疗效：用以上两方治愈4例蛇咬伤病人。

　　资料来源：昭盟阿旗白音花公社哈拉哈大队合作医疗站

蛇　伤　膏

　　药方：鲜半夏　鸭食菜（苦麻菜）香蒿尖各等量

制法：将以上三种药混合捣碎成膏状。

用法：敷于伤处。

临床疗效：治疗27例痊愈。

资料来源：凤城县东汤公社石桥大队合作医疗站

枯痔油、蜘蛛线治疗痔疮

药方：

（1）枯痔油　甘油100毫升　食盐8毫克　石炭酸2毫升

（2）蛛蜘线　双花5钱　连翘4钱　大戟4钱　密陀僧5钱　花蜘蛛8钱　白矾3钱　京墨3钱　巴豆2钱　大黄5钱　防风2钱　荆芥3钱　黄柏3钱

制法：

（1）枯痔油：将药方中三种成分混匀即成。

1949

新 中 国
地 方 中 草 药
文 献 研 究
(1949—1979年)

1979

（2）蜘蛛线：将药方中之花蜘蛛、白砒、京墨提出，其余成分放于砂锅里加水300毫升，煎10分钟，再加水150毫升，过滤后加入白砒、京墨、花蜘蛛粉末，同时加入生丝线，然后加热，至药液只剩少许时，将药线取出阴干即成。

用法：内痔注入枯痔油。外痔手术挂线。

临床疗效：经治近2000例，治愈率达99%。

资料来源：　辽阳市中医院

红卫止血散

药方：紫珠草4份　海螵蛸1份　花蕊石4份　血余炭1份

制法：上药共研细末。

用法：①口服　每次5～10克，用温开水调服，每隔6小时服一次。

②**外敷** 用适量药粉放在纱布或药棉上，敷于出血伤口部，少加压力即可当时止血。

动物试验：狗大腿动静脉混合抢贯伤，敷药后在20至10秒间止血。已试验十余次，刀割亦取得同样效果。

临床疗效：对患肝硬化食道静脉破裂出血，食道癌破裂出血者7例均为当天止血。鼻衄5例为当时止血。脚鸡眼手术后出血不止敷药立即止血。

资料来源：抚顺市矿务局红卫矿职工医院

32 号 止 血 粉

药方：猪血2钱　地榆炭2钱　血余炭2钱　黄柏浸膏4钱

制法：猪血加温干燥成固体，研成细末。黄柏浸膏是把黄柏研成粗末，用75%

1949

新 中 国
地 方 中 草 药
文 献 研 究
(1949—1979年)

1979

酒精浸泡24小时后滤过，把药渣再用75％酒精浸泡12小时滤过，然后把滤出的药液中的酒精回收后，在60℃下干燥成为固体研成粉末。最后将地榆炭、血余炭研末，合并前药，研极细末即成。

适应症：外伤出血。

用法：撒上止血粉稍加压力即可。

动物试验：经过十余次动物试验，狗股动脉用刀割2毫米，止血时间是2分钟，股动脉侧肢出血达20秒钟止血。

资料来源：辽宁中医学院

413　止　血　粉

药方：（1号）熟石灰9份　大黄1份

（2号）熟石灰8份　土大黄2份

制法：按上述比例研成极细末，干燥

消毒备用。

用法：敷于出血处，加压，约30～40秒即止血。

适应症：一般外伤出血，扁桃体、鸡眼等中、小手术后。

临床疗效：用于扁桃体术后30余例，均未有出血现象。本方特点止血快（约40秒），能消炎止痛，价格低廉。

资料来源：锦州铁路局中心医院

内服止血4号

药方：三七粉60克　白芨60克　琥珀30克　赭石30克

制法：研成粉末，过150目筛，混合即得。

适应症：各种内出血。

用法：口服，成人每次2.5克，日三次。

临床疗效：如表

1949

新 中 国
地 方 中 草 药
文 献 研 究
(1949—1979年)

1979

病　　　名	例数	疗　　　效		
		良　好	较　好	无　效
溃　　疡　　病	10	9	1	
直　　肠　　癌	1	1		
肝　　硬　　化	5	3	1	1
肺　　　　　癌	1		1	
支 气 管 扩 张 症	6	3	2	1
结　　肠　　癌	1	1		
肺　　结　　核	3	2	1	
肺　　脓　　疡	1	1		
风 湿 性 心 脏 病	3		3	
血少板减少性紫癜	2	1		1
总　　　　　计	33	21	9	3

资料来源：丹东工农兵医院

外用止血三号

药方：骨粉　海螵蛸　蒲黄炭各等量

制法：研细末，过150目筛，混合即得。

用法：各种外伤止血，将止血粉撒于创面，稍加压即可凝固止血，用量根据伤口大小增减。

临床疗效：3例临床效果良好。

资料来源：岫岩县汤池公社新华大队合作医疗站

70—55号止血粉

药方：白芨0.6克　黄柏0.5克　煅石灰1.0克

制法：白芨、黄柏研细末，用80～120目过筛。生石灰煅制红透为止，研细末，用80～120目过筛，三者混合分装高压灭菌。

用法：外敷出血部位，同时需局部加

1949
新 中 国
地 方 中 草 药
文 献 研 究
(1949—1979年)
1979

压，加压时间中等血管约90秒钟或稍长一些时间。

临床疗效：（1）止血：

1．动物实验：一般出血30秒左右，中等血管90秒左右，结痂时间5～10分钟。

2．自身静脉切开试验结果大致与上相同。

3．观察30余例头皮四肢裂伤，止血效果肯定，疮口愈合良好无感染。

（2）初步证明有一定抑菌作用。

（3）经30余例自身试验均无疼痛症状。

资料来源：阜新矿务局总医院

伞蕈止血散

药方：伞蕈（俗名狗尿苔）

制法：将伞蕈阴干，焙炭（要存性）

— 104 —

研为细末过筛即可。

用法：外敷伤部，适用于各种外伤出血。

临床疗效：试用5例外伤出血，效果良好。

资料来源：法库县冯贝堡公社赤脚医生。

烫、烧伤药膏

药方：冰片10克　银珠5克　香油100毫升

制法：先将香油倒入铝锅熬开，后把银珠、冰片放入，加热成红褐色，即成药膏。

用法：外用，将创面消毒后涂抹，一天一次。

临床疗效：治疗20余例，效果良好。

资料来源：沈阳铁路局本溪医院

1949

新 中 国
地 方 中 草 药
文 献 研 究
(1949—1979年)

1979

果松皮治烫伤

药方：果松皮

制法：果松皮用瓦焙成炭，研细末。

用法：将药用香油调敷患处。

临床疗效：治疗烧、烫伤12例，收到良好效果。

资料来源：新滨县榆树公社月亮沟大队合作医疗站

柳枝炭治烧伤

药方：柳枝炭　蜂蜜　陈醋

制法和用法：用柳枝炭末调香油涂抹疮面，用蜂蜜调香油去掉焦痂，用蒸过的陈醋控制绿脓杆菌感染。

临床疗效：芦卜大队社员杨××因癫痫发作，一头栽倒在火盆里，将一侧头部烧伤烧焦，深达颅骨，用上法，经过32天的

— 106 —

治疗，使她恢复健康。

资料来源：清源县夏家堡公社芦卜大队合作医疗站

烫烧伤油三号

药方：鱼肝油20毫升　香油800毫升大黄细末100克　冰片5克　"吐温80"20毫升

适应症：各种烧烫伤。

用法：外用涂患处，3～4天换药一次。

临床疗效：门诊小面积烧烫伤病人面积在10％以下，深度在2度以下者50例；面积在10％以上，深度在2度以上住院病人9例均痊愈转好。

资料来源：丹东工农兵医院

43　烫　伤　散

药方：地榆炭3两　寒水石3两　大

1949
新　中　国
地 方 中 草 药
文 献 研 究
(1949—1979年)
1979

黄3两　黄柏3两　冰片3钱

制法：除冰片外，上药共为细末，然后再放入冰片研末后即成。

用法：以香油调成糊状外敷患处，每日或隔日换药一次。

临床疗效：治疗各种烫伤百余人痊愈。

备注：局部禁用水洗，当患部痊愈时，药物和结痂一齐脱落。

资料来源：昌图县老城地区医院

酒硫烫伤散

药方：硫磺　烧酒

制法：将硫磺粉碎放入磁器内（不可用金属容器）兑入烧酒，以没过硫磺为度。把酒点着烧成炭灰色。因酒含有水份，如烧后还余水份，可用慢火将硫磺烤干，然后研面备用。

用法：撒于患部。如有水泡将水泡排破再上药粉。

适应症：烫伤、烧伤。有止痛、抗感染、保护创面，促进愈合。

临床疗效：40例均痊愈。

资料来源：西丰县和隆公社平岗大队合作医疗站

烧 伤 药 膏

药方：当归　川芎　紫草　米壳各1钱5分　香油或花生油2斤　黄腊2两

制法：先将香油或花生油熬开，加上以上四种药炸焦后取出过滤，再加黄腊溶解即成。

适应症：烧伤、烫伤。

用法：将药膏涂抹患处。

临床疗效：据临床观察，涂抹药膏，容易形成痂皮，减少感染，效果良好。

1949

新 中 国
地 方 中 草 药
文 献 研 究
(1949—1979年)

1979

资料来源：抚顺市第二医院

消 肿 散

药方：羊铁叶根1.8两　黄柏1.2两 煤1.5两

制法：将上药分研细末，按处方量混匀。

适应症：治瘀血肿胀。

用法：醋调，外敷患处。

临床疗效：用于数10例病人，效果较好。

资料来源：沈阳药学院

苦参抗炎外用剂

药方：苦参

制法：（1）苦参软膏　取苦参粉50克加凡士林100克搅拌均匀成软膏。

外用　治疗多发性疖肿、淋菌感染创面。

— 110 —

（2）苦参湿布　取苦参2两加水1斤,高压灭菌后过滤,用纱布块浸之。

外用　治疗淋巴结核创面、药物引起的泡疹等症。

（3）苦参癣特灵　70%二甲基亚砜和30%苦参流浸膏混匀即得。

外涂　治疗多种皮肤癣。

（4）苦参煎液　取苦参一两煎水,趁热用。洗患处治疗湿疹、脚气。

临床疗效：以上制剂有一定疗效。

资料来源：沈阳铁路局苏家屯医院

（三）妇儿科疾病

五红丸治子宫脱垂

药方：大红枣2斤　红糖1.5斤　血

1949

新 中 国
地方中草药
文 献 研 究
(1949—1979年)

1979

余炭5钱　红花5钱　红茶6.5两

制法：上药除红糖外，共研为末，化红糖为丸。

用法：每晚服一次，每次服3钱。

临床效果：治疗子宫脱垂20例，其中15例痊愈，5例有显著疗效。

资料来源：昌图县八面城区双井子公社卫生院

固　经　散

药方：贯众炭1两　乌贼骨4钱

制法：上药共为细末。

用法：每服1钱，一日三次。

适应症：治疗崩漏功能性子宫出血。

临床疗效：治疗39例，病程大多在6月至6年之久，都发生良好的止血效果。曾用于尿血患者，亦收到止血作用。

资料来源：辽宁中医学院

老牛肝治功能性子宫出血

药方：老牛肝（长在树上的菌类）

制法：将老牛肝切片，炒炭存性，研细粉。

适应症：功能性子宫出血。

用法：每服5克，日服2次，红糖作引，黄酒冲服。

临床疗效：用于10多例病人，多数有效。

备注：老牛肝是生长在柳、榆等树上的多孔菌（Polyporus spp.），民间应用认为长在柳树上的质佳。

资料来源：沈阳药学院

绒毛膜粉治疗功能性子宫出血

药方：绒毛膜粉

1949
新 中 国
地 方 中 草 药
文 献 研 究
(1949—1979年)
1979

制法：取人工流产的胎物放筛中，稍加水洗，取凝血块，加温烘干碾成粉末，即绒毛膜粉。

适应症：功能性子宫出血。

用法：一次1克，每日二次。

临床疗效：经治33例，年令最小14岁，最大52岁，病程最短3个月，最长4年，止血时间最快3天，最长者18天，取得满意效果。

资料来源：鞍山市第一医院

"狼牙草"治阴道滴虫

药方：狼牙草茎叶（见49页备注）

制法：将上药作成200％的浓缩液。即200克药料加水1000毫升，煎熬成100克。

用法：以棉球蘸药液，日涂阴道一次，七天为一疗程。

临床疗效：治疗14例，经一个疗程治

愈9例，两个疗程治愈2例，三个疗程治愈1例，未治愈但有疗效者2例。

资料来源：抚顺市第四人民医院

中草药治疗小儿肺脓肿

药方：双花5钱～1两　夏枯草3钱　贝母3钱　桔梗2钱　茯苓3钱　大黄1～3钱　知母3钱

制法：水煎服。

用法：每日二次。

临床疗效：治疗34例均痊愈，一般疗程2～3周。

资料来源：阜新矿务局总医院

胆汁注射液治疗小儿肺炎

药方：猪胆汁　葡萄糖

1949

新 中 国
地 方 中 草 药
文 献 研 究
(1949—1979年)

1979

制法：将洗净的猪胆，用剪刀剪开，倒出胆汁，煮沸、放冷，除去沉淀（脱蛋白）后，过滤，稀释（纯胆汁10毫升加蒸馏水100毫升加葡萄糖10克），分装，高压灭菌。

用法：肌肉注射，每次 1～1.5毫升。

临床疗效：观察119例小儿肺炎、气管炎，治愈97例，好转 7 例，占87.3％，平均住院 7 天，药费仅用1.55元。

资料来源：沈阳医学院

备注：

1．对其中部分病例曾 配 用10％681注射液100～150毫升/次，静 滴（7～10滴/分），一岁以下小儿50～100毫升/次。对较有严重的佝偻病、手足搐搦症者宜单用本注射液治疗。

2．还可以配合耳针、体针、镇静、平喘等治疗。

3．有心衰者应使用毒毛K等治疗。

苦胆汁抗炎注射剂

药方：猪胆（或牛胆、羊胆、鸡胆）

制法：取胆汁一份加一至三份95％酒精，静置沉淀12小时，过滤，加热，回收酒精，用5％葡萄糖注射液，制成50％的药液，再过滤，分装，灭菌。

用法：肌注，日二次，每次2毫升。穴位注射，每次0.3～0.5毫升。

适应症：小儿肺炎、支气管炎、乳腺炎、中耳炎、扁桃腺炎、子宫颈糜烂等。

临床疗效：各种炎症1348例。治愈1001例，明显好转347例。

资料来源：沈阳市卫生局

小儿胃热吐乳方

药方：黄连2钱　清半夏2钱

1949
新 中 国
地 方 中 草 药
文 献 研 究
(1949—1979年)
1979

用法：共为细末分100等份，日服三次。

临床疗效：用百余例效果好。

资料来源：北镇县中心人民卫生院

抗心衰一号

药方：白芍2钱　附子1.5钱　云苓2钱　生姜2钱

用法：用200毫升水煎至60毫升。每6小时一次，每次20毫升。昏迷者可鼻饲法给药。

适应症：小儿肺炎合并心衰。

临床疗效：治疗小儿肺炎142例，治愈140例，其中有27例单独用中药治疗痊愈。

资料来源：沈阳于洪区医院

小儿抽风散

药方： 巴豆霜1.2两　郁金1.6两　雄黄1.6两　雄鸡下水一付（全部）

制法：

①．将巴豆霜、郁金、雄黄共为细末。

②．鸡下水将粪洗干净，于10月间（天凉、不生虫季节）放屋檐下阴干，来年春未生虫前取下，焙成黄褐色，研末。

将①②诸药混合均匀即得。

适应症： 惊吓抽风、消化不良、口疮等。

用法： 初生婴儿约服0.1克；1～2个月服0.1～0.2克；5～12个月服0.2～0.3克；1～2周岁服0.3～0.4克。抽风婴儿可连服2日，日服一次，后每隔2～3日一次。消化不良者，体壮小儿可连服二日，日服一次，后每隔2～3日一次。

1949

新 中 国
地方中草药
文 献 研 究
(1949—1979年)

1979

体弱小儿可隔2～3日服一次。

空腹服，服后可暂不进食，待便后再进食。

服药后有腹痛、呕吐不安等现象，约10～20分钟后缓解。

约在服药后一小时左右可发生腹泻4～5次不治自愈。

临床疗效：营口市医药公司制药厂治疗多人，疗效显著。

资料来源：营口市医药公司制药厂

（四）预防用药

贯众预防流感

药方：贯众

制法：水煎并将煎过的药 放 在 水 缸中。

用法：口服煎剂及食用放有贯众的缸水。

临床疗效：曾投药给21户、149人（每人二两）在流感流行期间，无一人发病。而未投药组796人中40人发病。

资料来源：沈阳医学院

独活灭臭虫

药方：羊蹄（俗称洋铁叶） 独活或只用独活一味药

制法：将洋铁叶根、独活全草切碎，每2斤药料加水10斤浸泡24小时，滤过即得。

用法：直接喷洒，灭除臭虫。

效果：绝对死亡率93％左右，矫正死亡率90％左右。

— 121 —

1949

新 中 国
地 方 中 草 药
文 献 研 究
(1949—1979年)

1979

资料来源：沈阳铁路局总医院

野菊花汁防流脑

药方：野菊花1斤

制法：将上药粉碎，加水10斤，熬煎至70％煎液，过滤去渣。

用法：在流脑流行期滴鼻2～3滴，每日两次。

效果观察：苇塘大队曾用此法预防流脑收到较好效果。

资料来源：复县复州湾公社苇塘大队

中草药资源简介

伟大祖国的辽宁，蕴藏着丰富的药材资源。在东、南部高山密林中出产细辛、人参、五味子、关木通、平贝、福寿草等；中部平原地区盛产三棱、芡实、蒲黄、芦根等；西部山区、丘陵主产黄芩、远志、酸枣仁等；在昭乌达盟草原上盛产著名世界的甘草、麻黄、防风；在漫长二千余里的海岸线上有石决明、牡蛎、北沙参等。

目前据不完全统计，全省常用的中草药有400余种。

1949

新 中 国
地 方 中 草 药
文 献 研 究
(1949—1979年)

1979

我省广大医药卫生人员

上山下乡、积极调查药源、收集民间土方验方、创办土药厂（房），开展了广泛的"群采、群献、群种、群储、群制、群用"的群众运动。发现了不少新的中草药，如驱绦虫的狼牙草、治疗骨髓炎的毒芹、治疗烧伤的老油松皮等。

（一）合理采挖　保护药源

毛主席教导我们："**任何地方都必须十分爱惜人力物力，决不可只顾一时，滥用浪费。**"在大力采集利用中草药的同时，也必须注意保护药材资源，具体措施有：

1．计划采挖　分区轮采

采药一定要首先调查研究，摸清本地区的药源，根据国家收购、战备储药和医疗用药等几方面的需要计划采挖。考虑到药草生长与更新情况，可以分区轮采，如穿地龙的实生苗3～4年即可长成，故可3～4年轮采一次。医药收购部门也应分区收购、计划收购，做到"吃山养山，挖药养药"。（照片一）

1949

新 中 国
地 方 中 草 药
文 献 研 究
(1949—1979年)

1979

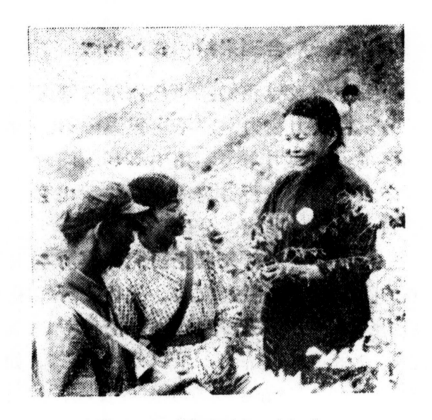

照片（一）"赤脚医生"在解放军
带领下调查药源、收集土方验方。

2．又挖又种　挖根不绝根

在采挖药材时，要挖大 留 小，边 挖 边
种，做到挖根不绝根。有的药草（如细辛、
龙胆）成长年限较长，繁殖率又比较低，

— 126 —

最好在种子成熟后采挖。药用地下茎的药草(如穿地龙、玉竹),可采一段留一段,让它继续成长。(照片二)

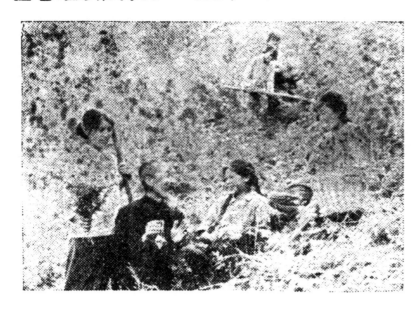

照片(二)挖大留小,
边挖边种,保护野生药源。

3. 封山育林　保护药源

结合森林抚育、封山育林等措施进行,既有利于林木成长,又保护了药源。(照片三)。

— 127 —

1949

新 中 国
地 方 中 草 药
文 献 研 究
(1949—1979年)

1979

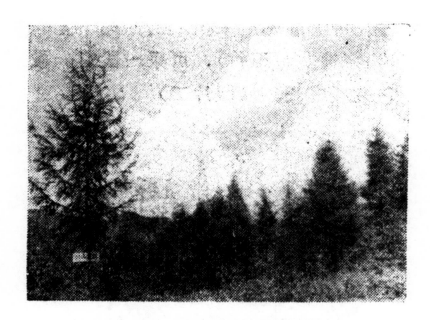

照片（三）封山育林，保护药源。

（二）自力更生　发展药源

在伟大领袖毛主席"备战、备荒、为人民"的伟大战略方针指引下，各地在采挖野生药材的同时，积极开展了"引种试种"和"野生变家种家养"工作，不仅提高了药材质量，也大大增添了药材品种。

遵循毛主席"以粮为纲，多种经营，

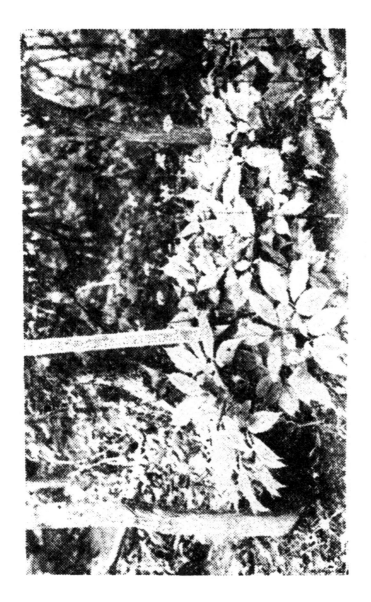

照片（四）桓仁县林下栽培的人参。

1949

新 中 国
地 方 中 草 药
文 献 研 究
(1949—1979年)

1979

全面发展"的伟大方针，为打好我省农业翻身仗，尽量少占或不占耕地发展药材生产，各地采用了"粮药间种"（如大豆苞米与平贝，苞米与红花等），"林药结合"（林下栽参、林下栽细辛等），利用房前屋后、田边地头、庭园等种植中草药，积极发展药材生产，努力做到就地生产，就地供应。（照片四、五），有的单位还积极

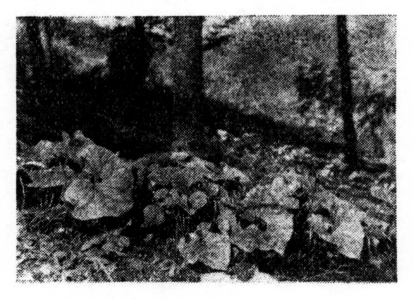

照片（五）本溪县林下栽培的细辛。

—130—

寻找代用品及扩大药用部分等，如狗奶子根代替黄连，白屈菜作消炎止痛药，铃兰、福寿草制强心药，五味子藤（不结果的枝藤）代替五味子，远志茎叶代替远志根，草乌茎叶花代替草乌块根入药等，也是扩大药源的好办法。

1．高举红旗 ▇▇▇▇ 栽培细辛

凤城县医药公司 ▇▇▇▇▇▇▇▇

▇▇▇▇▇▇▇▇▇▇▇▇▇▇▇

▇▇▇▇▇▇▇▇▇▇▇▇▇ 积极宣传和组织有关社队进行了"变野生药材为家种家养"工作，几年来成功地栽培了细辛、五味子、黄芪、双花等多种药草，在发展药材生产方面做出了一定的成绩。

凤城县医药公司和石安大队 ▇▇▇▇

1949

新 中 国
地 方 中 草 药
文 献 研 究
(1949—1979年)

1979

巩固与发展了药材专业队和药材场，仅在几年内细辛就发展了20余亩，1969年采收了细辛种子8斤，幼苗生长良好。

细辛是马兜铃科多年生草本，全草供药用，有驱风、发汗、镇痛等作用。

选地 宜背阴坡，阔叶林或针阔叶混交林，既能照进早阳，又避免中午强光暴晒，能透进60～70％的阳光，腐植质深厚。

整地做畦 割除林下小树和杂草，焚烧，平整土地，然后打成宽3尺的高畦。

采种 6～7月当细辛果皮由紫变成灰白色，手一捏成粉时即可采收。种子要及时采，否则会被蚂蚁搬走。种子不宜晒干，如因天旱或农活忙不能及时播种，可将种子拌湿砂土装入箱（袋）内，放在阴凉处。

播种 在整好的畦面上做成 1 寸深的小沟，行距 3～4 寸，把种子撒在小沟内，每亩用种子量10斤左右，播种期 7～8 月中下旬。

育苗移栽 细辛出苗后，当年只生出根，第二年长出叶子。适合移栽的苗龄在 3～4 年为好。

细辛除了用种子繁殖外，还可以用根茎分割繁殖，方法是在早春或秋天将根茎切成 2～3 段（每段都带有芽）栽植即可。

收获 根茎繁殖的 3～4 年即可采收，种子繁殖的 6～7 年方可收获。每年可在秋天掐取叶子供药用。

（凤城县医药公司）

2．昭乌达盟积极引种南药

在伟大领袖毛主席"备战、备荒、为

1949

新　中　国
地方中草药
文　献　研　究
(1949—1979年)

1979

人民"和"发展经济，保障供给"的伟大方针指引下，昭乌达盟医药公司积极兴办药材试验场，大力开展引种南药工作，几年来，他们引种了白芷、地黄、补骨脂、川芎、大黄、白术、白芍、茯苓等多种药材，有的不仅可满足全盟的医疗用药，而且还支援了外地，为战备、医疗用药打下了基础。

川芎在昭盟茁壮成长

川芎自四川引入，用苓节繁殖。8月将川芎节（苓子）剪取扦插，至结冻前挖回入窖，第二年清明前后进行栽培，当年秋末采收根茎，干燥后入药；苓节剪取供繁殖用。

川芎喜肥，可施人粪尿、堆肥、猪粪及化肥等。

白芷在昭盟"安家落户"

白芷由浙江杭州引入，用种子繁殖，

喜水肥，宜阳光充足、肥沃的沙质壤土。

用种子繁殖，春播，行距7～9寸，株距4寸，当年秋季采收入药。采种的植株入冬前浇冻水，第二年加强管理，秋季采种。

目前昭盟生产的白芷已基本可以自给。　　　　　（昭乌达盟医药公司）

3．蛔蒿种植方法简介

蛔蒿为多年生亚灌木状草本，全株披灰白色毛，叶互生，羽状深裂；头状花序小，长卵圆形，内含有效成分山道年，为良好的驱蛔药物。

①蛔蒿抗寒　抗旱力强，喜日光照射，辽宁各地均可栽培。

②种子繁殖　蛔蒿种子很小，覆土要很浅（刚没种子即可），在播种期与苗期能保持土壤湿润的条件下可直播，播种期

1949
新 中 国
地方中草药
文 献 研 究
(1949—1979年)
1979

宜在初冬（当年不出苗）或早春，每亩需种子1.5～2两。为保靠起见可用育苗法。

③田间管理　直播蛔蒿苗高2寸左右开始分期间苗，使株距保持1尺左右。育苗的蛔蒿在苗高2～3寸时移栽，最好选择阴天移栽，栽后浇水。

④采收　蛔蒿的药用部分是花序及叶。

严格掌握采收期是一个十分重要的关键，因为采早了山道年含量少，采晚了山道年又破坏了，最好是在花序已饱满（但未开放）时采收，根据历年栽培，沈阳地区大约在九月中旬。采收时用剪子或镰刀离地面15～20厘米处割下，晒干，脱下花序及叶供药用。

根据历年分析化验，药学院栽培的蛔蒿含山道年2%左右。

（沈阳药学院《选编》）

— 136 —

二、新医疗法部分

1949

新 中 国
地 方 中 草 药
文 献 研 究
（1949—1979年）

1979

· 白 页 ·

（一）内 科 疾 病

红矾熏法治疗结核

药方：红矾

用器：用熏壶一个（容量400毫升以上）玻璃烧瓶或铁壶均可。壶盖用橡皮塞闭严，从橡皮盖上插进一直径0.3—0.5厘米玻璃管与一米左右长的胶管相连，胶管远端连一个"T"型管，"T"型管下端插入一个约500毫升空瓶内，加温。

用法：将2钱红矾研成细末，与8两水一起加入壶内，塞紧壶盖，然后加温至沸腾，可见蒸气从"T"型管另一端喷出，

1949
新中国
地方中草药
文献研究
(1949—1979年)
1979

此时即可对准予熏部位，如熏手心，或熏病变局部，进行气熏治疗。每日熏治30～60分钟，两三个月为一疗程。治疗时防止烫伤。按治疗量熏治安全，无中毒反应。

适应症：淋巴结核、肺结核、骨关节结核、结核性脑膜炎、结核性瘘孔等。

临床疗效：治骨关结核50例，治愈48例2例未愈。结核性脑膜炎9例全治愈。肺结核31例，吸收27例，显著吸收4例。淋巴腺结核42例，治愈24例，17例有效。

此方法目前在全省各地正在广泛应用，并不断有所改进，治疗病种也有所增加，有些单位对此疗法正在进行理论研究。

资料来源：黑山中心人民医院　锦州结核防治院　辽宁中医学院

孔最穴治疗肺结核大咯血

取穴：孔最穴

方法：针刺或用当归液 2 毫升穴位注射。

临床疗效：治疗47例肺结核大咯血，90％均取得显著疗效。

资料来源：锦州结核防治院

小剂量抗菌素穴位注射治疗呼吸道疾病

取穴：取手太阴肺经穴：中府、云门、天府、侠白、尺泽、孔最、列缺、经渠、太渊、鱼际、少商。

治疗方法：用青霉素 5～10万单位或加链霉素0.1～0.2克，循经轮换取穴。每次取 1～2穴，日二次。

适应症：肺炎、大叶性肺炎、支气管肺炎、上呼吸道感染、扁桃腺炎等。

1949

新 中 国
地 方 中 草 药
文 献 研 究
(1949—1979年)

1979

临床疗效：治300例，治愈284例，无效16例。（无效者咽刷培养对青霉素不敏感）。

资料来源：阜新矿务局总医院太平分院

普鲁卡因穴封治疗哮喘

治疗方法：0.5%普鲁卡因，穴位注射于天突、水突穴内，每次5～10毫升，每日一次，15～20次为一疗程。

治疗反应：一般无何不良反应，有者出现声哑，异物感，头晕等现象，仅是一过性反应，不用任何处理即消失。但要注意该药的过敏反应。

治疗效果：用此法很快使哮喘症状减轻，可逐渐停用抗喘药物。据74例临床统计，67例有效（90.6%），7例无效（9.4%）。

— 140 —

资料来源：阜新市建公司卫生所

八针一罐疗法

主治：食物中毒、急慢性胃肠炎、痢疾，消化不良。

治疗方法：

1、取穴

（1）手四穴：双拇指、中指末端，指甲尖部挠侧，近指甲一分许（图一）。

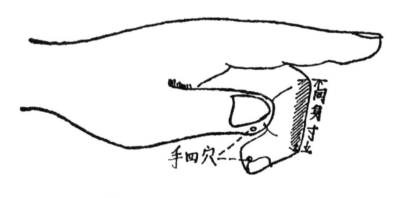

附图一（左手)

— 141 —

1949

新中国
地方中草药
文献研究
(1949—1979年)

1979

（2）腹四穴：取病人中指第二指节骨长径为同身寸（图一），以病人肚脐为中心，折量上、下、左、右各一寸为穴（图二）。

（3）足二里半穴：仍以病人中指第二指节骨长径为一寸，从胫骨外髁向胫骨粗隆处折量一寸处为穴（图三）。

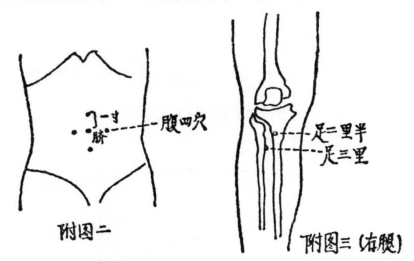

附图二

附图三（右腿）

另一种取法，在足三里穴上五分，胫骨外缘处。

2、针法

（1）用三棱针点刺手四穴，深度约

0.3～0.5分，见血为度。

（2）三棱针点刺腹四穴，深度0.3～2分（根据腹壁厚薄而定），随之用火罐一个拔在腹四穴上，五到七分钟后起罐，若发现某穴不出血，应重新点刺，再拔火罐一次，要使腹四穴皆见出血。依罐口大小，可适当缩短腹四穴距离。

（3）若病人重危，用八针一罐法欠佳者，可用马蹄针（亦可用赤医针或制鞋粗针代替），针刺足二里半穴，刺时沿胫骨外缘由浅入深，可感觉针刺骨膜声，深度约五分至一寸。这时多数病人能安静入睡，达到治疗效果。一般病人无需加用足二里半穴，也可获得同样针感及疗效。

3、注意事项

（1）起罐后，要求睡热炕，忌生、冷、硬、辣等食物。

（2）取穴要准，点刺要快。

1949

新 中 国
地 方 中 草 药
文 献 研 究
(1949—1979年)

1979

临床疗效：

经采用上述疗法治疗63例食物中毒，97％在24小时内临床治愈。

资料来源：东沟县中心人民医院

（二） 外 科 疾 病

四乌液注射治风湿症

药方：川乌　草乌　首乌　乌梅

制法：上四药各 3 钱，加1000毫升水，煮沸30分钟，过滤，高压灭菌。

用法：穴位注射，每穴0.2毫升，日二次，七次一疗程。

适应症：急、慢性风湿症。

临床疗效：临床观察80％患者有显著疗效。

资料来源：抚顺市第三医院

治疗外伤的三个手针新穴位

取穴：（1）红工穴：在手背部第二、三掌骨交接处；（2）红阳穴：在手背部第三、四掌骨交接处；（3）永红穴：在手背部第四、五掌骨交接处。

手法：医生以一手指顺着患者两掌骨之间，向腕部推进，在两掌骨交界处，患者感到酸、胀处，向着腕的方向斜刺进针。深度 1～1.5 寸，轻者捻转三次，留针五分钟。重者留针 10～20 分钟。

红工、红阳、永红三穴，可任取二穴，同时捻转。如通 5.5 伏特的交流电，疗效更好。胸部外伤以红阳穴疗效显著；腰部外伤以红工穴、永红穴疗效显著；头面部外伤以红工穴疗效显著；四肢外伤

1949
新 中 国
地方中草药
文 献 研 究
(1949—1979年)
1979

三个穴任选二个穴即可。

临床疗效：从56例各 种 外 伤 治疗，有消肿、止痛、抗休克作用。

资料来源：铁岭铁法矿大龙矿卫生所

治疗血栓闭塞性脉管炎三个新穴位

取穴：

脉根穴（十九椎旁开三寸下五分）

红线穴（屈膝内侧纹头上三寸，股骨后缘）

新生穴（红线穴直上三寸）

急慢性脉管炎都采用脉根穴，急性者多用红线穴。

手法：

脉根穴　用执笔式进 针 法，迅 速 刺入，直达酸、麻、触电感等（约进针4～6寸）停止进针。向病人问明针麻方向，加以调整后，手持针柄，做上下提插十余

— 146 —

次，使针感向膝下四面传导直至足稍，然后改孤度刮针法3～5次但不留针。急性者可留针40分钟。

红线、新生操作手法，可参考脉根穴。

疗程：一般每次选用2～3穴，每日或隔日治疗一次，七次为一疗程。疗程间可根据病情决定连续治疗或休息7～10天再针。针后第二天个别病人出现局部胀痛，属正常反应。

临床疗效：据8例分析，痊愈4例，显效3例，好转1例。

资料来源：丹东工农兵医院

明矾液治疗直肠脱垂

药方：10％明矾液　2％奴夫卡因液

用法：首先清洁洗肠，病人仰卧或胸膝卧位，肛周皮肤常规消毒后，用2％奴

— 147 —

1949

新 中 国
地 方 中 草 药
文 献 研 究
(1949—1979年)

1979

夫卡因施行浸润麻醉，食指插入肛门内做引导方向，在距肛门两侧1～1.5厘米处进针，深度4～5厘米（小儿稍浅），注射10%明矾液4～5毫升术终。

临床疗效：据4例病人观察均一次治愈。

资料来源：盘锦大洼医院

备注：注射位置应在坐骨结节后进针，靠前时发生暂时性尿闭。药量不宜过大，否则会引起暂时性便秘，若药液注射直肠壁时可发生局部坏死，操作要谨慎。

（三）五官科疾病

新针疗法治内眼病

取穴：

青光眼：内瞳子髎、命门、新合谷、反修（腓骨小头后上方），交替使用。

白内障：恩阳（风池旁五分）、三恩、球后、内瞳子髎、内、外太明、肝胆俞。

角膜云翳：白斑可采取剥离方法，先取新合谷麻醉，或局部冷敷二十分钟，或用0.5%地卡因麻醉十五分钟后进行剥离，同时配合针刺恩阳，内外睛明。

玻璃体混浊：内睛明、肾俞、命门、球后、内承泣。

注意事项：手法取中度颤抖手法，进出针要慢，远端穴位和其它配穴需刮针。

资料来源：辽阳市小屯公社卫生院

新针治疗酒糟鼻和"肺风粉刺"

取穴：素髎　上星　大椎　长强

1949

新　中　国
地方中草药
文　献　研　究
(1949—1979年)

1979

若肺风粉刺可加风门、肺俞。

手法：快速进针，强刺激，得到针感后起针，起针时素髎穴可放血少许，每天针一次，七次一疗程。第一疗程鼻准头红色消退、丘疹消失，第二疗程皮肤恢复原来色泽。

资料来源：阜新市中医院

经络疗法治疗嗅觉失灵

制剂：3～5％当归液。

取穴：鼻尖点（双）（第六、七颈椎间旁开0.5）肺俞（双）迎香（双）

配耳针：内鼻、皮质下、神门、肺（交替）。

注射方法：同一般经络疗法，每穴每次0.3～0.5毫升，隔日一次，面部穴可少注药，两侧交替使用，隔日一次，七次一疗程。

临床疗效：据70例观察，痊愈 8 例，好转24例，明显好转16例，无效22例。

资料来源：沈阳医学院

蒜膜刺激鼓膜增生法

修补目的：增进患耳听力，修补穿孔，预防鼓室感染。

适应症：

1．外伤性穿孔（多为近期性）；

2．中耳炎遗留穿孔 2～6 个月。

操作方法：

1．器材：紫皮蒜瓣 1 个，酒精棉球，枪状镊子 1 把，耳用棉棒 1 个，手术刀片一个。

2．步骤：

1）　补前用75％酒精棉棒擦净外耳道，除去皮屑和耵聍，注意勿使酒精进入

1949

新 中 国
地方中草药
文 献 研 究
(1949—1979年)

1979

鼓室；

2）　　按穿孔大小，取适当的蒜膜；

3）　　用枪状镊子将蒜膜准确附在穿孔位置上，避免多次触捣；

4）　　补后用脱脂棉堵塞外耳道。

注意事项：

1．蒜膜附在穿孔上时，遇有难忍的刺激感觉时，应告诉病人，在短时间内症状就能消失。

2．必要时根据情况可用抗菌素控制炎症反应。

3．7天至2个月复诊，观察鼓膜生长情况。

特点：操作简单，不受时间限制，节省人力、时间、敷料。

资料来源：旅大市中医院

灯火疗法治斑秃

取穴

利用耳针探测仪，在风池、契脉及其它有关穴位及其附近寻找，当耳塞机发出嚓嚓响声，患者有灼痛感，即为所取穴（敏点）如果没有耳针测定仪可在风池、契脉处找过敏结节，其形似半个黄豆粒或高粱米粒大小，可以推动，实在取不到可在穴位上治疗。

每次取穴　风池、契脉。配穴有百会、上星、神聪、哑门、角孙，每次任选二穴（秃区）。

操作方法：

1．选好穴位，用园珠笔做好标记。

2．用灯火治疗器（即一般乳头吸管内装的油棉绳），点燃后迅速接触皮肤点压，此时发出清脆的"嚓"响声即为成功。无

1949

新 中 国
地方中草药
文 献 研 究
(1949—1979年)

1979

灯火治疗器的可用灯心草（中药）或棉绳沾油点燃使用。

适应症：斑秃、全秃、脂溢性脱发。

临床疗效：共治疗70例患者，其中斑秃38例，15例疗效显著，18例好转，6例疗效观察中断；全秃17例，4例疗效显著，5例好转，8例疗效观察中断；脂溢性脱发15例，5例疗效显著，8例好转，3例疗效观察中断。

资料来源：抚顺市中医院

681液喷雾治急性扁桃腺炎

药方：10％681液

适应症：急性扁桃腺炎。

用法：取10％681液放入喷雾器内。加热至沸腾，喷出大量烟雾状气体时，把喷雾器对准患者口边，使烟雾尽量喷在扁桃体上，每次15分钟左右，每日1～2次。

— 154 —

若病灶在扁桃体背面，喷雾剂达不到的地方，可用10％681液局部喷洗。

临床疗效：在 96 例中， 2 次治愈者66例， 3 次治愈者26 例，4 次治愈者4例。

资料来源：鞍山市第一医院

电脉冲机治疗视神经萎缩

取穴与治法：主穴：上睛明　球后配穴：太阳　风池　合谷　光明

通以电脉冲机，频率200～250次／分，15～20分钟,隔日一次,七次为一疗程。休息一周，可继续治疗。

有者疗效缓慢可配用654～2球后注射，继而通以电脉冲机，效果大大提高。

临床疗效：据28例统计,有效率93％，7％无效，且效果稳定，未见复发。

资料来源：沈阳医学院

1949

新 中 国
地 方 中 草 药
文 献 研 究
(1949—1979年)

1979

（四）儿 科 疾 病

"704液" 穴位注射治疗小儿肺炎

药方： 板兰根8两　黄连4钱　黄芩2两　黄柏2两　大黄2两　栀子2两　知母1.5两　双花1.5两

制法：

1. 加相当于药料量 6～7 倍蒸溜水。煎煮30分钟，取出上清液保存，药渣再加2～3倍蒸溜水，煎煮30分钟，取出上清液。将二次上清液合并用纱布过滤，滤液加热浓缩，相当于药料量。

2. 加相当于药液80％到一倍的95％乙醇，在室温下进行搅拌，放置2～3天。

3. 取上清药液滤过，蒸溜去醇，加氨水使药液PH在8～8.5，放置24小时再滤过蒸发去氨至无味止，使PH为5～6。

4.将去氨后药液稀释至25％的浓度，再加稀释后药量的0.5％的"吐温80"和稀释后药量的2％的苯甲醇，过滤，分装，灭菌（至100℃，30分钟）即成。

用法：注射于肺热穴（第三胸椎下旁开五分）；中府穴（云门穴下一寸）。每个穴位注射量0.5～1毫升（根据年龄不同而异），注射深度为5～8分（同身寸）。每日注射一次。6～9次为一疗程。

病情重者可加用定喘穴、膻中穴，药量同上。

治疗中对于高热、惊厥、暴喘、心力衰竭等辅以对症处理。

临床疗效：对住院患儿166例治疗观察，对具有发烧、咳嗽、喘促、肺部均有细小水泡音，或X线证实有肺炎等典型症状和体证的小儿做治疗组。同样标准选择

1949
新 中 国
地 方 中 草 药
文 献 研 究
(1949—1979年)
1979

同期小儿肺炎98例患儿做对照组。

"704液"治疗组应用"704"注射，对照组应用青霉素、链霉素、或链霉素伍用四环素族广谱抗菌素治疗。

治 疗 率 对 比

组 别	总例数	治 愈		无 效	
		例数	百分比	例数	百分比
"704"组	166	157	94.5%	9	5.5%
对照组	98	76	77.5%	22	22.5%

注：无效者均采用综合疗法

疗程对比（治愈病例）

例数\时间\组	总例数	治疗所需日数						平均日数
		6日	7日	8日	9日	10日	10~14日	
"704"组	157	105	18	7	11	7	9	7.1
对照组	76	4	6	10	12	20	24	10.4

— 158 —

医疗费对比（平均每人）

组　别	医疗费（元）	平均医疗费（元）
"704"治疗组	0.6～1	0.7
对照组	5～30	12

资料来源：丹东市工农兵医院

推拿疗法治小儿腹泻

取穴与手法：

分大横纹（分阴阳）20～50次

补脾土　　　　　20～50次

推大小肠　　　　　20次

运水入土　　　　10～20次（水泻者
　　　　　　　　　取用）

捏四缝　　　　　3～5次

揉龟尾　　　　　10～20次

拿肚角　　　　　7～10次

1949

新 中 国
地方中草药
文 献 研 究
(1949—1979年)

1979

捏脊大肠俞、脾俞、肝俞、重点提捏
3～5次

毫针点刺：天枢、止泻穴、足三里。

发烧： 1．揉外劳宫、曲池、大椎各
50～100次。

2．推脊，从大椎到第二腰椎
止5～10次。

3．清天河水：自腕横纹到肘
横纹中线20～50次。

呕吐：揉膻中2分钟。

临床疗效：用上法治疗50多例小儿急
慢性腹泻患者，收到显著疗效。

资料来源：鞍山市立山医院

推拿疗法治小儿消化不良

取穴：

主穴：三天、补脾、运土入水、清理

大肠。

配穴：小肠、膀胱、外劳宫、扶阴阳。

手法：推、揉。久泻不止揉外劳宫，腹胀扶阴阳，揉脐，推越快越好，用力要均匀。

临床疗效：治疗43例，痊愈26例，好转17例。

资料来源：旅大市儿童医院

神经干强刺激疗法治小儿麻痹症

操作方法： 1．根据患肢病变状态选取有关神经干（见附表）。

2．选准神经干部位后，做好标记，常规消毒，在1～2％奴夫卡因局麻下切开皮肤（切口长约1.5厘米）止血。用小纹式血管钳钝性分离皮下组织，用小拉钩拉开创口，露出并切开深筋膜，再用拉钩

1949

新　中　国
地 方 中 草 药
文 献 研 究
(1949—1979年)

1979

深入切口拉开筋膜，用小指探索神经位置，直至露出神经干。然后用止血钳弹拨，使其在传导区域内产生麻、热、烧灼感。每次得病人产生强烈反应后，休息片刻，并用温生理盐水纱布保护神经。一般可弹拨4～5次。最后在神经干附近放置数段羊肠线，再分别缝合筋膜和皮肤，包扎，5～7天折线。15天左右，可行第二次手术，如必须在原部位手术时，要在一个月后避开原切口选择切口位置。

适应症：主要用于重症小儿麻痹后遗症、对外伤性截瘫、脊髓炎、神经根炎后遗症亦有初步疗效。

注意事项：

1．这种疗法反应较强烈，术前要作好患者的思想工作。

2．局麻不要过深，以免影响弹拨效果。

3．避免损伤大血管。

4．不要切开神经鞘，弹拨时不要用力过猛，防止损伤神经干，牵拉过猛可引起过度抑制，造成暂时软瘫。

5．术后要配合按摩、针刺、结扎等疗法，加强功能锻炼，以巩固提高疗效。

临床疗效：经治34例重症小儿麻痹后遗症，均取得显著疗效。

（附）暴露神经干的一般常用部位

神 经名 称	部　位	切　口长　度	适 应 症
腋 丛（挠、尺、正）	在腋窝正中，下三厘米肱二头肌内侧缘，动脉跳动处。	做一纵切口1.0～1.5厘米	上肢全瘫

1949
新 中 国
地 方 中 草 药
文 献 研 究
(1949—1979年)
1979

神经名称	部　　位	切口长度	适 应 证
挠神经	在上臂前面肱骨外上髁上方,同身寸,沿肱二头肌外侧缘向下做一斜切口。	1.0～1.5厘米	上臂伸肌瘫痪(不能伸),前臂伸肌麻痹不能伸时,不能伸手指。
尺神经	在上臂后面肱骨内上髁上方1.5同身寸沿尺神经沟向上做一纵切口。	1.0～1.5厘米	小鱼际肌瘫痪　骨间肌瘫痪(手指不能内收、外展)
正中神经	在肘横纹上二同身寸,沿肱二头肌内侧缘向下做一纵切口。	1.0～1.5厘米	前臂屈肌瘫痪　大鱼际肌瘫痪(手不能对掌)
股神经	股前部腹股沟韧带下1.5～2.0同身寸,沿缝匠肌内侧缘切口。	1.0～1.5厘米	股前肌群瘫痪(膝关节无明显畸型)
坐骨神经(本、干)	在骨后部中央,臀大肌下方做一垂直切口。	1.0～1.5厘米	股后肌群和小腿麻痹

神经名称	部 位	切口长度	适 应 症
闭孔神经	股内侧自腹股沟内侧靠下方二寸开始向下做一垂直切口。	1.0～1.5厘米	股内侧肌群麻痹
胫神经	在腘窝中央做一垂直切口。	1.0～1.5厘米	小腿后侧肌群瘫痪，足外翻。
腓总神经	在腘窝外上界沿股二头肌内侧缘做一斜行切口。	1.0～1.5厘米	小腿前肌群麻痹，足内翻，下垂。

资料来源：复县六二六医院

新医疗法治大脑发育不全

治法： 1．针刺：赤医针：七穴、一穴透四穴。耳针：肾、皮质下、脑干、脑点、枕、内分泌。

1949

新　中　国
地方中草药
文　献　研究
(1949—1979年)

1979

二者交替使用，分别隔日针刺。

2．穴位注射：5％人参液，注脊三穴0.3～0.5毫升，654～2，注脊三穴0.1～0.3毫升，二者可交替用。

如上治法，连续应用。一个月为疗程，休息10～15天，继续治疗。第二疗程，可隔日一次治疗。

疗效：据70例大脑发育不全统计有效64例（91.4％），仅6例无效（8.5％）。

资料来源：沈阳医学院

新医疗法治脑性瘫痪

治法：　1．针刺：赤医针　七穴、一穴透四穴（上肢瘫者），十四穴透十六穴（下肢瘫者）。

耳针：肾、皮质下、脑干、脑点、枕、内分泌。

二者交替使用，分别隔日针刺。

2．穴位注射：5％防风液。脊三穴配新针，常用穴如足三里、阳陵泉、悬钟、治瘫2～7，每穴0.3～0.5毫升。依病情使用5％人参液、654～2。隔日针连用。

如上治法，连续应用一个月为疗程，休息10～15天，继续治疗。第二疗程隔日治疗一次。

临床疗效：据59例脑瘫统计有效率100％。

资料来源：沈阳医学院

1949

新 中 国
地 方 中 草 药
文 献 研 究
(1949—1979年)

1979

五、针麻部分

针麻的新进展

一、一组穴位，多种手术

如内关，合谷可进行二尖瓣分离术、肺叶切除术、胃大部切除术、甲状腺次全切除术等，均获满意效果。

二、针麻用于休克病人手术

在急诊休克病人应用针麻，不但有较好的止痛效果，而且有抗休克作用，如对宫外孕、阑尾炎、肢体外伤等手术、病人重度休克，用针麻手术，血压上升并稳定。

三、简化针麻处方，减少穴位

— 168 —

如脊柱针麻手术，仅用大椎、后溪穴做脊柱手术，效果稳定，镇痛较好。

四、神经干刺激法

按神经走行取穴（神经根针刺）开展下肢手术及会阴部手术，三关节固定术及尿道肿物切除术，效果较佳。

资料来源：沈阳医学院

指压麻醉拔牙

操作方法：

1．拔牙前，术者要熟悉牙的解剖、位置、形态、角度等分布情况。以减少患者不必要的痛苦。

2．需拔的病牙，用拇指及中指压迫牙槽内外侧30秒至1分钟左右，当牙根部有麻木感时，采取快速、扭转、脱臼突拔法。若拔上颌大臼齿时应配合压迫下关、

1949

新 中 国
地方中草药
文 献 研 究
(1949—1979年)

1979

四白穴；若拔下颌大臼齿则配合压迫下关、颊车穴。

3．拔牙后，创口按一般处置方法，用棉球压迫拔牙窝30分钟，待止血后吐出棉球。

适应症：残根、倾斜齿、破折齿、脓肿齿、牙周病以及不能保留的病牙等。

临床疗效：313例中，完全止痛220例占70.29％，轻度疼痛85例占27.16％；有效率97.45％，止痛不全者8例占2.55％。

资料来源：辽宁中医学院

赤医针电麻

赤医针通电用于临床麻醉称为"赤医针电麻"。

赤医针电麻用具：

1．赤医针二根（用不锈钢丝制成，

— 170 —

直径0.8～1.0毫米，5～10厘米长。）

2．3型电麻机一台。

赤医针电麻的操作方法：

1．"赤医针"于切口两侧皮下行针距切口3～5厘米；

2．进针长度根据不同的手术酌定。上方超过切口的高度，下方与切口相平；（见附图）

3．电极的接法：负极接于"赤医针"，正极接于外侧的短针上；

4．负极的"赤医针"与正极的短针（或毫针）进针位置：一般正极放于"赤医针"中下端二分之一中央 的 外 侧，距"赤医针"5～10厘米与"赤医针"成垂直方向；

5．两极接好后，连于麻醉机，根据病人的耐受情况调整电流，由弱到强，切皮时电流强度，达到指数7即可。

— 171 —

1949

新　中　国
地方中草药
文　献　研　究
(1949—1979年)

1979

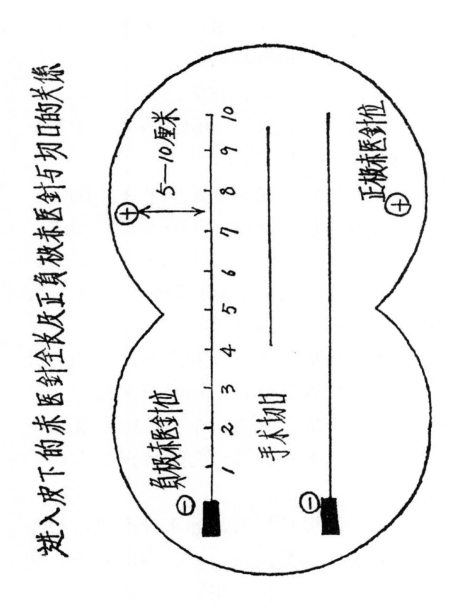

进入皮下的赤医针全长及正负极赤医针与切口的关系

250

赤医针电麻特点：

1．手术部位自觉麻感，无不良反应，麻醉效果好。

2．操作简单，用人少，仅一个人可以完成。

3．赤医针虽长，但从皮下行针，可以达到无痛，病人愿意接受。

4．针体远离切口，不影响消毒和手术操作。

5．"赤医针"麻醉进针深，无脱针现象。

6．头颈、胸部的"赤医针电麻"效果，我们体会优于体针麻醉。

7．诱导时间短一般15～25分钟即可。

赤医针电麻注意事项：

在赤医针麻醉过程中，必须以白求恩同志为榜样，以两个"极端""完全"

— 173 —

1949

新　中　国
地方中草药
文　献　研　究
(1949—1979年)

1979

"彻底"为人民服务为尺子。我们体会是：

1．"赤医针"较长，为达到进针无痛，可于刺针点注入少量麻药，可使进针过程中虽有感觉但无痛。

2．操作时避免病人看见，以防晕针。

3．对较胖的病人，可选用粗针，对较瘦的病人，可选用细针，如进针困难者，可将皮肤提起，协助进针，以防疼痛。

4．进针应于皮下，过浅则刺痛，过深能引起肌肉抽动，不利手术。

5．注意电解现象，在赤电针麻醉过程中，轻者针体出现凹凸不平，重者可以折针，一般产生在正极针体。为避免此现象发生，可将针体的大部分绝缘处理，或使用粗针，以克服电解现象。

6．起针时，不宜过快，过快则病人有一种灼感。

尚未解决的问题：

切开腹膜肌肉，内脏的牵拉虽反应不大，但还有程度不同的不适感，"赤医针电麻"中，多数病例镇痛不全等问题，还需使用冬眠药物辅助尚需要进一步探索。

"赤医针电麻"的效果是和电麻机的电流强度波型、频率有关系，因而对电麻机，尚需进一步研究改进。

临床疗效：100例"赤电针电麻"效果分析，优56例，良36例，可5例，失败3例。

资料来源：丹东市人民医院

快速赤电针疗法

用赤医针方法，在人体不同穴位上，进行通电或药物透入，达到为工农兵解除

1949
新 中 国
地 方 中 草 药
文 献 研 究
(1949—1979年)
1979

疾病痛苦的一种疗法——赤电针疗法。

一、快速赤电针内容及穴位分布：

除目前常用"赤医针"疗法介绍的内容及穴位外，对快速赤电针疗法穴位有如下探索。（见附表）

部位	穴位	取穴方法	主治	说明
面 部	面一	下颌角同下颏联线中点刺向耳门	三叉神经痛、面瘫等	
	面二	承泣透地仓	牙痛、面瘫、胆道蛔虫症	此放负极间断电流
颈 部	颈一 颈二 颈三	自风府至大椎分三等份由上至下依次分别为颈1、2、3	神经系统、五官、上肢疾病及循环、呼吸系统疾病	横刺
	颈旁一 颈旁二 颈旁三	颈1、2、3旁开0.5寸，依次分别为颈旁1、2、3	神经系统、五官、呼吸、循环系统及上肢疾病	颈旁通电后，针感须至头角竖刺

部位	穴 位	取 穴 方 法	主 治	说 明
背 部	胸 旁 1～4穴	第一至第四胸椎旁开0.5寸	呼吸系统及神经系统疾病	便 于 记 忆 以 故 椎 胸 数 节 名 命 位 穴
	胸 旁 4～6穴	第四至第六胸椎旁开0.5寸	神经系统及循环系统疾病	
	胸 旁 6～8穴	同上取法第六至第八胸椎旁开0.5寸	皮 肤 疾 病、结核	
	胸 旁 9～12穴	9～12胸椎旁开0.5寸	消化系统疾病	
腰 骶 部	腰 旁 1～3穴	1～3腰椎旁开0.5寸	泌尿、运动系统及肠道疾病	根 据 临 床 选 穴 不 必 都 用 横 刺 皮 下 进 针 6～8寸
	腰 旁 4～5穴	4～5腰椎旁开0.5寸	运动系统疾病	
	骶旁穴	骶椎旁开0.5寸	泌尿、生殖系统疾病	
	五透穴	腰眼透腰眼上髎透上髎次髎透次髎中髎透中髎下髎透下髎	泌尿、生殖及运动系统疾病、痔疮	

— 177 —

1949

新 中 国
地 方 中 草 药
文 献 研 究
(1949—1979年)

1979

部位	穴 位	取 穴 方 法	主 治	说 明
腹 部	上腹左穴	巨阙透左章门	神经、消化系统疾病	
	上腹右穴	巨阙透右章门	肝胆疾病	
	侧腹穴	由章门穴分别透脐部	胃下垂	
	下腹穴	脐下至曲骨	泌尿、生殖、肠道疾病	
	下腹旁一	天枢至中极	泌尿、生殖、肠道疾病、兰尾炎	
	下腹旁二	髂前上棘至耻骨联合	子宫脱垂、子宫发育不良、遗精、阳萎	
四 肢	肩 穴	肩峰至腋前线或后线处、或至治瘫2	上肢疾患	
	下肢1穴	足三里至条口	瘫痪、高血压	
	下肢2穴	承山至跟腱	运动系统疾病	
其 他	中枢穴	沿后正中线颈中线或沿前正中线用赤电针点刺0.5厘米深颅中线点刺0.2厘米深	精神病	

256

备注：一般穴位均为皮下行针（沿皮针），特殊除外。

二、赤电针临床选穴举例

（一）神经精神系统：

1、七穴、一穴、上合谷穴。

2、颈一或颈旁一、胸穴（有胸闷者）、睡眠穴（有失眠者）。

3、精神病常用中枢穴、鼻部肝胆穴挑刺，用1.0毫米粗针刺对耳屏、神门穴，余穴同前。

（二）呼吸系统：

1、七穴、胸穴。

2、颈三或颈旁三、锁骨下穴。

（三）循环系统：

1、七穴、颈一。

2、七穴、胸穴。

3、胸穴、胸旁四至六穴。

如，高血压症：颈旁二，下肢一穴。

— 179 —

1949

新　中　国
地方中草药
文　献　研　究
(1949—1979年)

1979

（四）消化系统：

1、七穴、上腹穴。

2、胸旁七至十二穴、上腹左穴或上腹一、二、三穴选一个。

3、胸旁九至十二穴、上腹右穴。

4、下腹旁一、腰旁一至三穴。

（五）泌尿生殖系统：

1、腰旁一至三穴或尾骨上穴、下腹穴。

2、下腹旁一（双）

3、下腹旁二（双）

（六）运动系统：

1、腰部穴选一个，下肢穴选一个。

2、颈部穴，肩穴。

（七）五官科疾病：

1、颈一或二、上合谷。

2、颈旁二、七穴。

三、快速赤电针临床应用

①必须是无痛进针法，以拇食指挟针留出针头约一公分，迅速刺入皮下，沿皮下行针。

②给电由小到大，腹部一般有热胀感即可，一般负极放在背部穴位，腹部放在正极四肢及运动系统疾病以断续电流为佳（可用手往复旋转电位器）

③赤电针离子导入为中草药制剂（附后），临床辩证选用，每穴每次0.5～1.0毫升为宜。可用普通注射器注药，也可用多孔针头注射器注药，注药后拔去针管，留下针头。用电盒直流端通电。

④二分钟起针。

⑤取穴要少而精，一般两个穴位，透穴要多。

四、注意事项：

（1）　　　　　　　　　　　做

1949

新中国
地方中草药
文献研究
(1949—1979年)

1979

好病人░░░思想工作，充分调动患者的主观能动性。快速赤电针比较长（分别为二寸、四寸、六寸、八寸），又粗（0.7毫米至1.5毫米），病人有恐惧心理。实践证明，只要破皮迅速，患者无痛，就愿意接受。

（2）破皮必须快，进针后除个别穴位外，必须在皮下行针。

（3）注意电场形成和波形及频率，对治疗有影响，如消化性溃疡病，七透十二穴，腹部取上腹穴，或上腹左穴。内脏疾病常取阴阳配穴（背部穴为阳，腹部穴为阴，任督脉配穴）。

（4）电场避开心脏，脊柱电量不宜太大。

（5）心衰病人，孕妇禁用。

（6）注意消毒。

五、临床疗效：据631例患者，用快速

赤电针治疗结果见表：

系　统	例数	痊愈	显效	有效	无效	备　注
神经系统	256	85	141	12	18	
呼吸系统	35	9	14	8	4	
循环系统	7	3	3		1	
消化系统	111	41	57	2	11	
运动系统	135	46	72	12	5	
泌尿生殖系统	50	21	25	1	3	
五　官	14	1	13			
其　他	23	13	8		2	
总　计	631	219	333	35	44	

1949

新　中　国
地 方 中 草 药
文　献　研　究
(1949—1979年)

1979

资料来源：丹东人民医院

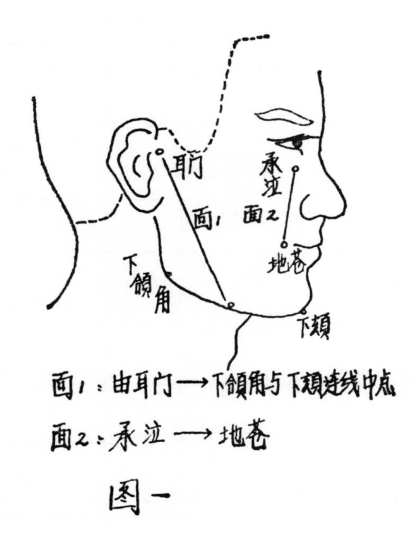

面1：由耳门 ⟶ 下颌角与下颏连线中点
面2：承泣 ⟶ 地苍

图一

— 184 —

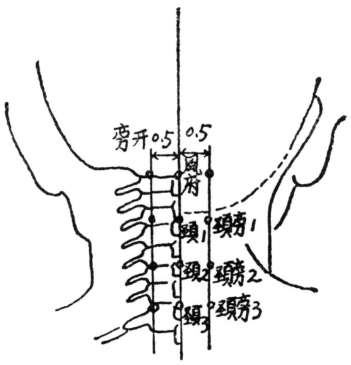

旁开0.5 0.5

颈1、2、3：由风府——→大椎三等分点横进针

颈旁1、2、3：颈1、2、旁开0.5纵行针

图 二

1949

新　中　国
地 方 中 草 药
文　献　研　究
(1949—1979年)

1979

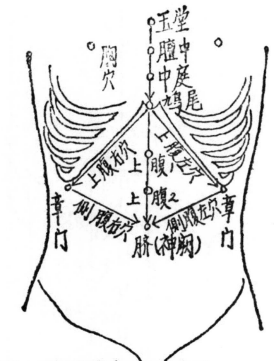

膠穴：通过膻中，方向向下

上腹：鸠尾至脐的三等分点，横进針

上腹左右穴：鸠尾 → 章门

侧腹左右穴：章门 → 脐

图三

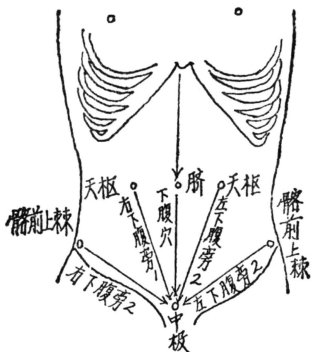

下腹穴：脐 → 中极

下腹旁1：天枢 → 中极

下腹旁2：髂前上棘 → 中极

图四

1949
1979

新 中 国
地 方 中 草 药
文 献 研 究
(1949—1979年)

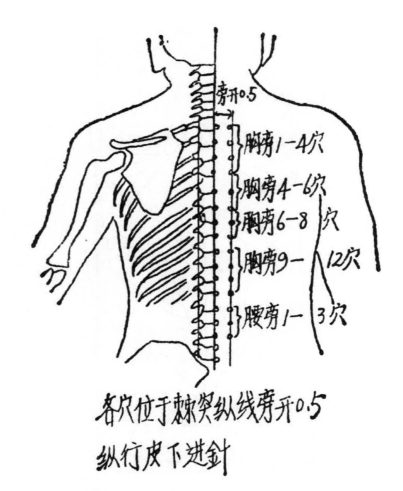

旁开0.5
胸旁1-4穴
胸旁4-6穴
胸旁6-8穴
胸旁9—12穴
腰旁1—3穴

各穴位于棘突纵线旁开0.5
纵行皮下进针

图五

— 188 —

266

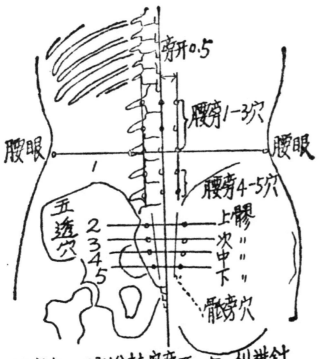

旁开0.5

腰旁1-3穴

腰眼　　　　　　　腰眼

腰旁4-5穴

上髎
次 〃
中 〃
下 〃

骶旁穴

五透穴

2
3
4
5

腰旁穴：腰椎棘突旁开0.5，纵进针
五透穴：腰眼透腰眼　　上髎透上髎
　　　　次髎透次髎　　中髎透中髎
　　　　下髎透下髎
骶旁穴：骶骨中线旁开0.5

图六

1949

新 中 国
地 方 中 草 药
文 献 研 究
(1949—1979年)

1979

〔附〕赤电针透入药处方选

（制法与一般中草药针剂制法相同）

（1）50％痛宁

药方：防风 柴胡 细辛 葛根 连翘 各50克 白芷30克。

主治：解热镇痛。

（2）50％抗流感针

药方：山豆根 双花 连翘各25克 板兰根15克 薄荷水 50 克

主治：流感、扁桃腺炎、腮腺炎。

（3）50％喘咳平

药方：麻黄15克 川贝10克 前胡15克 黄芩15克 冬花10克 半夏15克 桑皮15克 苏叶10克 杏仁15克 地龙15克

主治：支气管炎、哮喘。

（4）50％降压敏

药方：地龙15克　生杜仲15克　夏枯草15克　寄生15克　天麻15克　槐米20克豨莶草20克　大黄10克

主治：高血压

（5）50％复方元胡注射液

药方：醋制元胡100克　天仙子50克

主治：溃疡病、肝胆疾患、癌症、痛经。

（6）100％胃安康

药方：元胡50克　龙胆草50克　陈皮50克　草蔻25克　莱菔子50克　党参50克

主治：各种胃病

（7）50％肝胆消炎针

药方：板兰根25克　栀子10克　茵陈10克　大黄10克

主治：肝炎、胆囊炎。

（8）50％泌尿消炎针

药方：黄柏50克　木通50克　竹叶20

1949

新 中 国
地 方 中 草 药
文 献 研 究
(1949—1979年)

1979

克

主治：尿道感染

（9）50％三八注射液

药方：公英50克　漏芦50克　丹参50克　苦参25克

主治：妇科各种炎症

（10）50％风湿灵

药方：独活50克　威灵仙50克　穿地龙50克　全虫5克

主治：风湿症

（11）50％消炎针

药方：大黄　黄柏　黄芩　板兰根　苦参　公英　重楼各50克

主治：各种炎症

（12）50％止血注射液

药方：生地50克　茜草50克　小蓟50克　茅根50克

主治：各种内出血及鼻衄等。

— 192 —

资料来源：丹东人民医院。

耳针止血新穴介绍

耳针新穴：止血1：对耳屏上切迹脊缘上 相当于脑干上1毫米处。（如图）。

止血2：神门与膝联线中点。（如图）。

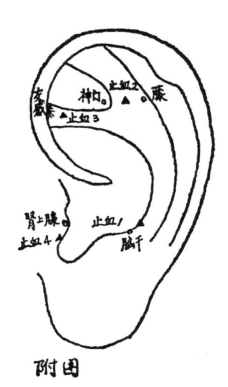

附图

止血3：交感穴后1毫米处。（如图）。

止血4：肾上腺穴下1毫米处。（如图）。

— 193 —

1949

新 中 国
地方中草药
文 献 研 究
(1949—1979年)

1979

配穴：1.相应部位的耳针穴，如肺出血配肺，肠出血配肠等。

2.必要时可配体针血海、三阴交。

临床应用：

1.四个穴为止血主穴，治疗时按止血穴1．2．3．4顺次针刺并配以相应部位的耳针穴。如肾出血刺主穴后再配以耳针穴肾区。

2.手法　①每穴必须刺入软骨，止血1穴直刺2毫米。止血3穴向内斜刺达耳轮脚为止。其它两穴及配穴与一般耳针刺法相同。针刺时令病人深吸气。

②急性出血采取重刺激手法，慢性出血采取平补平泻的手法，一般留针15～20分钟捻针1～2次。每日可刺1～3次。

临床疗效：用这种止血方法治疗各种出血28例　一般针刺2～3次即能止血。其中治愈12例占44.4%，显效14例占

51.8％，有效1例占3.8％。

资料来源：阜新矿务局总医院太平分院。

耳针治疗链霉素中毒

操作方法：取耳部肾穴、肝穴、肾上腺穴，以耳针刺入，强刺激，加捻转，留针半至一小时。

主治：链霉素中毒。

临床疗效：治疗15例链霉素中毒均在一周左右治愈。

材料来源：铁岭地区人民医院

电脉冲机治疗偏瘫

取穴：

主穴：上肢

不能举臂：臂丛、举臂、肩髃、肩髎。

1949

新 中 国
地 方 中 草 药
文 献 研 究
(1949—1979年)

1979

腕下垂：曲池、外关。

手指不能伸：手三忠、外关、三阳络、三间。

不能握拳：治瘫3、内关。

下肢：抬腿无力：股神经、四强。足下垂、内翻：腓神经、昆仑、治瘫5、条口。

通以电脉冲机，频率30～40次／分，15～20分钟，隔日一次。每七次为一疗程，疗程间休息一周，继续治疗。

有者可佐用5％防风液、耳针、体针和赤医针。

临床疗效：据108例偏瘫统计，有效率99％，治愈率31.5％，效果稳定，无其它付反应。

资料来源：沈阳医学院

— 196 —

昭盟土单验方选集（一）

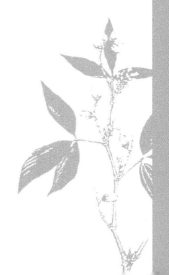

提　要

辽宁省昭乌达盟卫生局编。

1977 年 8 月第 1 版第 1 次印刷。32 开本。共 107 页，其中前言、编辑说明、目录共 8 页，正文 97 页，附录 2 页。平装本。

本书介绍了内科疾病、外科疾病、妇科疾病、儿科疾病、五官科疾病、皮肤科疾病的土单验方。其中内科部分涉及 39 种疾病，又分为传染病、寄生虫病、呼吸系统疾病、消化系统疾病、泌尿系统疾病、心脏血管系统疾病、神经系统疾病及精神病、运动系统疾病、内分泌和代谢疾病等，外科部分涉及 16 种疾病，妇科部分涉及 9 种疾病，儿科部分涉及 15 种疾病，五官科部分涉及 7 种疾病，皮肤科部分涉及 13 种疾病。

本书所列疾病名称，采用中、西医名称并用，以西医名称为主。同时，鉴于原献方的实际情况，采用了一小部分民间名称，如盘肠气等。

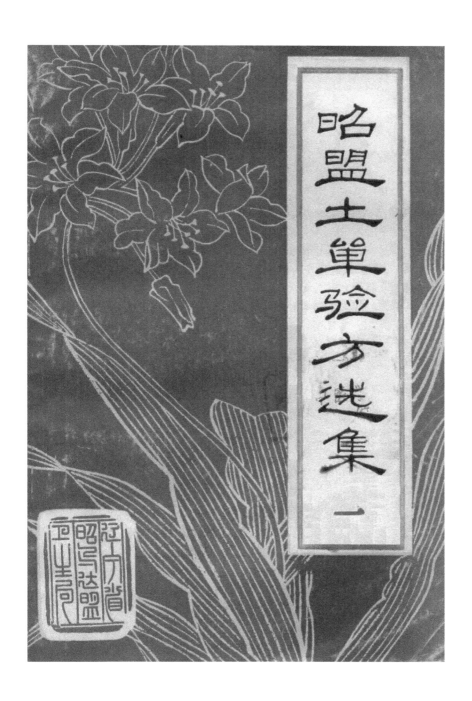

目　　录

内科疾病

1

1949

新 中 国
地 方 中 草 药
文 献 研 究
(1949—1979年)

1979

2

1949

新　中　国
地方中草药
文　献　研　究

(1949—1979年)

1979

4

皮肤科疾病

5

1949

新 中 国
地 方 中 草 药
文 献 研 究
(1949—1979年)

1979

· 白 页 ·

内 科 疾 病

〔传染病〕

感 冒

主治：预防流感、流脑等。

处方：贯众三钱。

用法、水煎服。

来源：阿旗新民公社卫生院刘景林。

主治：风寒感冒，辛温解表方。

处方：1、荆条枝叶一两，大葱白一棵，鲜姜三钱。

用法：水煎，早晚各服一次。

来源：赤峰卫校四家子医院中医科。

主治：风热感冒，辛凉解表方。

处方：桑叶三钱，杏仁三钱、芦根三钱、黄芩三钱、薄荷二钱。

用法：水煎，早晚各服一次。

来源：赤峰卫校四家子医院中医科。

主治、流感和普通感冒。

1

1949
新 中 国
地 方 中 草 药
文 献 研 究
(1949—1979年)
1979

处方：陈皮、苏叶、乌梅、甘草各等分。
用法：水煎服。
来源：敖汉旗贝子府公社大庙合作医疗站。

主治：风寒感冒、呕吐、腹泻。
处方：藿香一两、苏梗五钱。
用法：共为细末，每服二钱，白开水送下。
来源：敖汉贝子府公社大围子医疗站。

主治：感冒初起头痛。
处方：麻黄、甘草等分。
用法：共为细末，每服二钱，茶水送下。
来源：敖汉旗贝子府公社医院。

主治：感冒头风、偏正头痛。
处方：白芷一两、川芎五钱、甘草三钱。
用法、共为细末，每服二钱，茶水送服。
来源：敖汉旗贝子府公社口琴医疗站。

主治：风热头痛。
处方：川练子五钱、诃子五钱、栀子一两。
用法：共为细末，每服三钱，茶水送服。
来源：敖汉旗贝子府公社医院于景云。

主治：感冒、发烧无汗。
处方：葱白三段、生姜三片、白菜疙瘩一块。

2

用法： 将以上三样煎成一大碗，服后盖被取汗。

来源： 赤峰市医院张平可。

腮　腺　炎

主治： 腮腺炎（痄腮）。

处方： 板兰根五钱、马勃三钱。

用法： 水煎服。

来源： 赤峰卫校四家子医院中医科。

主治： 腮腺炎、消肿止痛。

处方： 川军五钱、冰片五分。

用法： 共为细末，用鸡子清和药调敷患侧。

来源： 阿旗红星公社卫生院张文宣。

白　喉

主治： 白喉。

处方： 蛤蟆胆。

用法： 3～5岁每次服一个，日三次服。
　　　　其他准此酌量加减。

来源： 喀旗小牛群公社医院张士俊。

8

1949

新 中 国
地 方 中 草 药
文 献 研 究
(1949—1979年)

1979

痢　疾

处方：苦参五钱、木香三钱。

用法：水煎服。

来源：喀旗小牛群地区医院张士俊。

处方：1、苦参一两；
　　　2、小蘖一两。

用法：水煎，分两次服。

来源：喀旗卫生局刘建华。

处方：苦参、黄芩、公英各等分。

用法：研末，密丸三钱重，日三次服，白水送下。

来源：阿旗卫生局报送。

处方：独头蒜。

用法：每服一头，日三次。

来源：翁旗广德公医院。

处方：马齿苋，鲜品2～3两，干品半两。

用法：水煎服。亦可用鲜马齿苋三两，绞汁顿服，连服3～
　　　5日。

来源：翁旗广德公医院。

处方：白头翁五钱、秦皮三钱、木香二钱、黄连二钱、黄柏

4

二钱、白芍四钱、葛根五钱、槟榔五钱。

用法：水煎服，一日2～3次服之。

来源：翁旗医院沈宝和。

处方：炒槐角八钱、炒黄芩五钱、生侧柏叶六钱、赤小豆（即食用红小豆）、连召八钱、当归四钱、火麻仁五钱。

用法：共为细末，密丸二钱重，早晚服一丸，白水送下。

来源：赤峰市中医院刘荫田。

主治：腹泻、痢疾。

处方：米壳、肉蔻各等分。

用法：共为细面，成人每服二钱，小儿酌减。

来源：敖汉旗贝子府公社大杖子医疗站。

按：此方宜用于虚寒型慢性泻痢。

主治：肠炎、痢疾。

处方：广木香三钱、苦参五钱、甘草三钱。

用法：共为细面，成人每服二钱，小儿酌减。

来源：敖汉旗贝子府公社口琴医疗站。

肝　　炎

主治：急性传染性肝炎。

处方：羊蹄、郁金等分。

用法：上药研末，每服一钱，茵陈一两煎水为引送服。

来源：赤峰卫校四家子医院牛夕河小分队。

5

1949

新 中 国
地方中草药
文 献 研 究
(1949—1979年)

1979

主治：黄疸（阳黄），急性传染性黄疸型肝炎。
处方：茵陈一两、枝子三钱、大黄三钱、茯苓五钱、白术三钱、泽泻四钱、木通二钱、车前三钱。
用法：水煎服，日2～3次服。
来源：翁旗医院沈宝和。

主治：各种黄疸。
处方：家雀粪七个，石黄一钱，苦丁香（甜瓜蒂）七个。
用法：共研末，取少许吹鼻孔内，令出黄水，每周一次。
来源：翁旗毛山东卫生院。

主治：黄疸性肝炎。
处方：茵陈一两、红枣一两。
用法：水煎服，日二次服。
来源：翁旗广德公医院。

主治：肝气不舒，肝炎初期。
处方：郁金三钱、柴胡四钱、香附三钱。
用法：共为细末，成人每服二钱。
来源：敖汉旗贝子府公社口琴医疗站。

主治：黄疸症。
处方：青皮三钱、陈皮三钱、灸芫花二钱。
用法：水煎服。
来源：敖汉旗贝子府公社医院杨逢祥。

6

按：芫花有毒，宜慎用。

主治：黄疸病。

处方：川朴三钱、枳壳三钱、山查三钱、神曲三钱、猪苓三钱、云苓三钱、泽泻三钱、苍术三钱、菌陈一两、广皮三钱、桔梗二钱、甘草一钱。
灯心、竹叶为引。

用法：水煎服，一日一剂，分两次服。

来源：赤峰市医院明道德。

主治：肝炎。

处方：石花（即山上大石头上长的水锈），白糖各等分。

用法：浸泡喝水，日三次服。

来源：喀旗大牛群公社医院高云庆。

主治：急慢性肝炎。

处方：麝香五分、牛黄五分、木鳖子五钱、红花五钱、诃子五钱、川栋子五钱。

用法：研细末，每服八分，饭前服。

禁忌：辛辣。

来源：喀旗那尔村公社大庙医疗站吴长春。

主治：降低肝炎转氨酶方。

处方：连召五钱、五味子五钱、甘草五钱。

用法：每日一剂，分二次服，连服一周至二周。

来源：喀旗山前公社医院贾献文。

7

1949
新 中 国
地 方 中 草 药
文 献 研 究
(1949—1979年)
1979

按：五味子降低转氨酶，据文献报导，有一定效果，但水
　　煎后其有效成份即被破坏，因此，临床上宜研末吞服，
　　或采取蜜丸服用。

主治：急慢性肝炎。

处方：栀子二两、核桃二斤。

用法：将核桃去皮取油，栀子研细末和核桃油为丸，二钱重，
　　每服一丸，日三次服。

来源：喀旗大牛群公社医院高云庆。

肺 结 核

主治：各种结核。

处方：獾子血、黄酒适量。

用法：共煎热后服，令微汗出，每服一两，白水送下、日三
　　次服。

来源：翁旗毛山东卫生院。

主治：肺结核。

处方：白芨二两、川贝二两。雷米封200片，（100mg/片），
　　白糖二斤。

用法：共研为末，成人每服三钱，日三次服，白水送下。

来源：喀旗西桥地区医院郭鸣洲。

主治：肺结核。

处方：百部三钱、百合三钱、白芨三钱、蛤蚧一对、三七一
　　钱、麻黄一钱。

8

用法：共为细末、炼蜜为丸，每丸三钱，每服一丸，日服二
次。
来源：阿旗新民医院刘景春。

主治：肺结核吐血。
处方：白芨一钱，和鸡蛋一个。
用法：白芨研末，和鸡蛋调匀，每日早晨开水冲服。
来源：阿旗红星公社胜富大队医疗站。

〔寄 生 虫 病〕

蛔 虫 症

主治：驱蛔虫。
处方：烟火苗（全草）二两。
用法：水煎早晚服。
来源：赤峰卫校四家子医院中医科。

蛲 虫 症

主治：驱寸白虫（蛲虫）。
处方：雷丸一两、二丑两半、川军两半。
用法：共为细末，每服一钱。
来源：敖汉旗贝子府公社大庙医疗站。

主治：驱寸白虫。

9

1949

新 中 国
地 方 中 草 药
文 献 研 究
(1949—1979年)

1979

处方：芫子一两。

用法：研末吞服。亦可将药稀释灌肠。

来源：右旗卫校宁广林。

主治：驱寸白虫。

处方：雄黄一钱、桃仁三钱。

用法：共研细面，用棉球蘸药面，于晚间睡前纳入肛门内，
连用三日。

来源：翁旗桥头公社上桥头医疗站。

绦 虫 症

主治：驱绦虫。

处方：槟榔三两、苏子一两、窝瓜子一把连皮捣烂。

用法：水煎服。如第一煎服后未见虫下，可冲服元明粉五
钱。

来源：林西县新林镇医院杨惠兰。

主治：驱绦虫。

处方：槟榔四两（捣碎）、百部三钱、番泻叶一钱。

用法：水煎服，空腹早晨服。

来源：阿旗天山镇老中医王沛霖。

10

〔呼吸系统症病〕

气 管 炎

主治：气管炎。

处方：牛苦胆一个，内装红小豆，装满为止，阴干后共为面。

用法：每日一次，每服一钱、白水送下。

来源：左旗土木富洲公社土木富洲大队医疗站。

主治：肺热、肺炎咳嗽喘息。

处方：麻黄一钱、杏仁钱半、生石膏五钱、甘草一钱、双花钱半、连召二钱、黄芩钱半。

用法：共为细面，成人每服二钱、小儿酌减。

来源：敖汉旗贝子府公社口琴大队医疗站。

主治：咳喘（慢性气管炎）。

处方：百部三钱、紫菀三钱、冬花三钱、桔梗二钱、当归三钱、白芍二钱、远志三钱、云苓三钱、竹茹二钱、天冬三钱、瓜蒌三钱、青皮三钱、知母二钱。

用法：水煎服，日服一剂，早晚服用。

来源：赤峰市医院已故老中医黄进普方。

主治：老年慢性气管炎。

处方：五味子半斤、鸡蛋20个。

11

1949

新 中 国
地 方 中 草 药
文 献 研 究
(1949—1979年)

1979

用法：五味子、鸡蛋用水煮开后，浸泡七天即可服用，每日早晚服，每服一个鸡蛋。

来源：阿旗旗医院王本夫。

主治：气管炎。

处方：麻黄三钱、杏仁五钱、石膏八钱、甘草六钱、公英一两、冬花二钱、百部三钱、月石三钱。

憋气可加葶苈三钱、云苓六钱、郁金三钱、柏仁三钱。

用法：水前服。

来源：阿旗红星医院张文宣。

主治：慢性气管炎，每至冬季遇寒即复发者。

处方：炙麻黄、杏仁炒、生石膏、党参、焦术、云苓、甘草、五味子、米壳、陈皮：以上各三钱、鲜姜三片、大枣三枚。

用法：水煎服。

来源：翁旗梧桐花医院桑跃先。

主治：肺气肿、咳嗽、痰喘。

处方：川贝二两、知母一两、云苓一两、积实一两、栀子一两、桑皮一两、橘红一两、蒌仁一两、清夏一两、寸冬一两、五味子一两、桔梗一两、白果一两、甘草一两。

用法：共为细面，蜜丸三钱，每服一丸，日服三次，白水送下。

12

来源：翁旗梧桐花公社卫生院郝树功。

主治：肺虚咳嗽。
处方：罗卜挖一洞，月石一钱纳入，再将鸡蛋一个打开倒入
　　　内，微火烧，令熟，每次吃一个。
来源：阿旗红星卫生院徐乃宽。

主治：哮喘。
处方：麻黄四两、杏仁四两、石膏四两、甘草一两、桑皮四
　　　两、米壳五两。
用法：共为细末、炼蜜为丸，三钱重。日二次服，每服一
　　　丸。
来源：阿旗红星卫生院曹培温。

支 气 管 哮 喘

主治：支气管哮喘。
处方：龙葵果一两。
用法：上用白酒三两浸泡，每服一匙，日二、三次服均可。
来源：赤峰卫校四家子医院中医科。
　　按：龙葵又名黑天天。

大 叶 性 肺 炎

主治：大叶性肺炎。

13

1949

新 中 国
地 方 中 草 药
文 献 研 究
(1949—1979年)

1979

处方：初期

麻黄二钱、生石膏一两、杏仁二钱、甘草三钱、瓜蒌
三钱、大黄三钱。

恢复期

沙参五钱、百合五钱、芦根一两、黄芩三钱、桔梗三
钱、甘草二钱。

用法：水前服。

来源：赤峰卫校四家子医院中医科。

咳　　血

主治：咯血、咳嗽。

处方：海浮石、鹅管石、金蒙石各等分。

用法：共为细末，每服二钱。

来源：敖汉旗贝子府公社医院于景云。

主治：咳血、咯血。

处方：川贝三钱、三七二钱、儿茶一钱。

用法：共为细末，每服二钱，白开水送服。

来源：敖汉旗贝子府公社医院。

〔消化系统疾病〕

胃 肠 疾 患

主治：血淤痛、胃痛、腹痛、儿枕痛。

14

处方：**灵脂四钱、蒲黄三钱、元胡三钱。**
用法：**共为细末，每服三钱，日服二次，黄酒为引。**
来源：**敖汉旗贝子府公社医院张茂坤。**

主治：**寒郁气滞、胃痛、腹痛。**
处方：**沉香、木香、丁香、乳香、没药、儿茶、良姜等分。**
用法：**共为细末，每服三钱。**
来源：敖汉旗贝子府公社。

主治：**心口疼、气滞、肝郁、寒积腹痛。**
处方：**酒芍、豆叩、砂仁、丁香、木香、槟榔、良姜各三钱。**
用法：**共为细末，每服三钱。**
来源：**敖汉旗贝子府公社设力虎屯医疗站。**

主治：**胃寒疼痛胀满。**
处方：**良姜三钱、香附四钱、吴萸三钱。厚朴三钱。**
用法：**共为细末，每服二钱。**
来源：**敖汉旗贝子府公社口琴合作医疗站。**

主治：**胃寒痛、消化不良。**
处方：大枣三个去核、胡椒七粒。
用法：大枣包胡椒存性，研细末，大人一次服下、小儿三次服下。
来源：**敖汉旗贝子府公社亦马吐医疗站。**

15

1949

新 中 国
地 方 中 草 药
文 献 研 究
(1949—1979年)

1979

主治：胃脘痛、吐酸水。

处方：甘草一两，瓦楞子二两。

用法：二药炒黄为细末，每服三钱。

来源：敖汉旗贝子府公社。

主治：气滞、腹痛、胀满。

处方：元胡。

用法：研细末，每服二钱。

来源：敖汉旗贝子府公社大围子医疗站。

主治．心口疼。

处方：五灵脂二钱、雄黄四分（不见火）、木香四分、丁香
四分、白胡椒四分、红花三钱、枳壳二钱、豆霜四分
去油。

用法：共为细末，每服七分，元酒送服。

来源：赤峰市医院刘荫田。

主治：胃寒痛。

处方：香附、榔片、良姜各三钱。

用法：水煎服。

来源：左旗十三敖包公社卫生院耿殿—。

主治：胃痛（慢性胃炎）。

处方：香附三钱、乌药三钱、枳壳二钱半、厚朴二钱、云苓
三钱、陈皮二钱、木香二钱、草叩三钱、焦三仙一两。

用法：水煎服，日服一剂，分两次服。

16

来源：赤峰市医院已故老中医黄进普方。

主治：各种胃痛。
处方：海螵蛸、木香、草叩、良姜、神曲、苏打等分。
用法：共为细末、每服三钱，日服两次。
来源：阿旗新农村合作医疗站刘清林。

主治：胃脘痛（溃疡病）。
处方：浙贝三两、海螵蛸二两、甘草一两。
用法：共研细面，每服二钱，日二次服。
来源：翁旗医院沈宝和。

主治：胃脘痛（溃疡病）。
处方：甘草一两、瓦楞子一两。
用法：共为细面，每服三钱，日三次。
来源：翁旗医院沈宝和。

主治：胃寒痛。
处方：良姜五钱、香附三钱、白芍三钱、苏梗三钱、川楝子
　　　四钱、木香一钱。
用法：水煎服，日2～3次。
来源：翁旗医院沈宝和。

主治：胃肠痉挛。
处方：良姜三钱、毕拨三钱、番泻叶三钱、槟榔五钱。
用法：共为细末，每服一钱（成人量），孕妇忌服。

17

1949
新　中　国
地 方 中 草 药
文　献　研　究
(1949—1979年)
1979

来源：阿旗红星公社卫生院张文宣。

主治：胃寒。
处方：木香六钱、香橼六钱、毕拨六钱、内金六钱、良姜四钱、肉桂二钱、苏打八两。
用法：共为细末，空腹服，每服一钱，日服三次。有溃疡出血者禁用。
来源：阿旗医院马兆林。

主治：肝气不舒，肝大，胸满胁痛，呕吐胀满。
处方：木香三钱、乌药三钱、玉金三钱、没药三钱、枳壳五钱、沉香六钱、陈皮三钱、巴豆壳一钱、赤苓一两、白芍一两、砂仁三钱。
用法：共研末，炼蜜为丸，每丸三钱重，每日二次，每服一丸。
来源：敖汉旗牛古吐公社五家大队医疗站。

胃　肠　炎

主治：急性胃肠炎。
处方：辣蓼一两。
用法：水煎，日三次服。
来源：赤峰卫校四家子医院中医科。
　按：辣蓼俗名水辣椒。

主治：急性胃肠炎。

18

处方： 老鹳草一两。

用法： 水煎，日三次服。

来源： 赤峰卫校四家子医院中医科。

主治：急性胃肠炎。

处方：藿香三钱、葛根四钱、党参二钱、白术三钱、茯苓五钱、甘草一钱。

重者加人参。

用法：水煎服。

来源：阿旗巴彦包特卫生院张国忠。

主治：单纯性腹泻。

处方：列当（兔子拐捧）适量。

用法：水煎洗脚。

来源：阿旗医院刘悦。

主治：腹痛、腹泻、水样便。

处方：车前子五钱、茯苓五钱、苍术三钱、米壳三钱。

用法：共为细末，成人每服二钱，日二、三次服，小儿酌减。

来源：翁旗桥头公社上桥头医疗站韩国顺。

主治：膨闷胀满，食积腹痛。

处方：大黄三钱、莪术三钱、神曲四钱，二丑三钱、三棱三钱。

用法：共为细末，每服二钱，孕妇禁用。

来源：敖汉旗贝子府公社口琴医疗站。

19

1949
新　中　国
地 方 中 草 药
文 献 研 究
(1949—1979年)
1979

主治：呕吐。

处方：伏龙肝适量。

用法：水煎服。

来源：阿旗先锋医院孙海学。

肠 风 下 血

主治：肠风下血。

处方、阿胶一钱、陈皮三钱、茶叶三钱。

处方：阿胶一钱、陈皮三钱、茶叶三钱。

用法：陈皮、茶叶煎水冲阿胶，早晚服。

来源：喀旗那尔村公社医院邵春阳。

主治：肠风下血。

处方：当归四钱、柴胡四钱、升麻三钱、槟榔四钱、红花三
　　　钱、椿皮二两。

用法：水煎服。

来源：喀旗牛营子地区医院张志中。

胃　　癌

主治：胃、肠癌症经验方。

处方：旱地活蛤蟆二个，黄酒三斤。

用法：用白铁锅，先将黄酒倒锅内，烧开锅，把活蛤蟆放锅
　　　内煮15～20分钟，将蛤蟆离骨取出，不吃蛤蟆，将黄
　　　酒熬至二斤左右备用。每次喝一两，早晚二次服用。

20

来源：喀旗西桥地区医院郭鸣洲。

主治：癌症。

处方：白云香三钱、红花五钱，诃子五钱、川楝子二钱。

用法：研末，每服八分，日三次。

来源：喀旗那尔村公社大庙大队医疗站吴长春。

主治：胃、肠癌症。

处方：三棱（醋制）三钱，文术三钱，二丑各三钱、昆布五钱、槟榔五钱、海藻三钱、海浮石三钱。

用法：水煎服。

来源：喀旗西桥地区医院郭鸣洲。

胆囊炎、胆石症

主治：胆囊炎。

处方：胆草三钱、枳壳二钱、五灵脂四钱、厚朴四钱、川楝子四钱、木香三钱、香附四钱、赤芍四钱、莱菔子八钱、瓜蒌二钱、柴胡三钱。

用法：水煎服。

来源：赤峰市中医院纪耀庭。

主治：慢性胆囊炎、胆石症。

处方：柴胡、元胡、川楝子、木香、大黄、金钱草、玉金、胆星、香附、芍药。

用法：水煎服。

21

1949

新　中　国
地方中草药
文　献　研　究
(1949—1979年)

1979

来源：翁旗医院沈宝和。

肝 硬 化 腹 水

主治：臌症、水肿。

处方：醋炙芫花六钱、甘遂三钱。

用法：共为细末，每服一钱，日服二次，三日为止，不可多服。

禁忌：甘草、芫花、甘遂为剧毒药，宜慎用。

来源：敖汉旗贝子府公社医院张芪崑。

主治：水臌。

处方：蝼蛄三个（焙干）。

用法：研末，分三次黄酒送下。

来源：喀旗西桥地针医院郭鸣洲。

〔泌尿系统疾病〕

肾　　炎

主治：急性肾炎。

处方：问荆五钱、茅根五钱、小蓟五钱。

用法：水煎服。

来源：赤峰卫校四家子医院中医科。

主治：慢性肾炎。

22

处方：火绒草（又名老头草）、黄芪、党参、黑豆各五钱。
用法：水煎服。
来源：赤峰卫校四家子医院中医科。

主治：急性肾炎。
处方：大黄、芒硝、槟榔、黑丑、甘草各等分。
用法：共为细面，每服二钱。
来源：敖汉旗贝子府公社口琴医疗站。

主治：急性肾炎。
处方：小米饭一碗、花椒一钱、胡椒一钱、大葱白二棵，共
　　　捣如泥
用法：装在两个纱布袋内蒸熟，在脐部热敷出汗。待浮肿消
　　　后按病情予扶正养阴健胃药物。
来源：林西县新林镇医院杨惠兰。

主治：肾炎、水肿。
处方：小鸡一只，大蒜不拘。
用法：共合一处煮熟，连汤带肉食之。
来源：敖汉旗贝子府公社市场管理所。

主治：肾炎腿肿。
处方：坤草四两。
用法：水煎服。
来源：左旗土木富洲公社哈尔根大队医疗站杨景选。

23

1949

新 中 国
地 方 中 草 药
文 献 研 究
(1949—1979年)

1979

主治：慢性肾炎。

处方：玉米须一两、大麦芒二钱。

用法：水煎服。

来源：翁旗广德公医院。

主治：慢性肾炎水肿不易消退者。

处方：大黄三钱，全蝎二个。

用法：上药置热炕上焙酥，研末，分二次服。

来源：赤峰市医院张平可。

主治：水肿。

处方：冬瓜皮一两、云苓皮一两、干西瓜皮一两、桑皮五
　　　钱。

用法：水煎服。

来源：喀旗牛营子地区医院杨文彩。

肾 盂 肾 炎

主治：肾盂肾炎。

处方：瞿麦二钱、地肤子四钱、女贞子三钱、扁蓄二钱、车
　　　前子四钱、川萆薢四钱、川断二钱、狗脊四钱、石苇
　　　四钱。小便痛者加姜蚕四钱、地龙三钱、海金砂二
　　　钱、溺血者加生地八钱、黄芩四钱、生荷叶三钱。

来源：赤峰市中医院纪耀庭。

24

淋　　症

主治：淋症。

处方：金牛草二两、热淋用白糖为引，寒淋用红糖为引。

用法：水煎服。

来源：右旗卫校宁广林。

〔心脏血管系统疾病〕

高　血　压

主治：高血压。

处方：鲜牛胆一个，黄豆适量。

用法：把鲜牛胆里放满生黄豆，待干，再将黄豆炒熟。每日
　　　早饭前服30粒。

来源：阿旗天山口公社平安地大队合作医疗站王志敏。

主治：高血压。

处方：夏枯草，菊花等量。

用法：泡茶饮之。

来源：巴林左旗土木富洲公社土木富洲大队合作医疗站。

主治：眩晕（高血压）。

处方：夏枯草五钱、黄芩四钱、牡力五钱、龙骨五钱、怀牛
　　　夕三钱、白芍四钱、勾藤四钱、生地三钱、茺蔚子三

25

1949

新 中 国
地 方 中 草 药
文 献 研 究
(1949—1979年)

1979

钱、菊花三钱。

用法：水煎服。日服一剂，早晚服用。

来源：赤峰市医院已故老中医黄进普。

主治：高血压病（肝阳上亢，头目眩晕）。

处方：夏枯草六钱、勾藤五钱、白芷四钱、焦枝子四钱、丹皮四钱、生地八钱、黄芩四钱、菊花四钱、元参五钱。

竹沥一小瓶为引。

用法：水煎服。

来源：赤峰市中医院纪耀庭。

主治：高血压。

处方：苦丁茶五钱、桑寄生五钱、夏枯草二两、勾藤一两、荷叶一两。

用法：水煎服。

来源：喀喇沁旗小牛群地区医院张士俊。

主治：高血压。

处方：牛夕五钱、丹参一两、元参七钱、茵陈一两、赭石二两、竹茹五钱、生麦芽三钱、生龙、牡蛎各一两、夏枯草一两。

用法：水煎服。

来源：阿旗新民公社卫生院刘井春。

风湿性心脏病

主治：风湿性心脏病。

处方：老母鸡一只，蜈蚣二十条。

用法：将老母鸡处理干净，把蜈蚣放在鸡腹内，不加油盐佐料，用砂锅煮熟后，不吃蜈蚣，酌量吃鸡肉，喝汤，每日早晚热好服之。

来源：赤峰卫校四家子医院中医料。

心 律 不 齐

主治：心脏病，心律不齐。

处方：生地一两、山药四钱、元参三钱、丹皮三钱、泽泻三钱、百合一两半、羊霍叶四钱、远志四钱、甘草二钱。

用法：身体虚弱者少加人参。水煎服。

来源：林西县新林镇医院杨惠兰。

主治：心绞痛，心肌梗塞。

处方：瓜蒌八钱、枳壳三钱、半夏一钱半、黄连一钱半、桔红四钱、薤白四钱、首乌四钱、草决明四钱、胆南星一钱半、珍珠母一两、木香一钱半、丹参三钱、淫羊藿五钱、赤芍三钱、黄芩三钱、甘草三钱。

用法：血压高见面赤头晕加夏枯草四钱、勾勾四钱、金英子五钱水煎服。

27

1949

新 中 国
地 方 中 草 药
文 献 研 究
(1949—1979年)

1979

来源：林西南门外河沿大队合作医疗站。

〔神经系统疾病及精神病〕

精 神 病

主治：失心风（类似精神病）。

处方：生地五钱、云苓六钱、菖卜二钱、远志四钱、郁金四钱、地龙一两、丹皮四钱、磁石一两、川军1—3钱、明粉一钱、半夏二钱、二冬各五钱、槟榔四钱、朱砂钱。

用法：水煎或为未。

来源：阿旗红星公社卫生院张文宝。

主治：精神病。

处方：砂仁二钱、鲜公鸡心一个。

用法：和一块捣烂以生铁落块送服。每日一次，连服三日。

来源：阿旗巴彦包特卫生院张国忠。

主治：癫狂。

处方：桃仁八钱、附米四钱、青皮三钱、柴胡三钱、半夏五钱、木通三钱、苏子三钱、杏仁三钱、陈皮三钱、大毛三钱、双花三钱、茯苓三钱、甘草四钱、枣仁五钱白矾二钱冲 ，玉金三钱冲、朱砂五分冲。

用法：以上药水煎汤冲服玉金、朱砂、白矾。

来源：敖汉旗贝子府公社向阳医院杨逢祥。

28

癫　痫

主治：癫痫。

处方：铁洛花四两、醋焠七次、胆星二两、川贝二两、朱砂
　　　五钱。

用法：共研细面，每付二钱半，每日二次，早晚用。

来源：左旗十三敖包公社卫生院耿民一。

主治：癫痫。

处方：卤水一钱、鸡蛋一个。

用法：卤水炒鸡蛋，每日一次黄酒为引。

来源：翁旗毛山东卫生院。

主治：癫痫。

取穴：胸椎6、7间旁开5分，胸椎7、8间旁开5分，胸
　　　椎8.9间旁开5分。

割治方法：局部常规消毒逐层局麻进针一寸，做纵行切口，
　　　　　切开皮肤及皮下组织做上下强刺激3—5分钟即
　　　　　可，缝合。

疗程及方法：每次取对穴（如6、7旁开为一对）十天割治
　　　　　　一次，4次为一疗程。

来源：阿旗天山镇医院金广辉。

主治：羊痫风（鸡爪风亦可）。

1949
新 中 国
地 方 中 草 药
文 献 研 究
(1949—1979年)
1979

处方：串肠骨（即狼粪内的骨头）。

用法：用微火烧存性白色为宜研成细末，成人每次口服一钱，每日晚上服黄酒送下出汗。

来源：喀喇沁旗西桥地区医院郭鸣洲。

主治：癫痫。

处方：蛇含石二两、金蒙石五钱、节菖蒲一两、琥珀八钱、朱砂八钱、牛黄三分、虎骨三钱、铁落三钱、木香三分。

用法：共研细末猪胆汁打丸，如豆粒大，每服十丸。

来源：喀旗大牛群公社医院高云庆。

面 神 经 麻 痹

主治：颜面神经麻痹。

处方：老鹳草一大把。

用法：煎汤服，配合针灸效果更好。

来源：林西县新林镇医院杨惠兰。

主治：颜面神经麻痹。

针灸法：1，用四寸针,歪左向右侧地仓透颊车,先刺健侧,后刺患侧。2，用三棱针刺口腔里白钱出血三处,每日一次。

来源：喀旗小牛群公社医院张士俊。

主治：口眼歪斜。

30

处方：乌蛇三钱、全虫三钱、天竺黄二钱、天麻二钱、姜虫
　　　二钱。

用法：黄酒为引、水煎服。

来源：左旗土木富洲公社西门湾大队李纹。

主治：口眼㖞斜。

处方：白芨三钱、白芷三钱、蜈蚣三条、川乌二钱、姜虫三
　　　钱。

用法：为细末,以鲜姜汁调,不要过干，敷患侧。敷时不能睁
　　　眼,敷之时间过长者,局部肿痛有烧灼感，在30—50分
　　　钟时可以温水洗去。

来源：阿镇红星公社卫生院张文轩。

主治：咀唇颤动、手足四肢哆嗦。

处方：全虫，蜈蚣各二钱五分。

用法：共焙研细面，每服五分，以黄酒三盅为引，每日服两
　　　次。

禁忌：妊娠忌用。

来源：甸子地区医院李廷海。

头　　痛

主治：偏正头痛。

处方：白芷适量。

用法：研末，每服二钱，白水送下。

来源：敖汉旗贝子府公社大杖子医疗站。

1949
新　中　国
地方中草药
文　献　研　究
(1949—1979年)
1979

主治：头痛顽固性者。

处方：蜈蚣一条过油炸，焙干，研细末。

用法：以少量药末吸鼻内。

来源：宁城县医院张思坦。

主治：偏头风。

处方：川芎三钱、菊花三钱、白芷三钱、荆芥三钱、羌活三
　　　钱、藁本四钱、甘松三钱、山柰二钱、甘草一钱。

用法：茶叶为引，水煎服。

来源：左旗十三敖包公社卫生院耿殿一。

主治：妇女阴虚头痛，午后发烧，颜面潮红，脉细数，舌
　　　淡。

处方：生地一两、山药四钱、云苓四钱、丹皮三钱、泽泻三
　　　钱、鳖甲三钱、尤骨六钱、牡蛎六钱、赭石六钱、菊
　　　花四钱、甘草二钱。

　　　用法：水煎服。

主治：妇女阳虚头疼，恶心自汗、心悸、颜面发黄。

处方：党参一两、白术五钱、白芍五钱、菊花四钱、细辛一
　　　钱、川芎三钱、陈皮、半夏、甘草各四钱。

用法：水煎服。

来源：以上两方俱为林西县新林镇医院杨惠兰。

主治：血淤头痛。

处方：赤芍三钱、桃仁四钱、当归三钱、生地四钱、甘草二
　　　钱、红花二钱、枳壳三钱、柴胡三钱、川芎三钱、桔

32

梗三钱、 菊花三钱、 细辛二钱、 姜虫三钱、 蜈蚣二

条。

用法：水煎服。

来源：左旗土木富洲公社土木洲大队医疗站。

失　　眠

主治：失眠。

处方：当归三钱、丹参三钱、酸枣树根皮一两。

用法：水煎服。

来源：喀旗牛营子地区医院杨文彩。

自汗、盗汗

主治：自汗、盗汗。

处方：五倍子五分、辰砂一分。

用法：研末， 和鸡蛋清调糊状， 敷脐， 每晚一次， 胶布固
定。

来源：阿旗新民公社卫生院刘景春。

主治：自汗、盗汗。

处方：五倍子适量。

用法 .研末敷肚脐，每晚换药一次，用胶布固定。

来源：阿旗医院马兆林。

33

1949

新 中 国
地 方 中 草 药
文 献 研 究
(1949—1979年)

1979

〔运动系统疾病〕

风 湿 症

主治：风湿痹痛。

处方：水蛭、地龙、蚬螂、土虫、全虫、蜈蚣等分。

用法：研细面，每服一钱，日二次服。

若水蛭缺，可用姜虫代替。

来源：宁城县医院张思坦。

主治：腰疼不止。

处方：白术四两、苡仁三两、芡实二两。

用法：水煎服。

来源：左旗土木富洲公社土木富洲大队医疗站。

主治：痹症。

处方：诃子二两、菖蒲一两、木香二两、草乌二两。

用法：共为细末，面糊为丸如梧桐子大，每服一丸，日服二次。

来源：敖汉旗贝子府公社大庙医疗站。

主治：风寒湿痹。

处方：桐皮五钱、地骨皮四钱、五加皮四钱、苡米四钱、生地六钱。

34

腿疼加牛夕；上肢疼加桂枝；腰疼加寄生；湿胜者加
苍术、防已；寒胜者加麻黄、羌活、大活；风胜者加
防风。

用法： 水煎，早晚服。

来源： 林西县新林镇杨惠兰。

主治： 风湿症、腰腿痛。

处方： 稀签草二两，白酒一斤。

用法： 研末，浸酒内，浸泡二日后用，每日二次，每服30毫升。

来源： 翁旗毛山东卫生院。

主治： 风湿腰腿痛。

处方： 菖蒲、木香、草乌等分。

用法： 共为细末、面糊为丸、如梧桐子大，每服一丸，日服二次。

来源： 敖汉旗贝子府公社大庙大队医疗站。

主治： 风湿性关节炎。

处方： 山甲一两、阿胶一两、云苓一两、青风一两、海风一两、地风二两、川附子一两、酒二斤。

用法： 将诸药放酒内浸泡七天，每服一盅。

来源： 喀旗牛营子地区医院张志中。

主治： 风湿痛。

处方： 制川乌六钱、苦参三钱、白芷五钱、荆芥一两、红花

35

1949

新 中 国
地 方 中 草 药
文 献 研 究
(1949—1979年)

1979

三钱。

用法：上药水煎后去渣加醋一两，热水一斤，局部热敷。

来源：阿旗红星公社卫生院张文宣。

主治：风湿性关节炎。

处方：鲜地构一两；山豌豆二两。

用法：水煎服。

来源：翁旗广德公医院。

肩关节周围炎

主治：漏肩风肩关节周围炎）。

处方：二地各五钱、桂枝五钱、片姜三钱、乳没各三钱、川
乌钱半、防风七钱、防巳七钱、全退五钱、麻黄三
钱。

用法：水煎服。

来源：阿旗红星公社卫生院张文宣。

鸡 爪 风

主治：鸡爪风，手脚麻木。

处方：海螺四钱（煅）。

用法：研细末，每服二钱，酒引。

来源：阿旗红星卫生院汪遵海。

主治：鸡爪风。

处方：当归五钱、白芍三钱、熟地三钱、川芎三钱、 阿胶

36

二钱、柴胡三钱、双勾四钱、桂枝三钱、麻黄二钱。

用法：水煎服。

来源：阿旗红星医院张文宣。

主治：鸡爪风。

处方：蛤粉二两、煅石决明二两。

用法：共为面，每服二钱。

来源：左旗十三敖包公社卫生院耿殿一。

主治：鸡爪风。

处方：云苓三钱、琥珀三钱、朱砂二钱、赤金三张。

用法：共为细末，每服一钱。

来源：翁旗广德公医院。

〔内分汉和代谢疾病〕

甲 状 腺 肿 大

主治：甲状腺肿大。

处方：枯草五钱、昆布三钱、桔梗四钱、海藻三钱、海螵蛸
三钱。

用法：水煎服。

来源：左旗十三敖包公社卫生院耿殿一。

主治：甲状腺肿大。

处方：黄药子二两、白酒、黄酒各一斤。

37

1949
新　中　国
地 方 中 草 药
文 献 研 究
（1949—1979年）
1979

用法：捣末，置白酒中泡七天，再用黄酒泡之。每次1～2
　　　盅，日三次服。
来源：翁旗梧桐花公社卫生院郝树功。

糖　尿　病

主治：糖尿病。
处方：人参五钱、熟地三两。
用法：水煎服。
来源：喀旗西桥地区医院郭明洲。

〔其　他〕

氟　中　毒

主治：氟中毒。
处方：苍术二两、寸云一两、当归、萆薢、龟板各五钱、防
　　　己、牛膝、黄柏、大芄、熟地、毛狗、丹皮、山药、
　　　云苓、山萸、泽泻各三钱。
　　　手足抽搐者加双勾、地龙各三钱、姜虫二钱。
用法：水煎服。
来源：阿旗天山口公社平安地大队医疗站。

主治：男女气血两虚。
处方：小鸡一只、大枣一斤、白糖一斤。
用法：砂锅煮烂，去核去骨食之，不加盐。

38

来源：左旗土木富洲公社土木富洲大队医疗站。

主治：眩晕症。
处方：藿香三钱、故纸一两、核桃十个。
用法：水煎服。
来源：喀旗牛营子土区医院张志中。

主治：误吃针。
处方：韭菜和棉籽适量。
用法：砸烂服下。
来源：敖汉旗贝子府公社医院。

外 科 疾 病

淋 巴 结 核

主治：淋巴结核。
处方：海藻七钱、昆布七钱、花粉五钱、牡蛎一两、黄药子
　　　二钱、川军一钱、文术二钱、丹参五钱。
用法：水煎服，亦可为未，每服二钱半，每日二次。
来源：阿旗红星公社医院张文宣。

主治：淋巴结核未溃者。

39

1949

新　中　国
地 方 中 草 药
文 献 研 究
(1949—1979年)

1979

处方：昆布四钱、夏枯草四钱、香附三钱、白芍三钱、白芷
　　　二钱、双花四钱、连召四钱、当归三钱、川芎二钱、
　　　海藻二钱。

用法：水煎服，白酒、童便、醋各半盅为引。

来源：阿旗白城子卫生院**宋**贵堂。

胸　壁　结　核

主治：胸壁结核。

处方：大麻子七粒、松香适量（用筷子夹烧令滴入香油内）'
　　　轻粉少许，乳香、没药各二钱。

用法：上药捣膏，做捻纳入瘘道内。

来源：赤峰市医院张平可。

胆 道 蛔 虫 症

主治：胆道蛔虫症。

处方：乌梅三钱、细辛一钱、桂枝二钱、人参一钱、附子钱
　　　半、川椒二钱、黄连三钱、黄柏二钱、当归三钱。

用法：水煎服。

来源：阿旗红星卫生院曹培温。

主治：胆道蛔虫（蛔厥）。

处方：乌梅五钱、川椒一钱、细辛一钱，干姜一钱、附子二
　　　钱、黄柏二钱、黄芩二钱、黄连二钱、槟榔五钱、苦
　　　楝皮三钱。

40

用法：水煎服。

来源：翁旗医院沈宝和。

主治：胆道蛔虫。

处方：苦楝皮一两、枳壳三钱、乌梅二钱、君子仁三钱、槟片一两、大黄三钱（后下）。

用法：水煎服。

来源：敖汉旗贝子府公社大庙大队医疗站于丰君。

主治：胆道蛔虫症。

处方：1、热性：

羊蹄五钱、郁金四钱、白芍四钱、甘草二钱。

2、寒性：

山查五钱、百里香三钱、小蘗二钱、细辛七分、肉桂一钱。

用法：水煎服。

来源：赤峰卫校四家子医院中医科。

按：百里香，俗名山花椒。

阑　尾　炎

主治：阑尾炎。

处方：公英一两、苦参二钱、乳香二钱、红花二钱、没药二钱、川军四钱、丹皮四钱、木香二钱、元参八钱、桔梗三钱、连召四钱、花粉四钱、山甲二钱、皂刺四钱、

41

1949
新　中　国
地方中草药
文　献　研　究
(1949—1979年)
1979

黄芩六钱、甘草二钱。

用法：水煎服。

来源：林西县新林镇医院杨惠兰。

主治：阑尾炎。

处方：鲜苦麻子五两、赤芍四钱。

用法：水煎服。

来源：翁旗广德公医院。

主治：急性阑尾炎。

处方：紫金锭四片。

用法：口服。孕妇禁用，忌与含甘草药物同服（因内含大戟）。

来源：阿旗扎斯台医院马振起。

　按：紫金锭又名玉枢丹，一般用于外敷，此方内服，宜慎用。

疝

主治：小儿疝气。

处方：五倍子、煅牡蛎等量。

用法：用鸡蛋清搅匀涂患处。

来源：喀旗那尔村医院邵春阳。

42

乳 腺 炎

主治：乳痈（乳腺炎）。

处方：赤芍一两、甘草一两。

用法：水煎服。

来源：敖汉旗贝子府公社口琴合作医疗站。

主治：乳痈。

处方：鲜公英六两。

用法：水煎服，酒为引。药渣可外敷。

来源：阿旗巴彦包特公社卫生院张国忠。

主治：乳腺炎。

处方：蜂巢。

用法：碎后炒黄，每用二钱。

来源：阿旗医院马兆林。

主治：乳腺炎。

处方：赤芍二两、甘草一两。

用法：水煎服。

来源：敖汉旗贝子府公社口琴合作医疗站。

主治：乳腺炎。

处方：乳香、没药、白芨、白敛、川军各等分。

用法：共研细末，醋调外敷。

43

1949

新 中 国
地 方 中 草 药
文 献 研 究
(1949—1979年)

1979

来源：敖汉旗牛古吐医院石璞。

主治：乳头皲裂。
处方：白糖一两、红糖五钱。
用法：用文火烧开成膏状，外敷患处。
来源：阿旗新民公社刘景春。

痈 疽 肿 毒

主治：痈疽肿毒初起未成脓者。
处方：川军八两、白芷十两。
用法：共研细未，每服3～5钱，用酒熬葱送下。
禁忌：孕妇忌服。
来源：敖汉旗牛古吐地区医院石璞。

主治：无名肿毒。
处方：猪胆汁调白糖。
用法：涂患处。
来源：阿旗医院马兆林。

主治：疔毒恶疮，疖肿初起。
处方：生南星、生半夏、生川乌等分，蟾酥少许，共为细未。
用法：香油调敷患处。
来源：阿旗医院马兆林。

44

主治：疔毒恶疮，疔肿初起。

处方：大葱心、蜂蜜适量。

用法：共捣为泥，敷患处。

来源：阿旗医院马兆林。

主治：无名肿毒，乳腺炎。

处方：灵脂四钱、蒲黄三钱、元胡四钱、没药四钱、双花四钱、乳香三钱、生芪五钱。

用法：共为细未，每服二钱，日服二次。水煎亦可。

来源：敖汉旗贝子府地区医院张茂崑。

主治：疮疖红肿热痛者。

处方：苍耳子杆。

用法：洗净熬膏，外用。

来源：阿旗巴彦包特公社卫生院张国忠。

主治：疔疮、中耳炎、骨髓炎、阴痒。

处方：红粉、轻粉、冰片、儿茶各二钱。

用法：共研细未。疮上溃处；中耳炎吹耳内；骨髓炎上瘘道内；阴痒敷痒处。

来源：阿旗巴彦包特医院王树阁。

主治：脱疽（血栓闭塞性脉管炎）。

处方：当归五钱、赤芍三钱、生蒲黄五钱、五灵脂五钱。

用法：1、水煎服。

2、可作粉剂，每日二次，每次三钱。

45

1949

新　中　国
地 方 中 草 药
文　献　研　究
(1949—1979年)

1979

来源：翁旗医院沈宝和。

主治：骨髓炎，疔毒恶疮。

处方：轻粉、红粉、儿茶、乳香、没药、冰片各等分。

用法：共研细未，外用。

禁忌：无溃疡者，发烧及孕妇忌用。

来源：阿旗巴彦包特卫生院王书阁。

主治：指甲周围炎。

处方：鸡蛋三个。

用法：将患指放入鸡蛋内，连放三次即愈。

来源：阿旗医院马兆林。

败 血 症

主治：败血症。

处方：犀角粉六分，当归五钱、赤芍三钱、紫草五钱、茜草三钱、丹皮三钱、生地一两。

用法：水煎服。

来源：阿旗医院王本英。

肛 门 疾 病

主治：痔疮。

处方：全蝎1～2分，姜蚕2～3分。

用法：上药研未，放在鸡蛋内，蒸熟，每日服一个。

46

来源：宁城县医院张思坦。

主治：痔疮。

处方：川军三两、地龙一两、炮甲八钱、皂刺五钱、苦参五钱、槐花五钱、白敛一两、连召一两、胡连一两、鳖甲二两、郁李仁二两、甘草一两、双花二两。

用法：炼蜜为丸，每丸三钱重，早晚一丸。

来源：赤峰市医院黄俊仁。

主治：痔疮。

处方：猪胆汁一个，荞面二两。

用法：烙饼内服，每日一次。

来源：翁旗毛山东医院。

主治：痔疮便血。

处方：乌梅10个。

用法：用白面将乌梅逐个包好，文火烧存性，研细末一次服下。

来源：阿旗砖瓦窑大队医疗站薛云才。

主治：大便前后下血，肛门痛痒。

处方：当归四钱、生地四钱、苍术五钱、椿皮一两、苦参二钱、黄柏二钱、生地榆四钱、黄芩二钱、槐角四钱、秦艽四钱、甘草二钱。

用法：水煎服。

来源：右旗卫校宁广林。

47

1949

新 中 国
地 方 中 草 药
文 献 研 究
(1949—1979年)

1979

骨折、跌打损伤

主治：跌打损伤。

处方：接骨木五钱、半两钱一个、公鸡腿一对．土虫三钱、
老鸹石藤一两。

用法：半两钱用醋炙酥，和上药共为细未。每服一钱，日服
二次，黄酒为引。

来源：敖汉旗贝子府公社医院于景云。

主治：跌打。

处方：当归三钱、川芎二钱、赤芍三钱、白芷二钱、地骨皮
三钱、乳香二钱、没药二钱、伸筋草三钱、透骨草三
钱。

用法：水煎外洗。

来源：赤峰市医院徐成宽。

主治：骨折。

处方：青皮、陈皮、五加皮、乳香、没药、儿茶、血竭、白
菊花各三钱，活鸽子一只。

用法：将鸽子活摘毛（保留五脏），和药未共捣成膏状（勿
在铁器上捣），将骨折复位，把药膏敷患处，用夹板
固定，24小时取下药，再用夹板固定。

来源：阿旗新民医院刘景春。

48

主治：骨折。

处方：山葡萄秧根二钱（炒黄）、猪牙巴骨一钱半（炒焦存性去油）、天灵盖五分（烧灰黄色存性）、公鸡腿骨一钱半（烧焦存性）、血余炭五分（烧焦）、生菜籽（尖叶者，炒熟）、黄瓜籽三钱（炒熟）。

用法：共研末，黄酒为引，酌量服之。骨折须在整复后服用此药，隔日服

禁忌：服药期间禁食鸡蛋、白菜、豆腐。

来源：翁旗梧桐花公社桑跃先。

主治：接骨药方。

处方：当归一两、川军七钱、申姜一两、自然铜七钱、乳香八钱、川断一两、土虫一两、血竭三两、没药八钱、朱砂五钱、三七一两。

用法：共研细末，成人每服一钱。

来源：喀旗乃林医院赵殿文。

主治：跌打损伤。

处方：枝子。

用法：研末，醋调敷患处。

来源：阿旗巴彦包特地区医院张国忠。

主治：急性腰扭伤。

处分：针刺后溪透合谷。留针捻转，嘱病人活动。

来源：阿旗医院与兆林

49

1949

新 中 国
地 方 中 草 药
文 献 研 究
(1949—1979年)

1979

烧伤、烫伤

主治：烧伤、烫伤。

处方：老松树皮不拘量。

用法：烧存性，研细面备用，皮肤破烂用干末上患处，红肿
处用香油调和敷患处。

来源：敖汉旗贝子府公社五官营子合作医疗站。

主治：刀伤及烧伤。

处方：陈石灰一两研面、川军一两。

用法：将二药共放勺内炒之见石灰已红色，川军已炒透，把二
药分开晒凉分开备用，用陈石灰治刀伤出血，用川军
研面治烧烫伤处敷患处。

来源：敖汉旗贝子府公社医院。

主治：烧伤及烫伤。

处方：儿茶五钱、冰片一钱、大黄五钱。

用法：共为细面，将药用香油或麻油调敷患处。

来源：阿旗红星公社卫生院张文宣。

主治：火烧烫伤。

处方：鸡蛋。

50

用法：用鸡蛋煮熟去白要黄放入铁勺内，用炭火熬成黑油同时加入大黄未冰片少许，调敷患处。制时注意一开始是黄褐色浊再熬成黑油方可使用。

来源：阿旗巴彦包特公社卫生院张国忠。

主治：火烧，烫伤症。

处方：猪毛不拘多少。

用法：用铁锅一口，炭火烧红后，放入猪毛煅成黑炭，取出冷后加大黄一两，冰片一两共研细未，用香油调敷患处。

来源：阿旗巴彦包特公社卫生院张国忠。

主治：烧烫伤。

处方：粘蒿籽。

将粘蒿籽研成细未，冷水调成粘糊状敷患处。

来源：阿旗医院刘悦。

主治：火烧烫伤。

处方：卤水，荞面，

用法：将卤水，荞面和成糊状敷患处。

来源：阿旗巴彦包特公社卫生院张国忠。

主治：烧烫伤。

处方：獾油五斤，紫草一斤，冰片一两半，轻粉一两半，香油适量。

用法：本方用獾油提取紫草（即将獾油熬开至100℃，将紫草

51

1949

新 中 国
地 方 中 草 药
文 献 研 究
(1949—1979年)

1979

放入炸枯，趁热挤压流出候凉加入轻粉，冰片，研细后以适量凡士林油调入成稀膏状，即可备用。如烧烫伤污染，可用盐水冲洗干净，有水泡用无菌针头，吸出，然后涂药于患处。一日一次。对1.2度烧烫伤疗效理想，对三度烧烫伤需实践，待进一步治疗观察。

来源：阿旗道德地区医院制药厂。

主治：烫伤。
处方：生石灰（半个鸡蛋大），鸡蛋清两个。
用法：将生石灰放到蛋清中搅匀，将烫伤泡挑破涂患处。
来源：喀旗小牛群公社医院张士俊。

主治：烧烫伤。
处方：大葱一两，石膏一两。
用法：共为细末，用麻油调合，外用。
来源：翁旗毛山东卫生院。

主治：烫伤。
处方：面碱不拘量。
用法：研成粉剂，小面积烫伤在不起泡时及时撒布患处，有止痛、防止起泡及防腐作用。
来源：翁旗医院沈宝和。

主治：烧烫伤。
处方：面碱适量，白公鸡一只。
用法：用白开水沏开白碱：洗过后公以鸡肚皮底下细毛和鸡

52

蛋清上之即可。

来源：左旗十三敖包公社卫生院耿殿一。

冻　伤

主治：冻伤。

处方：山查。

用法：文火烧熟山查，捣烂后敷患处。

来源：阿旗红星公社卫生院汪遵海。

破　伤　风

主治：破伤风。

处方：鱼鳔八钱、玉金三钱、天麻三钱、姜虫三钱、全虫一钱、麝香二分（冲服）。

用法：水煎服。

来源：甸子地区医院冯月涛。

主治：破伤风。

处方：鱼鳔八钱、川芎五钱、当归五钱、芥穗五钱、艾叶五钱。

用法：黄酒为引。上肢加桂枝、下肢加牛膝、腰部加杜仲。

来源：甸子地区医院冯月涛。

53

1949

新 中 国
地 方 中 草 药
文 献 研 究
(1949—1979年)

1979

蛇 咬 伤

主治：蛇咬伤。
处方：①苍耳子、雄黄研细末外敷患处。
　　　②灵脂一钱、雄黄一钱研末内服。
来源：敖汉旗贝子府公社医院。
　按：雄黄为含砷剧毒药物，内服时宜慎重，应请当地医务
　　　人员指导使用。

主治：蛇咬伤。
处方：蜈蚣一条、雄黄二钱。
用法：共研末，外敷患处，日二次。
来源：翁旗毛山东医院。

疯 狗 咬 伤

主治：疯狗咬伤。
处方：双花一两、大木鳖子三个。
用法：共研细末，黄酒冲服。
来源：喀旗西桥地区医院郭鸣洲。

外 伤 止 血

主治：外伤止血。
处方：煤油灯烟子炭。

54

用法：上患处。
来源：喀旗卫生局李万林。

妇 科 疾 病

妊 娠 恶 阻

主治：妊娠呕吐。
处方：藿香三钱、陈皮三钱、苏叶五钱、白术三钱
　　　桔梗三钱、香薷三钱、竹茹五钱、建曲四钱
　　　麦芽四钱、木香三钱、黄芩三钱、甘草一钱。
用法：水煎服。
来源：左旗十三敖包公社卫生院耿殿一。

主治：妊娠恶阻。
处方：乌梅一两半、竹茹四钱、柿蒂五钱。
用法：以伏龙肝（灶心黄土）煎汤，待澄清后，纳诸药煎
　　　服。
来源：林西县新林镇医院杨慧兰。

主治：妊娠血虚，头晕目花，四肢无力。
处方：葡萄干一两，白糖一汤匙。
用法：水煎服。
来源：林西县新林镇医院杨慧兰。

55

1949
新 中 国
地 方 中 草 药
文 献 研 究
(1949—1979年)
1979

痛 经

主治：痛经。

处方：红糖二两、鲜姜一两、烧酒二两。

用法：将糖、姜入酒内，将酒点燃，至不再燃烧时，用开水
冲服。

来源：赤峰市中医院李质文。

主治：痛经，经行腹痛，血色黑紫有块，少腹发凉。

处方：地榆炭五钱、坤草五钱、赤芍三钱、炮姜三钱。

用法：水煎服。

来源：翁旗医院张孚中。

月 经 不 调

主治：经血过多。

处方：熟地一两、当归五钱、白芍、荆芥炭、山萸、川断各
三钱、川芎二钱、甘草一钱。

用法：水煎服。

来源：赤峰市中医院刘荫田。

主治：逆经。

处方：当归、黄芩各三钱、元胡、生地各五钱、甘草三钱。

用法：水煎服。

来源：阿旗荞麦塔拉医院郭相军。

56

崩　　漏

主治：崩漏。

处方：红鸡冠花一两。

用法：研末，每服三钱，日服二次，红糖为引。

来源：敖汉旗贝子府公社医院于景云。

主治：崩漏。

处方：白马粪二两。

用法：炒炭研细末，每服二钱，日服二次，红糖为引。

来源：敖汉旗贝子府公社于景云。

主治：崩漏。

处方：熟地四两，党参二两、陈皮钱半、莲房炭一两、贯仲炭钱半、双花一两、连召钱半、生大蓟一两、炙草三钱。

用法：水煎服。

来源：敖汉旗贝子府公社医院。

主治：崩漏。

处方：红高梁须根二两。

用法：上药煨炒后研细末。每服三钱、红糖水送下，日服二次，空腹服。

来源：敖汉旗贝子府公社医院。

1949
新 中 国
地 方 中 草 药
文 献 研 究
(1949—1979年)
1979

主治：崩漏。

处方：党参四钱、白术四钱、元芪钱半、白芍四钱、甘草二钱、艾炭钱半、茯苓三钱、远志钱半、木香四钱、地榆炭三钱、侧柏炭四钱。

用法：水煎服。

来源：敖汉旗贝子府公社医院马国廷。

主治：崩漏。

处方：炒茴香四钱、炮姜三钱、元胡三钱、灵脂三钱、没药三钱、川芎三钱、当归三钱、卜黄三钱、官桂三钱，赤芍三钱、三七一钱冲、茜草炒三钱、三棱三钱。

用法：水煎服。

来源：左旗野猪沟卫生院孙凤阁。

主治：崩漏。

处方：公家兔一只，川贝3～5钱，红糖三两。

用法：家兔去五脏，纳川贝末，红糖入腹内，煮熟分二次服完。

来源：阿旗医院王本芙。

主治：崩漏。

处方：棕树皮一两，百草霜一两，血余炭五钱。

用法：棕皮炒炭，共研末，每服三钱，日服三次，白水送下。

来源：喀旗西桥地区医院郭鸣洲。

58

带　下

主治： 白带过多。

处方： 白高粱须根二两。

用法： 煨炒研细末，每服三钱，红糖为引，日服二次，空腹时服。

来源： 敖汉旗贝子府公社医院。

主治： 白带过多，少腹痛。

处方： 川栋子一两、茴香五钱、木香二钱、吴萸四钱，附子二钱、肉桂二钱。

用法： 水煎服。

来源： 左旗土木富洲公社石山湾大队合作医疗站。

主治： 赤白带下。

处方： 当归一两、川芎八钱、赤苓五钱、土茯苓二两、陈皮一两、木通五钱、双花两半、川军八钱。

用法： 共研细末。

来源： 敖汉旗牛古吐公社五家大队医疗站石窑。

胎前疾患

子　肿

主治： 子肿。

1949

新　中　国
地 方 中 草 药
文 献 研 究
(1949—1979年)

1979

处方：砂仁、大毛、姜皮、苏梗各二钱。

用法：水煎服。

来源：阿旗先锋医院孙海廷。

子　　悬

主治：子悬，胎气上攻腹胀痛。

处方：当归、川芎、酒芍、苏梗、腹皮、砂仁、广皮、
木香各二钱，甘草、枳壳各一钱。
虚者加党参一钱，攻上严重者加苏梗三钱。

用法：水煎、生姜、葱根、大枣为引。

来源：敖汉旗贝子府公社医院。

盆　腔　炎

主治：盆腔炎。

处方：公英一两、黄芩、坤草、苦参各五钱、丹参三钱。

用法：水煎服。

来源：林西县新林镇医院杨慧兰。

宫　颈　糜　烂

主治：宫颈糜烂。

处方：磺胺噻唑0.5g10片
维生素C片10片
枯矾　　二钱

60

用法：上药共研末外用。
来源：阿旗砖瓦窑大队医疗站薛云才。

产 后 疾 患

主治：产后腹痛。
处方：当归五钱、川芎三钱、炮姜三钱、桃仁三钱、坤草三钱、炙草一钱。
用法：水煎服。
来源：左旗十三敖包公社卫生院耿殿一。

主治：产后淤血痛，儿枕痛。
处方：血竭三钱、没药三钱、元胡三钱、灵脂二钱。
用法：共为细末，每服二钱，黄酒为引。
来源：敖汉旗贝子府公社医院于景云。

主治：产后腹痛，肿胀，二便不通。
处方：鸡屎、黄酒适量。
用法：取鲜鸡屎用其白尖，炒干，**另**将黄酒在文火中烫开，倒入屎末滤去渣，口服。
来源：阿旗医院马兆林。

主治：产后血晕。
处方：人参三钱、棕皮三钱、伏龙肝五钱。
用法：水煎服。
来源：喀旗那尔村医院邵春阳。

61

1949
新 中 国
地 方 中 草 药
文 献 研 究
(1949—1979年)
1979

子 宫 脱 垂

主治： 子宫脱垂

处方： 当归一两、党参一两、焦术七钱、陈皮一两、升麻五钱、柴胡五钱、炙芪一两、白芷七钱、乌梅七钱、冬虫草八钱、金樱一两、牛藤八钱、白芍八钱、羌活八钱、知母钱半、川芎五钱、焦查八钱、阿胶八钱、甘草五钱。

用法： 上药共为细末，炼密为丸三钱重，每服一丸，日服二次。

来源： 敖汉旗贝子府公社医院张茂坤。

主治： 子宫脱垂。

处方： 丝瓜三两二钱。

用法： 丝瓜烧存性为末，分十四次服，一日两次，黄酒为引。
配合针灸子宫、维胞穴。

来源： 喀旗乃林公社李友三。

主治： 子宫脱垂、脱肛。

处方： 黄芪三两、白术八钱、陈皮一两、升麻一两、柴胡一两、人参八钱、当归三两、五味五钱、赤石脂一两、防风一两、白芷八钱、甘草二钱。

用法： 共为细末，日服二次，每服二钱。

来源： 敖汉旗牛古吐公社大五家医疗站石璞。

62

阴　　痒

主治：阴痒。

处方：荆芥五钱、枯草四钱、蛇床子五钱、双花四钱、赤芍
三钱、生地四钱、苍术四钱、当归四钱、红花三钱、
甘草四钱。

用法：水煎外洗。

来源：赤峰市医院明子道。

主治：阴痒。

处方：胆草二钱、栀子二钱、柴胡三钱、木通四钱、当归四
钱、泽泻四钱、苍术五钱、防巳二钱、丹皮二钱、黄
柏三钱、防风三钱、土茯苓五钱、胡连二钱、芦荟二
钱、甘草二钱。

用法：水煎服。

来源：右旗卫校宁广林。

乳 汁 不 足

主治：乳汁不足，无乳。

处方：当归五钱、川芎、黄芪、不留各三钱、白芍、通草各
二钱、生地、花粉、炮甲、白芷各钱半、甘草一钱。
升麻五分。

用法：水煎服。

来源：赤峰市医院李庆昌。

1949

新 中 国
地 方 中 草 药
文 献 研 究
(1949—1979年)

1979

儿 科 疾 病

麻 诊

主治：麻疹。
处方：芫荽，萝贝英适量。
用法：捣烂搓前心，后背，手心，脚心。
来源：赤峰卫校四家子医院中医科。

主治：麻疹合并肺炎（疹毒归内）
处方：川贝一钱，木通五分，卜荷一钱，姜虫五分，寸冬五
　　　钱，知母一钱，娄仁五分，南星四分，枳实一钱，川
　　　朴一钱，栀子五分，大黄四分，二丑四分，人参五分，
　　　朱砂五分研细冲。
用法：上方药量以2～3岁为准，水煎服，每日2～3次。
来源：阿旗天山镇王沛霖。

肺 炎

主治：小儿咳嗽、痰喘（肺炎）
处方：生桑白皮二钱，地骨皮一钱，元参一钱，丹皮一钱，
　　　甘草五分。
用法：水煎频频服之。
来源：敖汉旗贝子府公社五官营子合作医疗站。

64

主治：小儿喘症（急性肺炎）

处方：桔梗一钱半，苏子一钱，前胡一钱半，陈皮一钱半，麻黄八分，杏仁一钱，川贝一钱半，枝子一钱半，石膏三钱，生草八分，海浮石一钱，知母一钱。

用法：1～3岁量，鲜姜一片，水煎服。

来源：赤峰市中医院纪跃庭。

主治：小儿病毒性肺炎，高热不退。

处方：板兰根五钱，双花五钱，柴胡五钱，草河车三钱，姜虫一钱，大青叶五钱。

用法：水煎服，日服3～4次。

来源：阿旗医院王本英。

主治：小儿痰喘咳嗽。

处方：石膏一两、川贝三钱、朱砂一钱。

用法：共为面，按小儿大小酌量服之。

来源：左旗十三敖包公社卫生院耿殿一。

发 热 惊 厥

主治：小儿惊风。

处方：柴胡钱半、胆草二钱、勾藤二钱、木通钱半、黄芩二钱、胆星一钱、花粉二钱、知母钱半、羚羊五分、姜蚕二钱、琥珀五分（两次冲服）。

用法：水煎服，此为3～5岁量。

来源：赤峰市中医院纪跃庭。

1949

新　中　国
地 方 中 草 药
文　献　研　究
(1949—1979年)

1979

百 日 咳

主治：百日咳，

处方：鸡胆一个，白糖适量。

用法：用白糖调鸡胆以不苦为止，每次服一匙日服 3 ～ 4 次。

来源：敖汉旗贝子府公社贝子府医院。

主治：百日咳。

处方：二冬各五钱、桔红三钱、白果二钱、百部二钱、黄连五分、川贝二钱、娄仁二钱。

用法：水煎服。

来源：阿旗先锋医院孙海庭。

佝 偻 病

主治：佝偻病、软骨病。

处方：鸡蛋皮适量。

用法：烘干研末，和白面内做饼吃，每日三次。

来源：左旗土木富洲公社土木富洲大队合作医疗站。

口　　疮

主治：口疮。

处方：五倍子五钱，枯矾二钱半。

用法：研极细末备用，将药面少许加白糖撒在患处。

来源：喀旗山前公社医院孟显文。

主治：口疮。

处方：生菜根。

用法：炒成炭，研细涂患处。

来源：喀旗大牛群公社医院高云庆。

主治：口疮。

处方：白毛驴乳。

用法：上患处。

来源：喀旗大牛群医院高云庆。

流　　涎

主治：小儿口疮，口角流涎。

处方：吴茱萸一两。

用法：共为细末，敷足心男左女右，敷一天一夜。

来源：敖汉旗贝子府公社五官营子合作医疗站。

主治：流涎。

处方：南星适量为末。

用法：敷足心（男左女右）

来源：阿旗医院马兆林。

67

1949
新 中 国
地 方 中 草 药
文 献 研 究
(1949—1979年)
1979

胎　　毒

主治：胎毒（湿疹）

处方：苡米三钱，乌蛇三钱，白术三钱，鹿角胶三钱，白鲜
　　　皮三钱。

用法：水煎服。

来源：敖汉旗贝子府公社医院马国弄涎。

主治：胎毒，秃疮。

处方：白蛇一条，醋一斤。

用法：白蛇打死后装在一小口瓶内，加醋，放至醋化蛇成液
　　　体为度，用白开水洗净疮头，再用棉球蘸药液，涂于
　　　疮面一层，即可，勿多用。

来源：翁旗桥头公社上台医疗站王秀玉。

新生儿破伤风

主治：小儿四六风

处方：黑古月七粒，葱白五寸。

用法：将胡椒包入葱白内，用麻缠好烧熟后水煎服，此方之
　　　麻灰亦同煎服，服后发汗。

来源：右旗卫校宁广林。

主治：小儿四六风。

354

处方：勾藤三个，全虫一个。

用法：熬水喝。

来源：喀旗牛营子公社医院张志忠。

消 化 不 良

主治：小儿伤食，腹痛。

处方：赤芍一钱半，川栋子二钱，内金一钱半，槟榔二钱，
前胡二钱，焦查二钱，砂仁二钱，莱卜子二钱，花粉
二钱，黄芩二钱半。

用法：1～4 岁量，水煎服。

来源：赤峰市中医院纪跃庭。

主治：小儿脾虚肚大，消化不良。

处方：五倍子三钱。

用法：捣细贴肚脐，一个星期取下，连用三次为宜。

来源：敖汉旗贝子府公社贝子府合作医疗站。

主治：慢脾风。

处方：蝎子一个。

用法：共为细末，将药面扣肚脐上，再用炒热食盐三两用纱
布包裹腾肚脐上。

来源：敖汉旗贝子府公社向阳医院张茂昆。

主治：小儿消化不良，脾胃病，肚子疼。

处方：炙山甲三钱，内金三钱，蜈蚣三条。

69

1949

新　中　国
地 方 中 草 药
文 献 研 究
(1949—1979年)

1979

用法：共为细末，每服五分，日服两次。
来源：左旗土木富洲公社土木富洲大队合作医疗站。

主治：小儿腹胀。
处方：大葱白二两。
用法：将大葱捣烂，加热敷肚脐上。
来源：敖汉旗贝子府公社亦马吐大队合作医疗站。

主治：小儿单纯消化不良。
处方：猪骨头，白糖适量。
用法：猪骨头炒研面，加白糖适量口服。
禁忌：生冷。
来源：翁旗桥头医院崔家营医疗站郭风芹。

主治：饮食无度，发生积滞，日久面黄肌瘦，青筋暴露。
处方：大黄一两，炮姜五钱，鳖甲九钱。
用法：共细末，米醋一斤煎至半斤和药末为丸，小儿每服五
　　　分一或。
来源：阿旗巴彦包特地区医院张国忠。

主治：小儿呕吐，
处方：半夏，竹茹，陈皮，茯苓，枳壳，各等分。
用法：用伏龙肝水和姜枣为引。
来源：敖汉旗贝子府公社医院。

主治：小儿疳积，肚大青筋面黄肌瘦，肚子疼痛。

70

处方：雷丸五钱、使君子五钱。

用法：将雷丸用苍术二钱放在一起煮熟去苍术，使君子去皮炕干再和雷丸，共为细末，分六次，在吃饭时用鸡蛋1～2个加油盐和药末顿服。

来源：敖汉旗贝子府公社亦马吐合作医疗站。

主治：小儿疳积

处方：黑矾一钱（煅），麦芽一斤，神曲一斤,山查一斤(炒黄)，馒头一斤（切片晒干）。

用法：共末红糖、白糖等量为丸，每日三次，适量。

来源：喀旗那尔村医院邵春阳。

肠 炎 腹 泻

主治：小儿胃肠炎，脱水致慢脾风。

处方：红参五分，灯心一撮，苡米四钱，赤苓三钱，肉叩五分。

用法：水煎服。

来源：阿旗红星卫生院张文宣。

主治：急性胃肠炎，小儿营养不良。

处方：生山药一斤。

用法：生山药为细末加白糖少许分服成人每日一两或二两，三岁以下儿童可用五钱，连用一至二个月。

禁忌：凉硬不易消化之食物。

来源：阿旗红星卫生院张文宣。

71

1949

新 中 国
地 方 中 草 药
文 献 研 究
(1949—1979年)

1979

主治：婴儿单纯性腹泻。

处方：大蒜为泥。

用法：外用敷肚脐不显时，可服炮姜末少许。

来源：阿旗医院王本英。

主治：婴儿腹泻。

处方：白术，山药，车前子，肉叩等分为末。

用法：每日2～5分，米汤送下。

来源：阿旗巴彦包特卫生院张国忠。

主治：小儿泻肚。

处方：鸡蛋黄一个，

用法：焙干研为细末，分三次服下。

来源：敖汉旗贝子府公社贝子府合作医疗站。

主治：小儿水泻。

处方：车前子三钱。

用法：将车前子微炒，研末将药末与小米粥皮合拌，给小儿
      喂下，三岁以下小儿最为适宜。

来源：赤峰市医院张平可。

主治：小儿腹泻。

处方：陈皮一钱半，白术一钱半，苍术一钱半，花粉一钱半，
      焦查一钱半，肉豆叩一钱半，车前子一钱半，藿香叶
      一钱半，石榴皮一钱半，甘草一两，生姜一片。

用法：1～4岁量，水煎服。

72

来源：赤峰市中医院纪耀庭。

主治：小儿腹泻，
处方：滑石，青黛，甘草各等分；朱砂少许。
用法：其为细末，每次三分至五分姜水送服。
来源：敖汉旗贝子府公社贝子府合作医疗站。

主治：小儿消化不良，腹泻，呕吐，高烧。
处方：焦查三钱，神曲三钱，麦芽三钱，云苓三钱，陈皮三
　　　钱，泽泻三钱，白术三钱，半夏一钱，藿香二钱，苍
　　　术一钱，甘草一钱。
用法：共为细末，每包三分重，六个月至一岁每日一包半，
　　　1—2岁每日二包。
来源：敖汉旗贝子府公社口琴合作医疗站。

主治：小儿脾虚泻，
处方：炒山药一两。
用法：共为细末，每次三分至五分服之。
来源：敖汉旗贝子府公社贝子府合作医疗站。

遗　　尿

主治：遗尿。
处方：文冠果树枝。
用法：开水浸泡饮用。
来源：阿旗新民公社卫生院刘井春。

73

1949

新　中　国
地 方 中 草 药
文　献　研　究
(1949—1979年)

1979

主治：遗尿（尿炕）
处方：鸡肠全具（洗净焙干），桑蛸三钱，益智三钱。
用法：研末，每次一钱五分。
来源：喀旗牛营子地区医院杨文彩。

主治：小儿尿炕病。
处方：丝子三钱，双蛸三钱，昆布一钱，海蛸二钱，远志三
　　　钱，五味子二钱。
用法：共为末，日服二次，每服二钱。
来源：左旗土木富洲公社东方红大队李评。

主治：小儿遗尿。
处方：山药三钱，海蛸三钱，乌药四钱，草果仁四钱，牡力
　　　六钱。
用法：水煎服。
来源：左旗十三敖包公社卫生院耿殿一。

新 生 儿 黄 疸

主治：初生小儿黄风（新生儿黄疸）。
处方：茵陈一钱，苍术五分，陈皮五分，云苓三钱，僵蚕三
　　　分，甘草三分。
用法：水煎服，每日二次。
来源：敖汉旗贝子府公社向阳医院张茂昆。

74

盘 肠 气

主治：小儿盘肠气（腹疼）。

处方：文术三钱，三棱三钱，白芨一钱，全虫一钱，蜈蚣三条。

用法：共为细末，每服三钱，日三次。

来源：左旗土木富洲公社土木富洲大队合作医疗站。

小儿麻痹后遗症

主治：小儿麻痹后遗症。

处方：淫羊藿一钱，桑寄生三钱，勾藤一钱，赤芍二钱，地龙二钱，牛膝二钱，鸡血藤三钱，生芪五钱，当归三钱。

用法：水煎服。

来源：喀旗西桥地区医队郭鸣洲。

五 官 科 疾 病

口 腔 疾 患

主治：口腔拔牙表面麻醉剂。

处方：1、蟾酥一钱、生二乌各二钱半、生南星五钱、生半夏五钱、细辛五钱、薄荷五钱、樟脑三钱。

2、蟾酥五分、生川乌一钱、生草乌一钱、生半夏一钱、细辛一钱、洋金花一钱、川椒一钱。

75

1949

新 中 国
地 方 中 草 药
文 献 研 究
(1949—1979年)

1979

用法：上二方分别研极细末，浸泡干1000CC酒精中，密封
　　　静置2～3天备用，上患牙处，指压后手指拔牙，注
　　　意不要咽下药液。
来源：宁城县医院张思坦。

主治：口腔出血。
处方：竹茹适量。
用法：醋浸一夜，嗽口用。
来源：阿旗医院马兆林。

主治：口腔炎。
处方：细辛二钱。
用法：上药研末，分成五包，用醋调成糊状，外敷脐部，用
　　　胶布固定，每日一次。
来源：阿旗医院马兆林。

主治：口腔炎。
处方：柿霜一两、核黄素10片。
用法：共为细末，吹患处。
来源：敖汉旗贝子府公社口琴合作医疗站。

牙　　疼

主治：牙疼。
处方：元参五钱、石膏五钱、升麻三钱、元芩三钱、生地五
　　　钱。

76

来源：敖汉旗贝子府公社五官营子合作医疗站。

主治：火牙痛。
处方：元参八钱、生地一两、石膏八钱、升麻三钱、白芷三钱、竹叶三钱、苦参三钱、毕拨二钱、良姜一钱、首乌三钱、细辛一钱、甘草一钱。
用法：水煎服。
来源：左旗十三敖包公社卫生院耿殿一。

主治：虫牙痛。
处方：古月七粒、绿豆七粒。
用法：共研细末，用棉花包好如小杏核大小，咬于患牙处。
来源：右旗卫校宁广林。

主治：牙疼。
处方：大黄、山豆根、赤芍、地丁各三钱。
用法：水煎服。
来源：敖汉旗贝子府公社五官营子医疗站。

主治：风火牙痛。
处方：荆芥三钱、防风三钱、石膏五钱、青皮三钱、丹皮三钱、细辛一钱、生地五钱、川军二钱、芒硝钱半、升麻二钱、甘草三钱。
左上牙加柴胡、栀子。
左下牙加羌活、胆草。
右上牙加枳壳。

77

1949

新 中 国
地 方 中 草 药
文 献 研 究
(1949—1979年)

1979

右下牙加黄芩、桔梗。

门牙加寸冬。

妇女加当归、川芎。

用法：水煎服。

来源：甸子地区医院冯月涛。

主治：牙痛胃火热盛者。

处方：赭石一两、牛膝一两、滑石三钱、生石膏一两、甘草一钱。

用法：水煎服。

来源：阿旗医院王本英。

主治：寒火牙痛。

处方：川乌、草乌、细辛、白芷各一钱。

用法：上药捣碎后用白酒浸泡，继在文火上煎20分钟，以汤嗽口。注意勿将药液咽下。

来源：阿旗哈兰哈达公社新林堡大队医疗站杨广仁。

主治：肾火、胃火牙痛。

处方：生地一两、熟地一两、元参一两、细辛一钱、申姜一钱、黄芩一钱。胃火盛加石膏五钱。

来源：翁旗医院张汉清。

主治：各种牙痛。

处方：雄黄、豆霜、银朱、白芨各5g。

用法：共研末，蜜调贴印堂穴，日一次。

78

来源：翁旗毛山东卫生院。

扁 桃 体 炎

主治：扁桃体炎，咽喉肿痛。

处方：山豆根一两、甘草五钱。咽喉肿痛针刺双侧合谷。

用法：水煎服。

来源：翁旗桥头公社七大份医疗站祝鸿喜。

主治：急性扁桃体炎。

处方：背三针：

　　　正穴：屈肘搭向背侧，中指达到之脊柱点。

　　　付穴：双侧手从腋下向背搭手之点留针15分钟。

来源：阿旗医院马兆林。

主治：咽喉肿痛，乳蛾。

处方：黄瓜种一根，芒硝适量。

用法：将黄瓜籽掏出，把芒硝装满黄瓜内，放阴凉通风处风
　　　干，干后即现白霜，取下装瓶内备用。
　　　每日三次，用苇管吹患处。

来源：敖汉旗贝子府公社医院张茂昆。

主治：咽喉刺痒，咳嗽。

处方：苦参、薄荷各等分。

用法：共为细末，每服二钱，白开水送下。

来源：敖汉旗贝子府公社大庙合作医疗站。

79

1949
新 中 国
地 方 中 草 药
文 献 研 究
(1949—1979年)
1979

眼 科 疾 患

主治：夜盲症。

处方：夜明砂、谷精草等分，羊肝一具。

用法：上二药研末，羊肝用竹刀劈开，纳药末入内，以泔水煮熟，食之。

主治：肝热头痛眼花。

处方：柴胡三钱、菊花二钱、川芎三钱、赤芍二钱、蔓荆三钱、防风三钱、青皮三钱、枝子三钱。
　　　痛甚加黄芩；口渴胆草三钱、寸冬三钱。

用法：水煎服。

主治：血热逆行，上注于睛。

处方：归尾三钱、香附三钱、川军三钱、川连二钱、生地三钱、黄芩三钱、赤芍三钱、川芎二钱、羌活三钱、栀子三钱、赤木二钱、红花二钱、薄荷一钱、木贼二钱、甘草一钱、柴胡二钱。

用法：水煎服。

主治：白睛肿起紫筋。

处方：归尾四钱、赤芍三钱、生地四钱、枝子、元芩、槐花、胆草、蔓荆各三钱、芥穗钱半、丹皮、赤木、红花、木贼各三钱、菊花四钱、川连二钱、桑皮三钱。
　　　大便秘结加大黄四钱、枳壳三钱。身热加地骨皮三钱、

80

知母三钱、柴胡三钱。

用法：水煎服。

主治、近视眼。

处方：党参四钱、远志三钱、茯神四钱、生地、知母、黄柏、车前、芜蔚子、杞子、菟丝、石决各三钱、五味子一钱。

用法：水煎服。

主治：瞳仁散大。

处方：二地八钱、黄芩、川连、柴胡、地骨皮、天冬各三钱、当归四钱、人参、枳壳二钱、五味子、甘草各一钱。

用法：水煎服。

主治：白涩症（俗称白眼害）。

处方：桑皮二钱、黄芩、当归、元参、菊花、寸冬、云苓、桔梗各三钱、沸花四钱、甘草一钱、栀子三钱。

头痛加蔓荆子五钱、芥穗二钱。

用法：水煎服。

主治：蟹睛症（实证）。

处方：元参、地骨皮、知母、芜蔚子各三钱、川军五钱、车前、柴胡、胆草、黄芩、防风、赤芍、桔梗三钱、甘草二钱。

头疼加细辛一钱。

蟹睛紫黑者加羚羊一钱。

心悸者减川军加人参二钱、远志三钱。

用法：水煎服。

81

1949

新 中 国
地 方 中 草 药
文 献 研 究
(1949—1979年)

1979

主治：针眼。

处方：连召五钱、苦参、赤芍、白芷、花粉、防风、牛子、
　　　陈皮、竹叶、栀子各三钱、双花、生地、石膏各四钱、
　　　芥穗、甘草、川连各二钱。

用法：水煎服。

主治：奴肉攀睛（翼状奴肉）。

处方：香附、石决、菊花各一两、侧柏叶、炒槐花、远志、
　　　蔓荆子各五钱、蒺藜、归尾各八钱、川连三钱。

用法：蜜丸三钱重，每服一丸，日三次。

主治：奴肉攀睛。

处方：海螵蛸二钱、食盐一钱、冰片五分。

用法：共为细末，点局部。

来源：翁旗广德公医院。

主治：倒睫。

处方：木鳖子。

用法：研极细末，左眼左鼻闻，右同此。

来源：喀旗统战部翟凌云。

主治：夜盲症。

处方：川连三钱、菊花三钱、青羊肝一具。

用法：水煎服。

来源：喀旗牛营子地区医院张治中。

82

主治：眼生云翳。

处方：柴胡、黄芩、桔梗、羌活、防风、青皮、川芎、赤芍、广皮、蒺藜、蔓荆各三钱、当归、全退各四钱、石决、谷精各五钱。

用法：水煎服。

主治：眼中云翳。

处方：栀子、芜蔚子、元明粉、天冬、知母、防风、石决、羌活各三钱、连召、川军、石膏、黄柏、黄芩、双花各四钱、甘草一钱。

用法：水煎服。

主治：烂眼边（睑缘炎）

处方：荆芥、川芎、栀子、薄荷、苍术、甘草各二钱、防风、连召、当归、赤芍、黄芩、石膏、桔梗、陈皮各三钱。

用法：水煎服。

主治：烂眼边。

处方：胆矾钱半、川乌、荆芥、苦参、白芷、川柏各三钱。

用法：水煎熏之。

来源：左旗十三敖包公社卫生院耿殿一。

主治：暴发火眼。

处方：当归、赤芍、栀子、川羌、防风、菊花、花粉、公英各三钱、连召、川军各四钱、薄荷二钱、牛子、甘草各一钱。

1949

新 中 国
地 方 中 草 药
文 献 研 究
(1949—1979年)

1979

用法：水煎服。

来源：以上未署名之十四方俱为赤峰市中医院马兆庆献方。

主治：暴发火眼。

处方：大黄二两。

用法：水煎熏之。

来源：左旗十三敖包公社卫生院耿殿一。

主治：暴发火眼。

处方：黄连五钱。

用法：上药煎好，过滤消毒、贮眼药瓶内滴眼。

来源：翁旗桥头公社上桥头大队合作医疗站韩国顺。

鼻　衄

主治：鼻衄。

处方：紫皮大蒜一头。

用法：捣烂如泥，敷足心，男左女右。

来源：敖汉旗贝子府公社巨林营子合作医疗站。

主治：鼻衄。

处方：当归、赤芍、川芎、生地、竹茹、红花、赤木、茅根、
　　　藕节、阿胶各三钱、石膏五钱、黄芩四钱、甘草一钱。

用法：水煎服。

来源：左旗十三敖包公社卫生院耿殿一。

84

主治：衄血。

处方：茅根一两、生地五钱、白芍、栀子各四钱、当归、木
通、香附各三钱、荆芥二钱、辛夷一钱。

用法：水煎服。

来源：阿旗先锋医院孙海廷。

主治：鼻出血。

处方：三七、冰片、发灰适量。

用法：研末，卷白纸内吹鼻孔内。

来源：翁旗毛山东医院。

鼻　　癌

主治：鼻癌。

处方：桃仁、红花、三棱、莪术、核桃树枝各五钱。
代壳核桃用米糠烧去皮后，将仁炒黑黄色，炸油备
用。

用法：水煎荷包鸡蛋（三个）吃。
外用核桃油擦患处。

来源：喀旗小牛群地区医院张士俊。

中耳炎、耳聋

主治：中耳炎。

处方：甲珠、轻粉、官粉、黄丹各五钱。

用法：共研细末，吹耳内。

1949

新　中　国
地 方 中 草 药
文　献　研　究
(1949—1979年)

1979

来源：左旗土木富洲公社土木富洲大队合作医疗站。

主治：慢性中耳炎。
处方：木鳖子一个。
用法：用木鳖子研香油，取油滴耳三至五滴。
来源：赤峰市医院张平可。

主治：中耳炎。
处方：猪胆汁，冰片适量。
用法：将猪胆穿一孔，纳冰片，取少许滴耳内。
来源：喀旗美林公社医院王秀。

主治：耳聋。
处方：鲜地龙一条、大葱一棵。
用法：剥开葱肚约地龙长，纳地龙于内，用线麻绑上，文火
　　　烧熟，将流出之葱汁放入西林瓶内，加麝香少许，每
　　　用三滴点耳。
来源：阿旗新民公社卫生院刘景春。

皮 肤 科 疾 病

斑　秃

主治：斑秃。
处方：鲜姜。

86

用法：擦患处。
来源：阿旗医院王本英。

主治：斑秃、全秃。
处方：当归一斤、柏叶一斤。
　　　侧柏叶二两，白酒半斤，浸药七天。
用法：上两药共为细末，密丸三钱重，每服一丸，日服三次。
　　　外用侧柏叶酒擦局部。
来源：阿旗红星卫生院曹培温。

荨　麻　疹

主治：荨麻疹。
处方：双花三钱、连召三钱、苓皮四钱、木通钱半，牛子三钱、蝉退三钱、川军三钱、黄芩三钱、花粉钱半、枳壳二钱、荆芥钱半，苍术三钱、甘草二钱。葱根三段为引。
用法：水煎服。
来源：赤峰市医院已故老中医黄进普。

主治：顽固荨麻疹。
处方：何首乌五钱、苍术三钱、百部三钱、苦参三钱、全退五钱、姜虫五钱，防风三钱、鲜皮三钱，芥穗三钱、胡麻仁三钱、甘草二钱。
用法：水煎服。
来源：阿旗科办王世良。

1949
新　中　国
地 方 中 草 药
文 献 研 究
(1949—1979年)
1979

主治：荨麻疹。

处方：地肤子五钱、苦参二钱、车前子二钱、荆芥、防风，桑皮、苍术各三钱、赤芩四钱、全退二钱。

用法：水煎服。

来源：阿旗先锋医院孙海廷。

主治：荨麻疹等。

处方：苍术、防巳、苡米各八分、乳香、没药各二钱、浮萍一两、双花、连召各三钱、地肤子一两、防风、白芷、黄柏各三钱、黄酒七两。

用法：水煎服，红糖五钱为引，服后盖被取汗。

来源：翁旗桥头公社北长胜医疗站刘锡君。

主治：荨麻疹。

处方：芥穗二钱、地骨皮二钱、白鲜皮二钱、姜蚕二钱、生地六钱、丹皮二钱、土茯苓六钱，黄芩二钱，银花二钱，连召二钱、山查二钱。

用法：水煎服。

来源：赤峰市中医院纪耀庭。

牛　皮　癣

主治：牛皮癣。

处方：鲜白头翁适量。

用法：用石器捣烂，敷患处。

来源：敖汉旗贝子府公社大庙合作医疗站。

主治：牛皮癣。

处方：生地一两、当归五钱、槐花四钱、白鲜皮七钱、双花
六钱、苡米一两、天冬三钱、黄芩三钱、蒺藜三钱。

用法：水煎服。

来源：敖汉旗贝子府公社医院马国廷。

主治：牛皮癣。

处方：乌梅一两、红花三钱、三棱二钱、双花五钱、甘草二
钱。

用法：水煎服。

来源：喀旗乃林公社李有三。

主治：牛皮癣。

处方：酒精一两、细辛二钱、官桂三钱。

用法：用酒精浸泡3～7日，擦患处。

来源：喀旗乃林公社李有三。

主治：牛皮癣。

处方：水杨酸粉10g

黄降汞0.12g

百部一两

用法：上药共研细末，加碘酒5～10cc，酒300ml，均匀混
合，外用。

来源：阿旗红星卫生院张文宣。

主治：牛皮癣。

1949

新　中　国
地方中草药
文　献　研　究
(1949—1979年)

1979

处方：山核桃皮五钱、全虫三钱。

用法：研细末，水、酒调敷患处。

来源：喀旗卫生局李万林。

主治：体癣。

处方：谷糠油50毫升、轻粉一钱。

用法：用毛纸卷谷糠烧成油，将轻粉入油调涂患处。

来源：翁旗毛山东卫生院。

主治：皮癣。

处方：防风三钱、荆芥、葛根、白芷，滑石各三钱、苍术四
　　　钱、苦参、牛子、大活、公英、知母、蒺藜、大黄、
　　　全退各三钱、地肤子五钱、甘草三钱。

用法：水煎服。

来源：左旗十三敖包公社卫生院耿殿一。

带　状　疱　疹

主治：蛇盘疮（带状疱疹）。

方法：用切菜刀一把，找出蛇盘疮起点，从起点开始，分片
　　　由外围向里按。

来源：赤峰市医院张平可。

主治：蛇盘疮。

处方：雄黄三钱：白矾一两。

方法：清茶水调涂患处。

90

同时内服荆防败毒散：

荆芥、防风、羌活、独活、前胡、柴胡、川芎、白
芷、党参、云苓各三钱、甘草二钱。

来源：翁旗医院张汉清。

主治：蛇盘疮。
处方：雄黄三钱、白矾、黄柏各二钱、冰片少许。
用法：共为细末、鸡蛋清调糊状敷患处。
来源：敖汉旗贝子府公社五官营子医疗站。

主治：蛇盘疮。
处方：蜈蚣三条、雄黄一钱。
用法：共为细末、香油调敷患处。
来源：阿旗新民公社卫生院刘景春。

主治：带状疱疹。
处方：板兰根、生地、胆草各四钱；柴胡、元芩、栀子、泽
泻各三钱。
用法：水煎服。
来源：阿旗医院马兆林。

各 类 皮 炎

主治：神经性皮炎。
处方：木鳖子适量。
用法：研醋涂患处。

91

1949

新 中 国
地 方 中 草 药
文 献 研 究
(1949—1979年)

1979

来源：宁城县医院马思坦。

主治：植物性皮炎。
处方：苦参一两；黄芩、防风、地肤子五钱。
用法：水煎外洗。
来源：敖汉旗贝子府公社马国廷。

主治：过敏性皮炎。
处方：党参；诃子、苍耳各三钱、甘草、桔梗、辛夷各二钱、细辛五分。
用法：水煎服。
来源：喀旗山前医院孟显文。

主治：皮炎。
处方：鲜树条五样（根据当地条件找五种树条即可）。
用法：水煎加硫黄20～30g，外洗患处。
来源：左旗十三敖包卫生院耿殿一。

主治：顽固性皮肤病。
处方：槟榔、全虫、斑蝥、全退、五味子、冰片一钱。
用法：用六十度白酒浸泡七天，以汁涂敷患处。
来源：阿旗新民公社卫生院刘景春。

钱　　癣

主治：大钱癣。

92

处方： 米醋，猪胆汁适量。

用法： 上药调匀后涂患处。

来源： 左旗土木富洲公社土木富洲大队合作医疗站。

主治： 大钱癣。

处方： 醋泡鸡蛋七天。

用法： 涂患处。

来源： 赤峰市医院张平可。

鸡 眼

主治： 鸡眼。

处方： 白矾3g、胆矾3g、鸦胆子15g。

用法： 两矾共飞为末，与鸦胆子混合，水调成糊状，擦到鸡眼处。

来源： 阿旗医院马兆林。

主治： 鸡眼。

处方： 水杨酸粉2.5g

　　　　樟丹　　2.5g

　　　　普鲁卡因2.5g

　　　　石炭酸　2.5g

　　　　碘酒　　5ml

　　　　白糖　　适量

用法： 调成糊状、局部用。

来源： 阿旗红星公社卫生院张文宣。

1949

新 中 国
地方中草药
文 献 研 究
(1949—1979年)

1979

湿疹、阴囊湿疹

主治：黄水疮。
处方：樟丹、红粉各三钱、冰片一钱、枯矾五钱
用法：上药研末，香油调敷患处。
来源：赤峰市医院徐成宽。

主治：黄水疮、痛痒流水。
处方：红枣七个烧炭、枯矾一钱、黄丹一钱、官粉一钱、松香一钱、冰片三钱、雄黄二钱、五倍子三钱炒黄。
用法：上药共研细末，香油调敷患处。
来源：阿旗巴彦包特卫生院张国忠。

主治：黄水疮。
处方：铜绿五钱、枯矾五钱、冰片一钱。
用法：共研细末、上患处。
来源：翁旗广德公医院。

主治：湿疹合并脓疱疮。
处方：黄柏、枯矾各三钱、雄黄二钱、白芷三钱、冰片五分。
用法：共为细面，植物油调糊涂患处。
来源：翁旗桥头公社七大分合作医疗站。

主治：小儿黄水疮。

94

处方：轻粉一钱、枯矾、铅粉、松香各二钱、樟丹、冰片各
　　　五分、甲珠一钱。

用法：共研细末，香油调敷患处。

来源：阿旗白城子医院。

主治：婴儿湿疹、化脓性中耳炎。

处方：雄黄、明矾、五倍子各五钱、荔枝核四钱、轻粉三
　　　钱、冰片一钱。

用法：上药共为细末，香油调敷患处。

来源：阿旗医院马兆林。

主治：绣球风（阴囊湿疹）。

处方：砂仁壳。

用法：水煎蒸洗患处。

来源：喀旗乃林公社李有三。

主治：阴囊湿疹。

处方：蛇床子、地肤子各一两、白鲜皮、苦参、黄柏各五
　　　钱、防风三钱。

用法、水煎，洗患处。

来源：阿旗医院王本英。

主治：顽固性皮疹。

处方：百部、白芷、苦参等量。

用法：上药用白酒一斤浸泡（将药物用纱布袋装上，放酒内
　　　24小时），外用擦患处，擦到那里，随即火烤。

95

1949
新 中 国
地 方 中 草 药
文 献 研 究
(1949—1979年)
1979

来源：阿旗胜龙大队合作医疗站陈国华。

臁　疮

主治：臁疮。

处方：黄腊一两、红粉七钱、铅粉一两、香油四两。

用法：把香油熬至滴水成珠，将红粉、铅粉入内搅匀，再把黄腊放入油内溶化搅匀，用棉料白纸剪成二、三寸宽，三、四寸长条，全部浸入油内，拿出，晾干。贴患处，一日一换。

来源：赤峰市医院明道德。

秃　疮

主治：秃疮。

处方：棉花一两，芒硝一两。

用法：棉花包芒硝烧灰，撒敷患处。

来源：翁旗广德公医院。

白　癜　作

主治：白癜风。

处方：白公鸡腰子（鲜）。

用法：涂擦患处。

来源：阿旗医院王本英。

96

鹅 掌 风

主治：鹅掌风。

处方：斑蝥二个、白芷三钱。

用法：共为末，陈醋调敷患处。

来源：喀旗乃林公社李有三。

97

1949

新 中 国
地 方 中 草 药
文 献 研 究
(1949—1979年)

1979

附录

公制与市制计量单位换算表

中医处方用药计量单位改革以后，中医处方用药的计量单位一律以公制计量单位的"克"为主单位（"毫克"为辅），取消"两"、"钱"、"分"等旧市制计量单位。

公制与市制计量单位的基本换算关系如下：

1、基本关系：

1公斤（Kg）＝2市斤，

1市斤＝500克（g），

1公斤（Kg）＝1000克（g），

1克（g）＝1000毫克（mg）。

2、十进位市制"两"、"钱"、"分"与公制"克"的关系：

1两＝50克（g），1钱＝5克（g），

1分＝0.5克（g）＝500毫克（mg），

1厘＝0.05克（g）＝50毫克（mg）。

详见对照表一

3、十六进位市制"两"、"钱"、"分"与公制"克"的关系：

1两＝31.25克（g），1钱＝3.125克（g），

1分＝0.3125克（g）＝312.5毫克（mg），

1厘＝0.03125克（g）＝31.25毫克（mg）。

详见对照表二

说明：改革以后处方一律横书，

98

其计量单位即可用中文名称（克、毫克），也可用代号（g、mg）书写。关于计价问题：在新价格表未发下之前，暂用原价本计价。

对 照 表 一

十进位市制单位	公制（克）	十进位市制单位	公制（克）	十进位市制单位	公制（克）	十进位市制单位	公制（克）
1 厘	0.05	2 钱	10	5 钱	25	8 钱	40
5 厘	0.25	2.5钱	12.5	5.5钱	27.5	8.5钱	42.5
1 分	0.5	3 钱	15	6 钱	30	9 钱	45
5 分	2.5	3.5钱	17.5	6.5钱	32.5	9.5钱	47.5
1 钱	5.0	4 钱	20	7 钱	35	1 两	50
1.5钱	7.5	4.5钱	22.5	7.5钱	37.5		

对 照 表 二

十六进位市制单位	公制（克）	十六进位市制单位	公制（克）	十六进位市制单位	公制（克）	十六进位市制单位	公制（克）
1 厘	0.03125	2 钱	6.25	5 钱	15.625	8 钱	25.
5 厘	0.15625	2.5钱	7.8125	5.5钱	17.1875	8.5钱	26.5625
1 分	0.3125	3 钱	9.375	6 钱	18.75	9 钱	28.125
5 分	1.5625	3.5钱	10.9375	6.5钱	20.3125	9.5钱	29.6875
1 钱	3.125	4 钱	12.5	7 钱	21.875	1 两	31.25
1.5钱	4.6875	4.5钱	14.0625	7.5钱	23.4375		

99

农村常见疾病
草药治疗手册

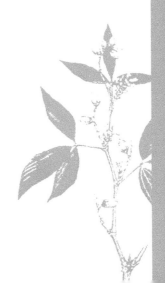

提　要

成都市中医学会编。

1966 年 1 月第 1 版第 1 次印刷。　50 开本。3.2 万字。定价 0.07 元。共 61 页，其中前言 2 页，目录 3 页，正文 56 页。黑白绘图 50 幅。平装铅印。

前言简介了本书编写缘起。为了响应党的号召，为广大农民服务，编写组现将用以治疗农村易发疾病如感冒、哮喘、蛔虫病、小儿百日咳等的草药及草药药方编成本书，供农村卫生工作者及区、县、乡医务人员参考。

本书分为草药和草药处方两大部分。其中草药部分按药物功效分为解表药、清热解毒药、除湿利水药、滋补药、收涩药、理血药、驱虫药、止咳化痰药、消导健脾药、追风除湿药、理气药。每药下有性状、功能主治、用量等项，部分药物附有别名及黑白绘图。草药处方部分介绍了感冒、咳嗽、哮喘、胃痛、腹泻等 21 种疾病的草药处方，每方下有适应病证、处方（组成）等项。

草药的煎服方法，一般是一剂药是两天量，共熬两次，每次分 3 次服。附方后未做说明的，也可如此处理。

书中药物用量是按照农村习惯以新采的鲜药为准，用十六进位秤计重。若用晒干的药物，可根据患者年龄、病情轻重等酌量减少 1/2 或 2/3。

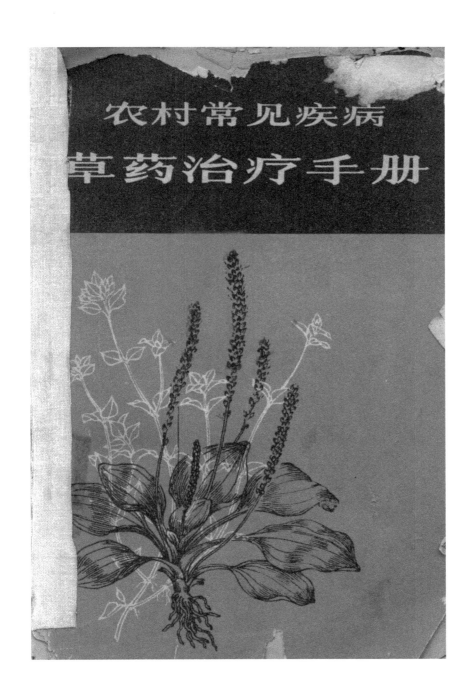

农村常见疾病
草药治疗手册

目　录

第一部分　草药

1949

新　中　国
地 方 中 草 药
文 献 研 究
(1949—1979年)

1979

1949

新 中 国
地 方 中 草 药
文 献 研 究
(1949—1979年)

1979

· 白 页 ·

第一部分 草 药

一、解表药

1.水薄荷（别名：土薄荷）

性状：生在沟边阴湿地上，形似薄荷。性微温，味辛。全草供药用。

功能主治：清风热，发汗；治外感发烧、头痛。

用量：鲜的 3 — 5 钱。熬水内服。

2.水荆芥

性状：生在沟边阴湿地上，叶象荆芥，较小，秋季开花。性微温，味辛。全草供药用。

功能主治：发表散寒，解暑；治外感恶寒发烧、头痛、目红肿痛。

用量：鲜的 3 — 5 钱。熬水内服。

3.紫苏

性状：野生或栽培，草本，高 4 — 5 尺,有香气，叶卵形，有锯齿，绿色或背红紫色,秋季开淡红色 花。性温，味辛。全草或根供药用。

功能主治：发散风寒，止咳；治外感风寒、咳嗽。

用量：鲜的 4 — 6 钱。熬水内服。

1949

新 中 国
地 方 中 草 药
文 献 研 究
(1949—1979年)

1979

4.六月寒（别名：散寒草、大风寒）

性状：荒地野生，草本，高 1 — 2 尺，叶小，卵形，有锯齿，夏季开淡紫色花。性温，味辛。全草供药用。

功能主治：散寒止咳，治风寒咳嗽及百日咳。

用量：鲜的 5 — 8 钱。熬水内服。

5.风寒草（别名：红头绳、小风寒）

性状：生在沟边田边，蔓生草本，叶桃儿形，有毛，春夏开黄花。性温，味苦。全草供药用。

功能主治：散寒止咳，理气；治外感风寒、咳嗽、一身酸痛。

用量：鲜的 6 钱 — 1 两。熬水内服。

6.黄荆树

性状：低山、丘陵野生，木本，高 3 — 5 尺，枝上有毛，掌状复叶，夏季开淡紫色花，果实球形，深褐色。性温，味苦。枝、根、果实供药用。

功能主治：散寒，行气，止痛；治外感风寒、头痛身痛。熬水内服。

用量：鲜的 5 钱 — 1 两。熬水内服。

· 2 ·

二、清热解毒藥

7. 青蒿（别名：苦蒿、牛尿蒿）

性状：荒地野生，草本，高 2—3 尺，有香气，茎多分枝，叶片裂为綫状。性寒，味苦辛。茎叶供药用。

功能主治：退热，清暑；治外感发烧及骨蒸虚热。

用量：鲜的 6—8 錢。熬水内服。

8. 蘆竹根（别名：蘆竹笋、蘆毛竹根）

性状：生在溪边、屋旁潮湿处，叶长条形，根茎粗壮，有大小不等的笋子突起。性寒，味苦。根头及笋芽供药用。

功能主治：退热，生津，止呕；治外感风热及热伤津液。

用量：鲜的 1—2 两。熬水内服。

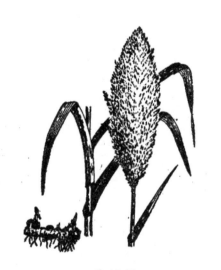

芦竹根

9. 野菊花（别名：黄花艾、野黄菊）

性状：杂草丛中野生，草本，茎上有毛，叶象菊

1949

新 中 国
地 方 中 草 药
文 献 研 究
(1949—1979年)

1979

花较小，秋天开黄花，有香气。性微寒，味甘苦。全草供药用。

功能主治：清热解毒；治风热头痛、目赤及痈疮肿毒。

用量：鲜的1—2两。熬水内服。

10 地地菜（别名：荠菜、蚂蚁草、雀雀草）

性状：生在荒地或耕地上，草本，叶上有不规则的锯齿，春天开白色小花，果实倒三角形。性微寒，味甘苦。全草供药用。

功能主治：祛风退热；治风热头痛。

用量：鲜的1—3两。熬水内服。

11. 水葺根（别名：水芦竹、水竹根）

性状：生在浅水中或潮湿的地方，草本，根茎粗壮有节，白色，断面呈多数小孔状，叶长条形，秋季开棕色花，呈毛帚状。性寒，味甘苦。地下茎供药用。

功能主治：清热生津；治肺热咳嗽。

用量：鲜的1—2两。熬水内服。

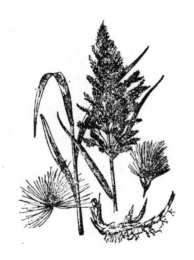

水葺根

12.桑叶（别名：冬桑叶）

性状：栽培或野生，木本。性凉，味苦甘。叶供药用。

功能主治：清肺热，明目；治风热咳嗽、目赤痛。

用量：鲜的 5 錢—1 两。熬水内服。

13.鷄苦胆

性状：为鷄的苦胆、胆汁。性凉，味苦。

功能主治：清热；治百日咳。

用量：鲜的每日 1—2 个。熬水内服。

14.猪鼻孔（别名：鱼腥草、翻转红）

性状：生在田坎、沟边，草本，有特殊臭味，地下茎白色有节，叶心脏形，夏秋全开白花。性微寒，味苦辛。全草供药用。

功能主治：清热解毒；治痈肿、痢疾。

用量：鲜的1—2两。熬水内服。

15.马齿苋（别名：五行草、九头狮子草）

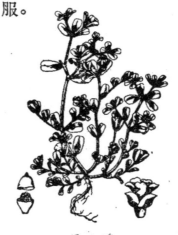

馬齿莧

性状：生在菜园、路边，草本，茎叶均肥嫩多汁，匍匐地面生长，叶椭圆形，夏季开淡黄色小花。性寒，味酸。

1949

新　中　国
地方中草药
文　献　研　究
(1949—1979年)

1979

全草供药用。

功能主治：清热解毒，消痈肿，治痢疾、痔疮。

用量：鲜的 1 — 3 两。熬水内服。

16. 水黄连（别名：黄脚鸡、金鸡脚
下黄）

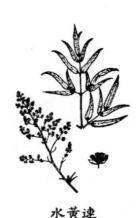

水黄连

性状：生在水沟边，草本，根黄色，茎带紫色，叶片有缺缺，夏季开淡黄色小花。性寒，味苦。叶或全草供药用。

功能主治：清热，解毒；治痢疾。

用量：鲜的 5 钱 — 1 两。熬水内服。

17. 白头翁

性状：荒地野生，草本，茎细，叶柳叶形，开黄白色花，高 1 — 2 尺。性温，味苦辛，有小毒。全草供药用。

功能主治：清热利湿；治痢疾。

用量：鲜的 5 钱 — 1 两。熬水内服。

18. 水案板（别名：扎水板、檀木叶、
金梳子草）

性状：生在水田及池沼中，草本，根白色。叶有

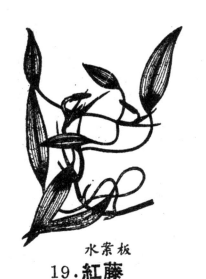

水荇板

二种：沉在水中的叶缫形，浮在水面的叶长尖形。性凉，味微苦。全草供药用。

功能主治： 清热除湿，利水通淋；杀蛔虫，治黄疸。

用量： 鲜的 5 钱—1两。熬水内服。

19.红藤

性状： 生在低山、丘陵区，草本，藤本茎细弱，暗红色，小叶 3 片，茎叶有毛，果实豆荚状。性平，微苦。茎叶供药用。

功能主治： 清热，解毒，镇痛；治肠痈。

用量： 鲜的 1—2 两。熬水内服。

20.败酱草

性状： 生在沟边阴湿地上，草本，高 2—5 尺，嫩枝有白毛，茎有雀斑点，叶椭圆形，边缘有锯齿，秋季开白花。性微寒，味苦。全草供药用。

功能主治： 清热，解毒；治肠痈、疮症。

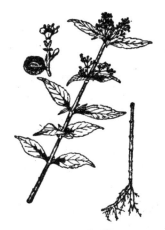

败酱草

1949

新 中 国
地 方 中 草 药
文 献 研 究
(1949—1979年)

1979

用量，鲜的1—2两。熬水内服。

21.紫花地丁 (别名：兰花地丁)

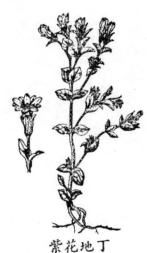

紫花地丁

性状：杂草丛中野生，草本，高3—4寸，叶卵圆形，有細毛，春秋开蓝紫色花。性寒，味苦。全草供葯用。

功能主治：清热解毒；消痈肿。

用量：鲜的5錢—1两。熬水内服。

22.銀花藤 (别名：右轉藤、金銀花)

性状：野生或栽培，纏繞藤本，嫩枝有毛，叶椭圆形，花两两成对，初时白色，后变黄色，故名金銀花，又名双花。性寒，微苦。藤叶供葯用。

功能主治：清热解毒；治痈肿。

用量：鲜的1—2两。熬水内服。

23 灯籠花 (别名：黄花地丁、地丁草、蒲公英)

性状：生在田野路旁，草本，叶有大小不等的缺刻，春天开黄花，果实顶端有白色伞状毛，形如灯籠，全草含有白色乳汁。性寒，味苦。全草供葯用。

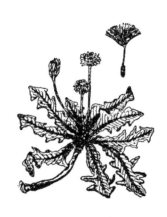

灯籠花

功能主治：清热解毒，排脓消肿；治乳痈、疔毒。

用量：鲜的 1—2 两。熬水内服。

24.花斑竹（别名：雄黄连、酸通）

性状：生在山野沟边，高大粗壮草本，高 7—8 尺，根棕黄色，茎上有黄紫色斑纹，叶广卵形，秋季开绿白色小花。性微寒，味苦微酸。根供药用。

功能主治：清热除湿，活血；治黄疸。

用量：鲜的 3—5 钱。熬水内服。

25.苦蕺头（别名：南蕺头、野南蕺）

性状：生在草坡林边阴湿处，草本，高 2—4 尺，全株有白色柔毛，根呈疙瘩状，叶呈三角形，秋季开白色花。性微寒，味微苦。根叶供药用。

功能主治：清热解毒，消食健脾；散癥瘕，治头昏和狂犬病。

用量：鲜的 5 钱—2 两。熬水内服。

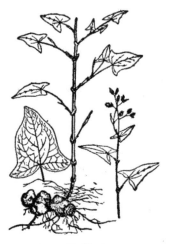

苦蕺头

1949

新　中　国
地 方 中 草 药
文 献 研 究
(1949—1979年)

1979

禁忌：孕妇忌服。

26. 干油菜（别名：野菜子）

性状：生在路旁原野，草本，高数寸，叶自根部丛生，夏秋季开小黄花，果实长圆柱形。性微寒，味苦。全草供药用。

功能主治：清热解毒，消肿退黄；治黄疸。
用量：鲜的 2—3 两。熬水内服。

27. 铧头草（别名：青地黄瓜、犁尖草）

性状：草地野生，草本，高 2—3 寸，叶三角形，春天开紫色小花，果实成熟时裂成三瓣。性寒，味微苦辛。全草供药用。

功能主治：清热解毒；治痈疮、肿毒。
用量：鲜的 5 钱—1 两。熬水内服。

28. 五爪龙（别名：土巴戟）

性状：生在沟边、林园，藤本，根肉质有木心，叶象葡萄叶，秋季果实成熟，绿色。性寒，味苦。根供药用。

功能主治：清热解毒；治痈疮。
用量：鲜的 5 钱—1 两。熬水内服。

29.蛇倒退 (别名：倒挂金钩、拦蛇风)

性状：生在田坎、沟边、林园，蔓生草本，茎及叶柄上都有倒钩刺，叶三角形，夏季开白色或青紫色花，果实蓝紫色。性微寒，味酸苦。全草供药用。

功能主治：清热，解毒，消痈肿；治久年疮瘍，退绵管有效。

用量：鲜的5钱—1两。熬水内服。

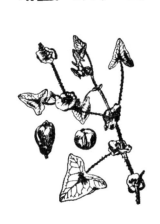
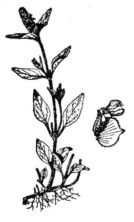

蛇倒退　　　　　　　　夏枯草

30.夏枯草 (别名：牛牛草、九重花、万重楼)

性状：野生，草本，全草高数寸，有白色柔毛，叶卵形，夏季开紫色小花，层层环列成圆柱状。性微寒，味苦辛。全草供药用。

功能主治：清肝热，散结，解毒；治瘰癧疮肿。

1949

新 中 国
地方中草药
文 献 研 究
(1949—1979年)

1979

用量：鲜的 1 — 2 两。熬水內服。

31. 皂角寄生

性状：寄生在皂角树上,性凉,味辛。枝叶供 药用。

功能主治：清热解毒；化包块,消痔疮紅肿。

用量：鲜的 1 — 2 两。熬水內服。

32. 席草根

性状：栽培, 草本。性平。根供药用。

功能主治：清火；治牙痛。

用量：鲜的 1 — 2 两。熬水內服。

33. 油葱(别名：扳头葱)

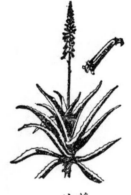
油葱

性状：栽培, 草本, 叶狭长, 青綠色,边緣有刺,肥厚多汁, 春季开花, 黄色, 或有紅色斑点。性寒, 味苦涩。叶供药用。

功能主治：清热；治燙伤。

用量：外用, 适量。

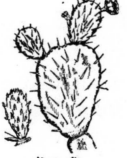
仙人掌

34. 仙人掌

性状：野生或栽培,木本, 肉質茎, 扁平, 綠色, 上有瘤状突起及尖刺，少见开花。性寒，味苦涩。茎供药用。

　　功能主治：清热镇惊；治痛肿、燙伤。

　　用量：外用，适量。

35.狗地芽根（别名：地骨皮）

　　性状：荒地野生，木本，蔓生小灌木，根土黄色，茎有刺，叶卵形，夏季开紫花，果实鲜红色，名枸杞子。性微寒，味甘。根供药用。

　　功能主治：除虚火，清肺热；治牙痛、肺热咳嗽。

　　用量：鲜的5錢—2两。熬水内服。

36.馬蹄草（别名：碗碗草、积雪草）

　　性状：生在田坎、沟边等湿润处，蔓生草本，叶簇生，叶片肾形，象馬蹄的样子，夏季开紫红色小花。性微寒，味苦辛。全草供药用。

　　功能主治：清热解毒；消食积，厚肠胃，止泻痢；外敷治疮肿。

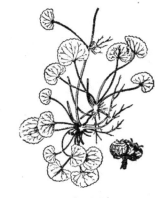

馬蹄草

　　用量：鲜的5錢—2两。

37.酸酸草（别名：酸醬草、酢醬草）

　　性状：生在路边荒地上，匍匐草本，茎上有絨毛，叶为三小叶的掌状复叶，开黃花。性溫，味酸涩。全

·13·

1949

新 中 国
地方中草药
文 献 研 究
(1949—1979年)

1979

草供药用。

　　功能主治：清热消肿；治跌打凝闪。

　　用量：5錢—1两。泡酒外搽。

38. 雞冠花

　　性状：庭园栽培，草本，叶象莧菜，花象雞冠，种子细小，色黑有光泽。性微寒，味甘涩。花供药用。

　　功能主治：清热止血；治吐血、血崩、赤痢，白雞冠花治白带。

　　用量：5錢—1两。熬水內服。

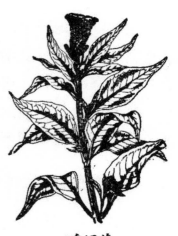

雞冠花

39. 千里光（别名：九里光）

　　性状：生在溪边林下，攀附草本，分枝多，叶长三角形，有鋸齿，秋季开花。性寒，味苦。全草供药用。

　　功能主治：清热解毒，明目；外洗皮肤痒疹和痔疮。

　　用量：鲜的5錢—2两。

40. 傢油婆

　　性状：生在室內厨房中，昆虫。用虫体，去头、翅、脚。

功能主治：清热解毒；治疗疮。

用量：外用，1—2个。

41.蜈蚣草

性状：生在墓地、土埂，草本，高約2尺，叶象蜈蚣，开白花。性寒，味苦。全草供藥用。

功能主治：清热解毒；治疮瘍。

用量：鮮的5錢—1两。熬水內服。

42.天泡草（别名：天泡子、沙灯笼）

性状：生在玉麦地及新开的地內，草本，高約1尺，茎多分枝，叶圆形而尖，夏天开黄花，結果象灯籠。性寒，味甘苦。全草供藥用。

功能主治：清热解毒；治天泡疮、纏腰丹、黄水疮。

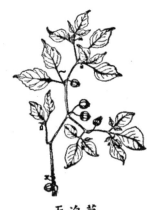

天泡草

用量：外用，适量。

43.地龙胆（别名：土龙胆）

性状：生在地边路旁，草本，高数寸，有白毛，叶卵形，背面紫色，春天开紫花。性寒，味苦。全草供藥用。

功能主治：清热解毒；消痛肿，利尿通淋。

1949
新 中 国
地方中草药
文 献 研 究
(1949—1979年)
1979

用量：鲜的5錢—1两。熬水内服。

44.眉毛笔（别名：土木贼、节节草、笔筒草）

性状：荒地野生，草本，圆柱形，有节，表面粗糙。性寒，味苦甘。全草供葯用。

功能主治：清热明目；散目中血經翳膜。

用量：鲜的3—5錢。熬水内服。

三、除湿利水藥

45.水皂角（别名：水通）

性状：生在水田沟边等潮湿的地方，草本，茎中空，叶为偶数羽状复叶，小叶20—35对，夏秋季开黄色小花。性平，味微苦甘，全草供葯用。

功能主治：除湿利水，消肿；治小儿疳积、黄疸。

用量：鲜的5錢—1两。熬水内服。

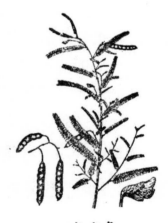

水皂角

46.苛草根（别名：大臭草）

性状：屋旁荒地野生，草本，奇数羽状复叶，小叶5—9片，边缘有锯齿，夏季开白色小花，果实红色。性微温，味甘淡。根供药用。

功能主治：健脾，祛湿，利水，消肿；治肾炎水肿。

用量：鲜的1—2两。熬水内服。

47.尿珠根（别名：野苡仁根、五谷子根、六谷子根）

性状：生在沟边沙坝，草本，高4—5尺，须根多而较粗，茎丛生，叶狭长形，果有硬壳，形似苡仁，但白粉较少。性寒，味甘。根供药用。

功能主治：除湿，利水，消肿；治黄疸。

用量：鲜的5钱—1两。熬水内服。

48.金钱草（别名：过路黄、一串钱）

性状：生在路旁、地边等阴湿处，草本，叶圆形，夏天开黄花。性平，味微咸。全草供药用。

功能主治：除湿，利水，通淋；治黄疸、结石、石淋。

用量：鲜的1—2两。熬水内服。

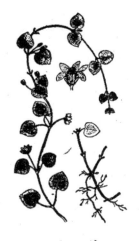

金钱草

• 17 •

1949
新 中 国
地方中草药
文 献 研 究
(1949—1979年)
1979

49.星宿草（别名：满天星、明镜草）

性状：路旁野生，草本，匍匐小草，常平铺在地上成片生长，叶圆形有缺，夏天开绿白色小花。性微寒，味微苦。全草供药用。

功能主治：清热，除湿，明目；治黄疸。

用量：鲜的1—2两。熬水内服。

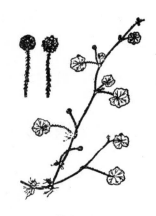

星宿草

50.车前草

性状：路旁野生，草本，叶自根丛生，贴近地面，叶片卵圆形，无毛，春季开淡绿色小花，成串。性寒，味甘。全草供药用。

功能主治：清热，通淋；治下焦湿热、小便黄短。

用量：鲜的5钱—1两。熬水内服。

车前草

禁忌：孕妇宜少服。

51.辰砂草（别名：瓜子草、瓜子金）

性状：生在土埂、丘陵干燥处，草本，高4—5寸，

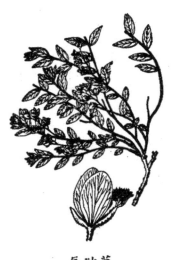

辰砂草

茎自基部丛生，叶尖卵形，春天开淡紫色小花。性微温，味苦辛。全草供药用。

功能主治： 除湿镇痛；治怔忡、黄疸；外用捣涂，消疮毒红肿。

用量： 鲜的5钱—1两。

52.**夜合珍珠**（别名：六合珍珠、珍珠草）

性状： 生在田坎路旁及丘陵地带，草本，高5—6寸，茎红色，小叶在枝上排成2列，秋季在叶柄基部开花结果，果实红棕色，扁球形。性平，味微苦。全草供药用。

功能主治： 除湿健脾；治水泻、小儿疳疾腹泻、目翳。

用量： 鲜的5钱—1两。熬水内服。

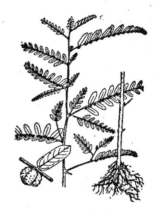

夜合珍珠

53.**辣蓼子**（别名：药蓼子）

性状： 生在路旁水边等较潮湿的地方，草本，高2—3尺，叶尖卵形，有的叶面有暗色纹，夏秋季开淡红色小花，成串，有辛辣味。性寒。全草供药用。

功能主治： 除湿；治泻痢。

1949
新 中 国
地方中草药
文 献 研 究
(1949—1979年)
1979

用量：鲜的5—8錢。熬水內服。

54. 馬鞭梢（別名：鉄馬鞭、紫頂龙芽）

性状：山野路旁野生，草本，高2—3尺，茎方形，叶片有粗齿或深裂，有白毛，夏秋季开淡蓝紫色小花，成串。性微寒，味苦。全草供藥用。

功能主治：清下焦湿热；治痢疾。

用量：鲜的5錢—1两。熬水內服。

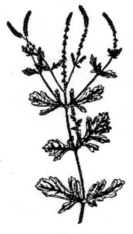

馬鞭梢

四、滋补藥

55. 糯米草根（別名：生扯攏、箭箕藤）

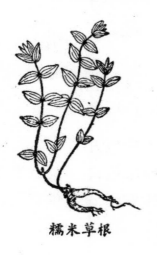

糯米草根

性状：生在田边、土坎，多年生草本，根圓条形，肉質，叶圓形，秋季开淡綠色花，有涎汁。性溫，味甘。根供藥用。

功能主治：健脾胃，补虛弱；治小儿疳积。

用量：鲜的1—2两。熬水內服。

56. 三白草（别名：三白苔、三白根、白节藕）

性状：生在泥潭、沟边等阴湿处，草本，地下根茎白色肥嫩，有须根，叶卵形，夏季开白色小花。性微温，味甘。根茎供药用。

功能主治：健脾，化痰行水；治虚性水肿、白带。

用量：鲜的5—8錢。熬水内服。

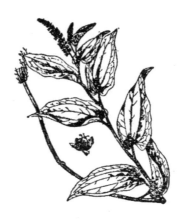

三白草

57. 无花果（别名：奶浆果）

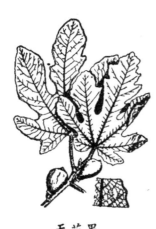

无花果

性状：栽培，落叶灌木，具乳汁，叶片掌状分裂，果实由花序轴膨大而成，花着生在花序轴的内壁，不易看见，故名无花果。性微寒，味甘。果实供药用。

功能主治：开胃，健脾；通乳汁，补气血，治痔疮。

用量：鲜的1—3两。熬水内服。

58. 家蓼子花（别名：红蓼子花、大蓼子花）

性状：栽培或野生，高大草本，遍体有毛，叶卵

1949

新 中 国
地方中草药
文 献 研 究
(1949—1979年)

1979

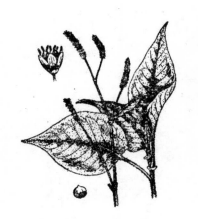

家蓼子花

形,秋季开紅花成串。性微溫,味微苦。花供葯用。

功能主治：健脾开胃；治疳积。

用量：鮮的5錢—1两。煎水内服。

59.娃娃拳（别名：娃娃果、背娃娃）

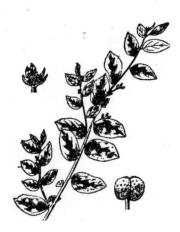

娃娃拳

性状：生在低山区及丘陵，木本,高6—7尺,叶卵形、有小鋸齿、两面有毛,夏季开黄白色花,果实橙紅色。性溫,味甘。全草供葯用。

功能主治：健脾消食；治小儿疳积、脾虛泄瀉。

用量：鮮的5錢—1两。煎水内服。

60.鷄屎藤（别名：五香藤、臭藤、母狗藤）

性状：生在沟边、林园,草質藤本, 有細毛及臭气, 根烏黑色, 叶卵圓形,秋天开淡紫色花, 果实球形,草黄色。性溫,味甘。全草供葯用。

功能主治：健脾,补虛；治小儿疳积、 虛咳、虛肿。

用量：鲜的5錢—2两。熬水內服。

61.**四瓣草**（别名：四叶草、田字草）

性状：生在水田或堰塘浅水中，水生草本，根状茎横走，叶有长柄，小叶 4 片輪生。性微寒，味甘。全草供药用。

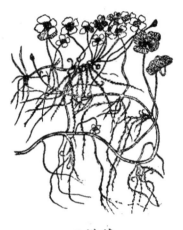

四瓣草

功能主治：健脾胃，平肝明目；治小儿疳积。

用量：鲜的5—8錢。熬水內服。

62.**胭脂花根**（别名：水粉头、粉子头）

性状：栽培，草本，根头粗大，皮黑內白，叶尖卵形，夏秋季开白色、黄色或紫色喇叭状花，果实球形，成熟时黑色，內有白粉。性平，味甘。根去粗皮后供药用。

功能主治：补血养阴；治崩带。

用量：鲜的1—2两。熬水內服。

63.**鷄爪参**（别名：鸡爪根、鸡足爪、
　　　　　　　　鸡腿腿）

性状：生在土埂及丘陵，草本，块根紡綞形，有

1949

新 中 国
地方中草药
文 献 研 究
(1949—1979年)

1979

粉，奇数羽状复叶，有絨毛，小叶 3 —11 片， 有鋸齿，春天开黃花。性溫，味甘辛。根供药用。

功能主治：补气血，健脾胃；治白带；外敷生肌。

用量：鮮的1—2两。

64.鷄骨草（别名：烏鸡腿、大釣魚竿）

性状：生在沟边、泥潭及沙垻，草本，高 4 — 5 尺，叶象柳叶，有毛， 秋天开紅紫色花。茎象鷄骨。性甘，味溫。全草供药用。

功能主治：健脾养血；治小儿疳积、 妇女崩带。

用量：鮮的 5 錢 — 2 两。熬水內服。

65.麦冬草（别名：地麦冬、野麦冬、猫眼睛草）

性状：生在田埂及沟边， 草本，高数寸，须根多，前端或根中部膨大成纺綞形， 叶长綫形， 夏季开淡蓝色花， 果实球形，綠色。性微寒，味甘微苦。 全草供药用。

功能主治：生津止渴，潤肺止咳；治燥咳。

用量：鮮的 1 — 2 两。熬水內服。

66.独足絲茅（别名：仙茅草、地棕）

性状：生在丘陵地区，草本，高数尺， 叶剑形，有毛，夏天开花，鮮根有白浆。性溫，味辛甘。 根供药用。

功能主治：补腎壮阳；治遺精、白带。

用量：鮮的 5 錢—1 两。熬水內服。

67.凤尾花根（别名：白故姑笋）

性状：栽培，草本，叶象芭蕉較小，根象姜。性溫，味微苦。根供葯用。

功能主治：补脾腎；治白带。

用量：鮮的 1 — 2 两。熬水內服。

五、收澀藥

68.夜关門（别名：关門草）

性状：山野向阳处野生，木本，高 2 — 3 尺，有短毛，每一叶柄上有三小叶，夏季开黄白色花。性微溫，味酸澀。全植物供葯用。

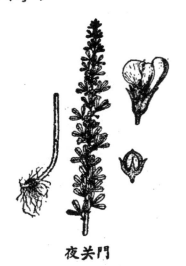

功能主治：健脾固澀；治遺精、遺尿、小儿疳积。

用量：鮮的 3 錢—1 两。熬水內服。

夜关門

69.木槿花根（别名：猪油花根）

性状：栽培，木本，根泥灰色，叶卵形，边緣有

1949

新 中 国
地方中草药
文 献 研 究
(1949—1979年)

1979

鋸齿，夏秋季开白色或蓝紫色大花，有清香气。 性微寒，味甘苦。根供葯用。

功能主治：除湿热；治腸风下血， 止妇女崩带。

用量：鲜的 1 — 2 两。熬水内服。

70. 毛足鷄(别名：过路黄、仙鹤草、龙芽草)

性状：草地野生， 草本， 遍体有白毛， 叶为奇数羽状复叶， 常大小相間， 秋季开黄花。性凉，味苦涩。全草供葯用。

功能主治： 收歛止血；治吐血、赤痢、妇女崩漏。

用量：鲜的 5 錢 — 1 两。熬水内服。

71. 瓦片草 (别名： 野麻黄、沙罐草)

性状：生在土埂、荒地上， 草本， 高 1 尺許， 叶椭圓形， 有鋸齿， 茎分枝多， 夏天开黃花。 性微溫，味苦涩。全草供葯用。

功能主治：治水泻、紅白痢疾。

用量：鲜的 5 錢 — 1 两。熬水内服。

六、理血藥

72. 鋸鋸藤 (别名： 茜草、洋烟、四棱草、小血藤)

性状：生在山坡原野半阴处， 草質藤本， 根黃紅

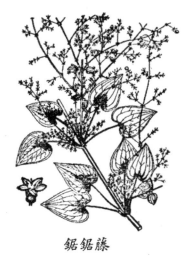

色，茎方形，叶4片輪生，秋季开淡黃色小花，果实黑色。味甘淡，性微寒。全植物供葯用。

功能主治：活血破瘀，調經；治痛經。

用量：鲜的5錢—1两。熬水內服。

鋸鋸藤

73.翻天印（別名：花脸王、花叶細辛、花脸細辛）

性状：生在低山区林下阴湿处,草本,叶片卵形,茎部心脏形，叶面现白花斑，春天开淡褐色花。性溫，味苦辛有小毒。全植物供葯用。

功能主治：活血通絡，祛风散寒,止痛;外治跌打损伤、风寒痹痛。

用量：鲜的1—3錢。

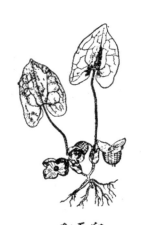

翻天印

74.紅牛膝（別名：紅牛克膝、山莧菜）

性状：栽培或野生于林边,草本,茎上节部膨大,叶象莧菜,根茎叶背均带红色。性溫，味微苦。根供

1949

新　中　国
地方中草药
文　献　研　究
(1949—1979年)

1979

药用。

功能主治：活血，通絡，止痛；治凝閃跌打。

用量：鮮的 5 錢—1 兩。熬水內服。

禁忌：孕妇忌服。

75.透骨消（別名：透骨草、連錢草、十八缺）

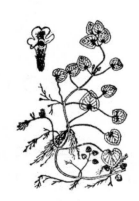

透骨消

性状：野生，蔓生草本，茎方形，叶片腎形，有圓鋸齒，春天开蓝紫色花。性溫，味辛。全植物供葯用。

功能主治：活血祛瘀，通絡，散寒；治风湿性关节痛；搗汁外敷治腮腺炎。

用量：鮮的 5 錢—1 兩。

76.刮金板（別名：刮筋根）

性状：生在林园土埂上，小灌木，高 4 —5 尺， 叶椭圓形，背面有紅筋。五月开黄綠色花。性微溫，味苦辣，无毒。全植物供葯用。

功能主治：破血散瘀，化食积包块；治疳积、狂犬咬伤。

用量：鮮的 5 錢—1 兩。熬水內服。

禁忌：忌酒。

77.土三七（别名：藍心七、芭蕉七）

性状：栽培，草本，高2—3尺，形象芭蕉，叶有脉为紅色，根外皮淡黃色，心蓝色，形象芋儿。性温，味辛。根供药用。

功能主治：破血化瘀；治凝闪跌打。

用量：适量，泡酒外搽。

七、驱虫药

78.苦楝皮（别名：川楝皮）

性状：栽培或野生，木本，叶为奇数，2回或3回羽状复叶，夏天开紫色花，花瓣5片，果实球形，淺黃色、即川楝子。性寒，味苦，有毒。根皮去粗皮后供药用。

功能主治：杀虫，解热；驱蛔虫；外洗治风疹疥癩。

用量：鲜的5錢—1两。

79.扁竹根（别名：豆豉叶根、扇把草）

性状：生在沟边、林园，草本，全草高尺余，地下根茎横走，叶呈剑形，扁平排列如扇状，初夏开淡蓝色大花，形象蝴蝶。性微寒，味苦辛。根供药用。

功能主治：杀虫、消食积飽胀；治喉嚨痛及狂犬

1949

新　中　国
地方中草药
文　献　研　究
(1949—1979年)

1979

咬伤。

　　用量：鲜的 5 錢—1 两。熬水內服。

八、止咳化痰藥

80.**三皮草**（别名：蛇泡草）

　　性状：生在田坎、路边，匍匐蔓生草本，叶为 3 小叶的复叶，春夏开黃花，果实鮮紅色，味甜。性溫，味甘咸。全草供葯用。

　　功能主治：祛风止咳，清热解毒；治风热咳嗽。

　　用量：鲜的 5 錢—1 两。熬水內服。

81.**五皮草**（别名：五皮风、草五甲、地五甲）

　　性状：生在田坎、路边。草本，全株有毛，叶为 5 小叶的复叶，夏季开黃花。性微溫，味微苦辛。全草供葯用。

　　功能主治：散寒，止咳，解毒，祛风；治百日咳。

　　用量：鲜的 5 錢—1 两。熬水內服。

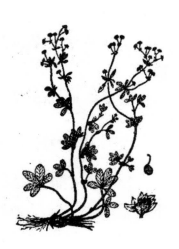

五皮草

82.竹林消（别名：石竹根）

性状：生在林下阴湿处，草本，根多而细长，叶椭圆形，春季开绿白色花。果实球形，黑色。性微寒，味甘淡。根供药用。

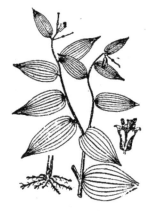

竹林消

功能主治：清肺热，止咳；治肺热咳嗽。

用量：鲜的5钱—1两。煞水内服。

83.地白菜（别名：白地黄瓜、白地瓜子）

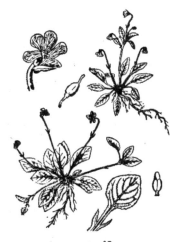

地白菜

性状：生在路边、沟边、沙坝上，草本，茎匍匐，随地可以生根发出新叶，叶卵圆形，有白柔毛，夏秋季开淡紫色或白色花。性微寒，味甘淡。全草供药用。

功能主治：清热解毒，止咳平喘；外用兼治痈疽。

用量：鲜的5钱—1两。

84.青泽兰（别名：化痰清）

性状：生在林下、沟边或栽培，草本，高1—2

1949
新 中 国
地 方 中 草 药
文 献 研 究
(1949—1979年)
1979

尺，叶象海椒叶，夏秋开红紫色花。性平，味甘。全草供药用。

功能主治：养阴润燥，化痰止咳；治燥咳。

用量：鲜的5钱—1两。熬水內服。

85.矮茶风（别名：地青杠、矮青杠）

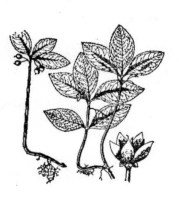

性状：荒地野生，矮小灌木，高6—7尺，不分枝，叶椭圆形，3—4月生。性温，味淡。全草供药用。

功能主治：祛风止咳；治咳血及气痛。

用量：鲜的5钱—1两。熬水內服。

矮茶风

86.肺経草（别名：血經草、反背红）

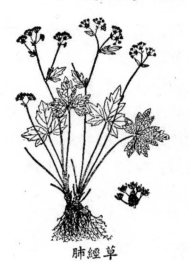

肺經草

性状：生在路边、林下阴湿地上，草本，叶有长柄，边緣有深缺裂，叶柄与叶背带紫紅色，春天开白色或淡紫色小花。性微溫，味甘淡。

功能主治：散寒止咳，通經絡；治百日咳。全草供药用。

用量：鲜的5钱—1两。熬水內服。

87. 青蛙草（别名：癞子草、麻麻草、皱皮草）

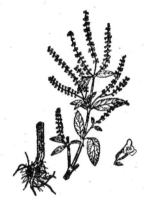

性状：生在沟边、路边、田野，草本，高約尺許，多分枝，有短柔毛，叶长圆形有皱纹，夏天开紫色花。性平，味微苦辛。全草供葯用。

功能主治：散风宣肺；治咳嗽；外用杀虫止痒。

用量：鲜的 5 錢—1 两。

青蛙草

88. 兔耳风（别名：毛耳风、兔儿草）

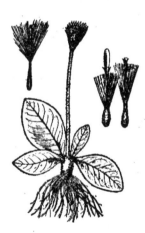

性状：草地野生，草本，叶从根部生出，面青背白，嫩叶及叶柄有白絨毛，叶椭圆形，春季开花。性溫，味微苦辛。全草供葯用。

功能主治：散风寒，止咳；治风寒咳嗽。

用量：鲜的 3—5 錢。熬水内服。

兔耳风

89. 棣棠花（别名：地团花、清明花）

性状：栽培或野生，落叶灌木，高 5—6 尺，叶长卵

1949

新　中　国
地 方 中 草 药
文　献　研　究
(1949—1979年)

1979

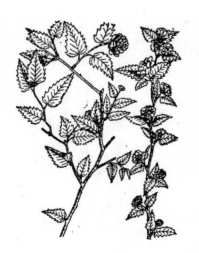

棣棠花

形，边緣有缺，春秋季开花，金黄色。性平，味甘。花供葯用。

功能主治：潤肺止咳，化痰；治小儿咳嗽。

用量：鮮的 3 — 5 錢。熬水內服。

90.生花生壳

性状：栽培作物。果壳供葯用。

功能主治：止咳平喘。

用量：鮮的 1 — 2 两。熬水內服。

91.冬青叶（别名：女貞树叶、爆虼蚤叶）

性状：栽培或野生，高大乔木。叶尖卵形，春季开白色小花，果实长椭圓形，名女貞子。性平，味苦。叶供葯用。

功能主治：宣肺止咳，降气；治哮喘。

用量：鮮的 5 錢—1 两。熬水內服。

92.苧麻根（别名：元麻根、玄麻根）

性状：栽培作物，草本。高 4 — 5 尺，有毛，根肥大，泥黃色，叶卵圓形，面青背白，边緣有鋸齿，秋季开綠色花。性寒，味甘。根供葯用。

功能主治：清热解毒，散瘀，止血；治胎漏下血、产后心煩，并治哮喘。

用量：鲜的 5 錢—1 两。熬水內服。

93.猪鬃草（别名：猪毛草、黑足草、石中珠）

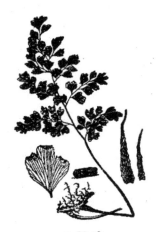

猪鬃草

性状：生在水边、井口阴湿处，草本。高約尺許，叶柄紫黑色，有光泽，叶片扁形，叶顶端边緣常向下反折。性微寒，味甘淡。全草供葯用。

功能主治：止咳平喘，止血；治热咳衂血。

用量：鲜的 5 錢—1 两。熬水內服。

94.观音草（别名：吉祥草、九节龙）

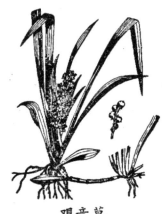

观音草

性状：生在阴湿地区，草本，地下茎匍匐横生，叶狭长象兰草，秋冬季开紫紅色花，果实成熟时紅色。性微寒，味苦。全草供葯用。

功能主治：清热潤燥，生津止渴；治燥咳及虛痨咳嗽。

用量：鲜的 1—2 两。熬水內服。

1949
新 中 国
地 方 中 草 药
文 献 研 究
(1949—1979年)
1979

九、消导健脾藥

95.白花草根（别名：山当归、騷姑羊）

性状：荒地野生，草本，根肉質，圓椎形，茎中空，叶片有裂缺或有小鋸齿，夏秋季开白色小花。性溫，味苦辛。根供葯用。

功能主治：消食理气，散寒和血；治食积气痛。

用量：鮮的 3 — 5 錢。熬水內服。

96.刺梨根（别名：土糖梨根）

性状：生在沟边路旁，矮灌木，高 2 — 3 尺，根带黃色，横切面有菊花紋，枝上有刺，奇数羽状复叶，夏季开淡紅色大花，果黃色有毛刺。性微溫，味甘酸澀，根供葯用。

功能主治：健脾消食，止泻痢。

用量：鮮的 5 錢 — 1 两。熬水內服。

97.蘿卜头（别名：菜菔头、地骷髏）

性状：栽培，草本。性平，味甘淡。根苗供葯用。

功能主治：蘿卜消食除胀，蘿卜秧治泻痢。

用量：鮮的 1 — 4 两。熬水內服。

98.隔山橇（别名：隔山消、牛皮冻、野红苕）

性状： 生在林边、路旁、土埂，缠绕草本，有柔毛，根肥大成块状，叶广卵形，夏秋开黄白色花。性温，味甘。根供药用。

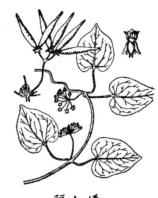

隔山橇

功能主治： 消食健脾，理气除胀；治食积不化及小儿疳积。

用量： 鲜的5钱—1两。熬水内服。

99.泥鳅串（别名：鱼鳅串、黄鳝草、散血草）

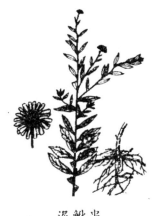

泥鳅串

性状： 生在田野路旁，草本，高约尺许，叶尖卵形，秋季开淡蓝色紫花，花心黄色，形象菊花。性温，微苦辛。全草供药用。

功能主治： 理气，消食，除胀，根能散寒止咳，治胃脘胀痛、风寒咳嗽及赤痢。

用量： 鲜的1—2两。熬水内服。

1949

新 中 国
地 方 中 草 药
文 献 研 究
(1949—1979年)

1979

100.焦米

性状：大米炒焦。

功能主治：消食健脾。

用量：1—2两。熬水內服。

101.草鞋板（别名：清酒缸、羊代旧）

性状：生在林园、土埂、丘陵，小灌木，叶象海椒叶，开黄色花，果实有粘汁，能粘衣裳。性溫，味甘。全植物供葯用。

功能主治：开胃健脾，消肿；治小儿疳积。

用量：鲜的5錢—1两。熬水內服。

102.黄桷藤

性状：生在林园、河边，小灌木，叶尖圆形，开黄花。性溫，味微苦。根供葯用。

功能主治：健脾除湿；治黄疸、小儿疳积。

用量：5錢—1两。熬水內服。

十、追风除湿葯

103.桑枝（别名：桑树枝）

性状：栽培或野生，木本。性平，味淡。嫩枝去皮供葯用。

功能主治：除湿，通經絡；治风湿关节痛。

用量：鮮的 5 錢—1 两。熬水內服。

104.**野峨眉豆根**（别名：野扁豆根）

性状：山地野生，草本，形象扁豆，根肥大味甜，豆荚較小，壳硬煮不㸒，性微溫，味甘淡。根供葯用。

功能主治：除湿，强筋骨，健脾胃；治风湿痛。

用量：鮮的 5 錢—2 两。熬水內服。

105.**刺五甲**

性状：山地野生，木本，茎上有黑刺，小叶五片。性溫，味甘微苦。全植物供葯用。

功能主治：祛风除湿；治腰痛、关节痛。

用量：鮮的 5 錢—1 两。熬水內服。

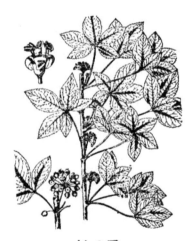

刺五甲

106.**刺三甲**

性状：山地野生，木本，与刺五甲相似，小叶三片。性溫，味甘微苦。全植物供葯用。

功能主治：驅风除湿；治风湿麻木、筋骨疼痛及跌打损伤。

1949

新　中　国
地方中草药
文　献　研　究
(1949—1979年)

1979

用量：鮮的 5 錢—1 两。熬水內服。

107.八月瓜藤（別名：海风藤）

性状：生在沟边，藤本，小叶三片，春天开紫紅色花，果实长圓形，果皮成熟时紫色。性溫，味甘涩。藤叶供葯用。

功能主治：通經絡，除风湿麻木；治关节疼痛。

用量：鮮的 5 錢—1 两。熬水內服。

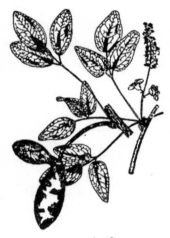

八月瓜藤

108.活麻（別名：青活麻、紅活麻）

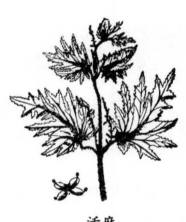

活麻

性状：荒地野生，草本，全体有刺毛，高 5—6 尺，叶片卵形，有鋸齿，夏秋开淡綠白色花，子黑色。性微寒，味甘辛，有小毒。根茎供葯用。

功能主治：祛风，解毒，化痰；治咳喘及风湿疹。

用量：鮮的 5 錢—1 两。熬水內服。

109.肥猪苗（別名：豨签草）

性状：路旁荒地野生，草本，高 2—3 尺，有毛，叶三角形，有鋸齿，秋天开黃花。性寒，味苦辛，有小毒。全植物供葯用。

功能主治：除风湿，治筋骨疼痛、腰膝痠軟。

用量：鲜的 5 錢—1 两。熬水內服。

110. 八角枫（别名：白筋条）

性状：生在土埂、林园，木本，叶片八角形，叶柄带紫紅色，花象銀花，但較細，初夏开放，初为白色，后变为乳黃色。性平，味辛，有小毒。枝、根供葯用。

功能主治：除风湿，活血，治风湿腰腿痛及跌打损伤。

用量：鲜的 5 錢—1 两。熬水內服。

111. 金刚藤（别名：鉄菱角）

性状：低山、丘陵地野生，藤本灌木，根头象菱角，须根多，茎有刺，嫩茎折断时有粘液，叶圆尖形，叶柄基部有卷须二条，雌雄异株，果实球形，紅色。性平，味甘。根供葯用。

功能主治：祛风行血，壮筋骨，散瘰癧。

用量：鲜的 5 錢—1 两。熬水內服。

112. 野地瓜藤（别名：土过山龙）

性状：荒地野生，藤本灌木，匍匐地上，叶尖圆

1949

新 中 国
地 方 中 草 药
文 献 研 究
(1949—1979年)

1979

形，有鋸齿，六七月份地瓜成熟，甜香可食。性寒，味甘微苦。全植物供葯用。

功能主治：除风湿，治风湿筋骨痛，散瘰癧，止便血。

用量：鲜的 1 — 2 两。熬水内服。

113. 篦子草（别名：梳子草、小牛肋巴）

性状：生在水边阴湿地上，草本，叶象梳子，根黑色，須根多。性溫，味甘淡。根供葯用。

功能主治：通經絡，活血；治风湿痛。

用量：鲜的 5 錢 — 1 两。熬水内服。

十一、理气藥

114. 茴香根（别名：小茴香、馬尾香根）

性状：栽培，草本，高 4 — 5 尺，分枝多，叶片裂成綫形，夏天开黃花，有香气。性溫，味甘辛。全植物供葯用。

功能主治：理气止痛，暖脾胃；治胃腹痛。

用量：鲜的 5 錢 — 1 两。熬水内服。

115. 野花椒根（别名：岩椒根）

性状：生在林园、土埂上，根微黃，茎有麻斑，有刺，叶有鋸齿，結子似花椒，有臭气。性微溫，味辛。根、茎供药用。

功能主治：祛风理气；治气痛；外用洗皮肤疮痒。

用量：鲜的5錢—1两。

116.石菖蒲

性状：生在溪沟阴湿处，根茎匍匐状，粗状，节下长须根，叶象剑形，夏季开花，圆柱形。性温，味辛。根、茎供药用。

功能主治：理气，开窍，辟秽；治气滞腹痛及癫痫。

用量：鲜的2—3錢。熬水内服。

117.香附子（别名：莎草根）

性状：草地野生，草本，高約尺許，地下茎匍匐，先端膨大，就是香附子，叶綫形，春天开茶褐色小花。性平，味辛，微苦。地下块茎供药用。

功能主治：理气开郁，調經止痛；治痛經及一切气痛。

用量：鲜的3—5錢。熬水內服。

118.青藤香

性状：林边、山地野生，纏繞草本，叶三角形，夏季开花，果实椭圓形或球形。性温，味苦。根供药用。

功能主治：理气止痛，消肿；治腹痛疝气。

1949

新 中 国
地方中草药
文 献 研 究
(1949—1979年)

1979

用量：鲜的 2 — 3 錢。熬水內服。

119.香樟根（别名：香通、樟树根）

性状：栽培或野生，高大乔木，叶椭圓形，有樟脑香气，春天开綠白色小花。性溫，味辛。根供葯用。

功能主治：理气活血，調經散寒；治腹痛、腹脹。

用量：鲜的 3 — 5 錢。熬水內服。

第二部分 草药处方

一、感冒方

第一方：

1.适应病症：外感风热、发烧、微恶风寒、头昏痛、口干渴。

2.处方：

青蒿5钱—1两　泥鳅串1—2两

水芦竹根1—2两　桑叶5钱—1两

黄荆子5钱　水薄荷2—4钱

野菊花5钱—1两　地地菜1—2两

水荆芥2—4钱。熬水服。

第二方：

1.适应病症：外感风寒、发烧、无汗、头痛、一身酸痛、不渴。

2.处方：

①紫苏3—5钱　泥鳅串1两　桑枝2两

六月寒4钱　生姜3钱　葱白3寸

三皮草1两　五皮草1两。熬水服。

说明：本方发汗作用较强，体虚者慎用。

②生姜5钱　葱白5寸。加红糖适量，一次熬服。

1949

新 中 国
地 方 中 草 药
文 献 研 究
(1949—1979年)

1979

二、咳嗽方

第一方：

1.适应病症：热咳、咳嗽痰少、口干、渴、咽喉干燥痒痛。

2.处方：

麦冬草1两　观音草1两　竹林消5錢

水葦根1两　桑叶1两　地白菜5錢

青泽兰1两。熬水服。

第二方：

1.适应病症：寒咳、咳嗽、痰多、口不渴。

2.处方：

矮茶风1两　六月寒4錢　五皮草1两

肺經草5錢—1两　青蛙草6錢

风寒草5錢　兔耳风2—4錢

三皮草1两。熬水服。

第三方：

1.适应病症：百日咳。

2.处方：

①矮茶风8錢　六月寒3錢　三皮草6錢

五皮草6錢　肺經草5錢　青蛙草5錢

风寒草 4 钱　　兔耳风 2 钱　　地团花 6 钱。

上药用蜂蜜 2 两同炒微黄后，加水熬服。

说明：服药期间忌食葱子。

②鲜鸡苦胆取汁调白糖服。

三、哮喘方

1.适应病症：实性哮喘、咳嗽、气紧、呼吸急促、胸部胀闷。如果是病久体虚、症见心累、气短、口唇发绀的虚性哮喘忌用。

2.处方：

①生花生壳 2 两　冬青树叶 5 钱一1 两。用红糖同炒后加水熬服，一日量，熬一次，分三次服。

②猪鼻孔 1 两　苧麻根 1 两　兔耳风 5 钱

矮茶风 1 两　紫苏根 1 两　观音草 1 两

猪鬃草 5 钱　竹林消 5 钱

说明：上方能加 1—2 两冰糖同熬，效果更好。

四、胃痛方

第一方：

1.适应病症：食积兼气滞、胃脘胀痛拒按。

1949

新　中　国
地方中草药
文　献　研　究
(1949—1979年)

1979

2.处方：

泥鰍串 1 两　百花草根 5 錢

刺梨根 5 錢—1 两　茴香根 3—4 錢

野花椒根 3—5 錢　隔山橇 1 两

蘿卜头 1 两　水皂角 5 錢。熬水服。

第二方：

1.适应病症：气痛。

2.处方：

野花椒根 3—5 錢　茴香根 3—5 錢

石菖蒲 3 錢　黄荆树根 5—8 錢

香附子 4 錢　青藤香 3—5 錢。熬水服。

五、腹瀉方

第一方：

1.适应病症：由于过食生冷或不易消化的 食物而
引起的无里急后重及恶寒发热症状的腸鳴腹泻。

2.处方：

馬蹄草 1 两　毛足鷄 1 两　夜合珍珠 5 錢

瓦片草 5 錢　蘿卜头 1 两　糯米草根 1 两

水皂角 1 两　尿珠根 1 两　刺梨根 1 两

焦米 5 錢。熬水服。

第二方：

1.适应病症：脾胃虚弱、长期腹泻。

2.处方：

鲫鱼1—2尾。用菜油煎黄后，用泡菜水煮服。

六、痢疾方

1.适应病症：腹痛里急后重、大便有红白溏。

2.处方：

①马齿苋2两　猫鼻孔1两　马鞭梢5錢

泥鳅串1两　青木香4錢　水黄连5錢

毛足鸡1两　木槿花1两　苟草根1两

马蹄草1两。

②白头翁1两　冬至萝卜秧1两

马齿苋2两　泥鳅串1两

辣蓼子5錢—1两

野地瓜藤（叶小而尖的）1两。

③水案板　毛足鸡　马鞭梢各5錢。

說明：以上三方都是一日量，煞一次，分三次服。

七、蛔虫病方

1.适应病症：蛔虫病。

1949

新　中　国
地方中草药
文　献　研　究
(1949—1979年)

1979

2.处方：

①苦楝皮根（去粗皮）成人5錢，儿童3錢，加紅糖和水同熬，放凉后，一次服。

②水案板1两　扁竹根1两　野菊花根1两。一日量，熬一次，分三次服。

八、腸痈方

1 **适应病症**：腸痈（即闌尾炎），痛点在小腹 右下方，拒按，右腿不能屈，或伴見寒战发烧。

2.**处方：**

紅藤2两　石菖蒲3錢　败酱草1--2两

茴香根3—5錢　銀花藤1两

紫花地丁1两　青藤香3—5錢。

說明：本方具有清热、解毒、散瘀的作用， 能緩解急慢性闌尾炎；但急性期变化急 剧的闌尾炎，使用本方时，应严密观 察，以免延 誤手术治疗。

九、黄疸方

1.**适应病症**：急性黃疸型肝炎，症見发热恶寒 、头昏体倦、食欲不振、噁心欲呕、恶油、肝区痛、 巩膜或全身发黃及小便深黃。

2.**处方：**

· 50 ·

①金錢草 2 两　　星宿草 2 两　　花斑竹 5 錢

　苦荬头 1 两　　苟草根 1 两　　尿珠根 1 两

　鷄骨草 1 两　　車前草 5 錢　　干油荣 2 两

　水皂角 1 两。一日量，熬一次，分三次服 完。

②酸酸荣 2 两　　尿珠根 1 两　　水灯心 5 錢。一
　日量，熬一次，分三次服。

十、风湿性关节痛方

1.**适应病症**：风湿性关节痛。

2.**处方**：

①野峨眉豆根。炖肉服。

②刺五甲 5 錢　　刺三甲 5 錢　　香巴戟 1 两

　八月瓜藤 1 两　　紅活麻根 1 两　　桑枝 2 两

　香樟树根 3 錢　　肥猪苗 6 錢　　鋸鋸藤根 5 錢

　箆子草 5 錢　　八角枫根 1 两。熬水服。

十一、凝跌閃扭方

1.**适应病症**：凝、跌、闪、扭。

2.**处方**：

①酸酸草，加姜、葱同搗，和酒敷伤处。

②酸酸草　透骨消　翻天印　土三七　紅牛膝
　各等量，泡酒热敷伤处。

說明：以上两方，只适用于沒有破皮开口的 外
　　　　伤。

1949

新 中 国
地 方 中 草 药
文 献 研 究
(1949—1979年)

1979

十二、燙伤方

1.适应病症：未破皮的燙伤。

2.处方：

①仙人掌，搗絨敷伤处。

②油蔥，搗絨敷伤处。

十三、疗瘡方

1.适应病症：疗疮，多見于头面部，患处紅肿热痛，甚至兼有寒战、高烧等全身症状。

2.处方：

①偷油婆 2—3 个，去头、翅、足，搗絨調蜂蜜敷患处。

說明：初起未破皮的可用。用外敷葯时，应注意葯物的清洁及搗葯用具的消毒，以免感染。

②野菊花1两　蜈蚣草1两　銀花藤1两
紫花地丁5錢　猪鼻孔1两　蛇倒退1两
夏枯草1两　芦竹根1两　地龙胆5錢。
搗絨外敷。

十四、地瓜瘡方

1.适应病症：地瓜疮发于头部，凸出如桂圆大，痒痛，抓破有脓，蔓延多发。

2.处方：

野地瓜藤　糯米草根　鎈头草　野菊花　猪鼻孔各等量。搗絨外敷。

十五、天泡瘡方

1.适应病症：天泡疮发于头面及全身，痒痛，抓破后有白色滞薄脓液。

2.处方：

天泡草，烧灰，凉两小时后，再用冷开水調敷。

十六、火眼、紅肿眼、痒痛眼方

1.适应病症：火眼，紅肿痒痛。

2.处方：

桑叶 8 錢　夏枯草花 8 錢　野菊花 1 两

谷精草 1 两　金錢草 1 两　星宿草 1 两

夜合花 5 錢　眉毛笔 5 錢　車前草 5 錢

苟草根 1 两。熬水內服。

1949

新 中 国
地方中草药
文 献 研 究
(1949—1979年)

1979

十七、牙痛方

1.适应病症：风热牙痛。

2.处方：

①苛草根 4 两，熬水煮石羔豆腐吃。

②苛草根 1 两　席草根 1 两　苦荬头 1 两

金錢草 1 两　猪鼻孔 1 两　狗地芽根 1 两

野花椒根 5 錢。熬水內服。

十八、痔瘡方

1.适应病症：痔疮。

2.处方：

①馬齿苋 1 斤，煮沸后加醋 1 杯，先薰后洗。

說明：本方对痔疮初起有效，亦可緩解疼痛。

②青活麻皮 2 两　皂角寄生 2 两

馬齿苋 4 两　无花果 2 两　猪鼻孔 2 两。

炖猪大腸服。

說明：本方能清热、解毒、止血、鎭痛，对痔

疮下血有效。

③野地瓜藤 4 两　皂角寄生 1 两　千里光 2 两。

炖猪大腸服。

說明：本方常服可以控制痔疮发作，也可逐步

根治。

十九．带症方

1.适应病症：妇女白带。

2.处方：

胭脂头 1 两　凤尾花根 1 两　　白鶏冠花 5 錢
三百草 1 两　独足絲茅 5 錢　　木槿花（花、
叶、根都可以） 1 两　　无花果 1 两　　糯米草
根 1 两　　鶏爪参 1 两。熬水內服。

說明：本方清利湿热，兼能健脾补虚，体虚、
体实的都可服。

二十、小儿疳积方

1.适应病症：脾胃虚弱、消化不良而致面黄肌瘦
和腹胀便溏。

2.处方：

①糯米草根，煮浠飯常服。

②家蓼子花，炖母鶏腸子或排骨服，炖时不放
盐。

③隔山橇 1 两　　草鞋板 5 錢　　娃娃拳 5 錢
鶏屎藤 1 两　　鶏骨草 5 錢　　家蓼子花 1 两
糯米草根 1 两　　夜关門 5 錢　　刮金板 4 錢
四瓣草 1 两　　水皂角 2 两　　蘿卜子(炒) 1 两
黄角藤 1 两　　尿珠根 5 錢。上葯先炒干 或晒

1949

新 中 国
地 方 中 草 药
文 献 研 究
(1949—1979年)

1979

干后，碾为細末，用米湯冲服，每日服 2 —
3次，每次2—3錢，視年龄增減。

二十一、湿疹搔痒方

1.**适应病症**：湿疹。

2.**处方**：

①酒谷草1两。熬水調白糖服。 适用于湿疹。

②銀花藤1两　野菊花1两　鉄扫把5錢

猪鼻孔1两　蛇倒退1两　紅活蔴2两

漏芦根2两　千里光1两　尿珠根1两

夏枯草1两　絲茅草根1两。熬水內服， 剩

涪陵地区中草药新医疗法展览会资料选编

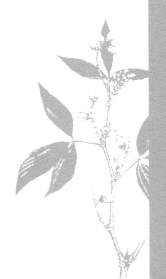

提　要

四川省涪陵地区卫生局、四川省涪陵地区科学技术委员会、四川省涪陵地区农林局编写。

1971 年 8 月出版。64 开本。6.3 万字。共 186 页，其中前言 1 页，目录 14 页，正文 164 页，插页 7 页。

编者将各县选送和摘抄外地的部分中草药单方、验方 500 余个汇编成册，便于"赤脚医生"、医务工作者和群众交流学习。

本书分为内科、外科、妇产科、小儿科、传染病、五官科、除害灭病、新针疗法、全国交流方、兽医部分。各部分下先列病名，每病下再列处方。

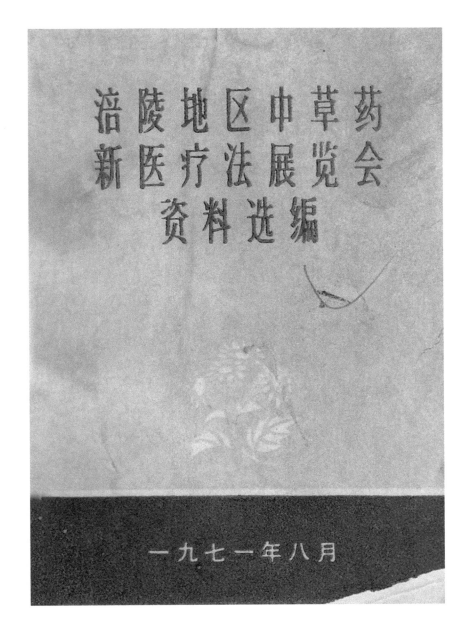

涪陵地区中草药
新医疗法展览会
资料选编

一九七一年八月

目　　录

内　　科

1

1949
新 中 国
地方中草药
文 献 研 究
(1949—1979年)
1979

2

3

1949

新 中 国
地 方 中 草 药
文 献 研 究
(1949—1979年)

1979

4

5

1949

新　中　国
地方中草药
文　献　研　究
(1949—1979年)

1979

妇　产　科

6

小 儿 科

传 染 病

7

1949

新　中　国
地方中草药
文　献　研　究
(1949—1979年)

1979

五　官　科

8

1949

新中国
地方中草药
文献研究
(1949—1979年)

1979

全国交流方

10

11

1949

新 中 国
地 方 中 草 药
文 献 研 究
(1949—1979年)

1979

兽医部份

12

13

1949
新　中　国
地方中草药
文　献　研　究
(1949—1979年)

1979

14

内　　　科

慢性支气管炎

① 广柑十斤　白酒三斤　泡一个月后，每日飲一小杯。　　　　　　　　　　　　　　《秀山》

② 尖贝三錢　茯苓三錢　当归三錢　川芎二錢　陈皮三錢　青皮三錢　桑皮三錢　甘草三錢　清夏三錢　桔梗三錢　五味子三錢　杏仁三錢　远志三錢　枳壳三錢　水煎服，日服三次，连服十天。

治疗八例：病程四个月至十五年，均以咳嗽、咳痰为主要症状，在用药五剂无效的情况下，连用到十剂，疗效增高。咳嗽明显减輕。

张进成，男，四十五岁，咳嗽、咳痰十五年，多春尤甚，经西药消炎，止咳祛痰等无效，用上药三十剂，基本痊愈。　　　　　　　　　　《酉阳》

③ 麻黄　杏仁　甘草　陈皮　半夏　苏子　白芥子　莱菔子　百部　黄芩　葶苈子　旋复花　牛蒡子（此药用至三錢、疗效尤著）

加减：热重加：石膏　知母

1

1949
新 中 国
地 方 中 草 药
文 献 研 究
(1949—1979年)
1979

虚热加：黄芪 当归 兔丝子 补骨脂。

《黔江》

④ 老鼠刺三錢 車前草一两 咳血者加：白茅根三錢 水煎服。 《丰都》

⑤ 白果树皮 适量 水煎服。

丰都虎威公社胜利大队社员李荣发，男，六十五岁，患哮喘四十多年，曾多方治疗未愈，病人丧失信心。采用上药治疗，服药二至三小时内症状消失，近期效果显著。目前，在虎威区广泛使用。

《丰都》

⑥ 岩菖蒲干二两（鲜半斤），枇杷花干二两（鲜半斤）。水煎兑蜂糖服。治疗二十例，一般二至三剂即愈。

贵州正岩公社社员杨××，男，三十九岁，十三岁时患哮喘，有二十六年的病史，各方求治无效，来新地大队治疗，服上药二剂，病即愈，至今未复发。 《秀山》

注：岩菖蒲系天南星科植物石菖蒲根茎。

⑦ 香樟子二两（去油） 黄金子二两 鶏内金

2

二个 共研为末,早晚兑酒内服,每次一至二錢，连服一个月。据献方人講: 如上服用，可根治哮喘。

《垫江》

注：黄金子为马鞭草科植物黄荆果实。

⑧ 猪边油一斤 乱头发二錢 前药放锅内煎溶取出，每日每餐吃用此油的炒飯一碗。据献方人講: 如上法连服三个星期可愈。 《秀山》

⑨ 七叶一枝花 加水适量，同猪心肺或猪肉煮服。每日早晚空腹服，连服数剂。 《酉阳》

⑩ 石灵脂三两 紫苑三两 百部三两 麻黄二两 甘草一两 麦冬二两 蒲公英四两 沙参三两 冬花三两 黄芩三两 百合二两 共研細末、制成片，每日二次，每次三至五克。（八三四二部队）

⑪ 老鸦的苦胆、温开水吞服，一日三次。

《丰都》

⑫ 紅活马草加蜂糖或冰糖适量。蒸鸡蛋服。

《丰都》

⑬ 水菖蒲煎水加蜂糖服。 《丰都》

⑭ 橘柑一个 蜂糖一两 将柑心核挖去，滴

3

1949

新 中 国
地 方 中 草 药
文 献 研 究
(1949—1979年)

1979

八蜂糖烧熟服用，早晚各服一个。　　　　《丰都》

⑮橘柑　菜油

将橘取小孔放少許菜油，蒸熟后吃。　《丰都》

⑯　肺经草五錢　青贝五錢　蜂糖一两　先将
肺经草煎浓汁，再加青贝細末兑蒸蜂糖，分四次服
完，日服两次。　　　　　　　　　　　　《丰都》

⑰　麻絨五錢　尖贝二两　鸡蛋十个　先将麻
絨煎浓汁，再加尖贝粉煎鸡蛋，分十次服完，日服
二次。　　　　　　　　　　　　　　　　《丰都》

⑱　黄栀子二錢　桃仁二錢　杏仁二錢　白胡
椒二分　糯米一錢　鸡蛋清适量。

将上葯研細，用蛋清調匀，敷足心（涌泉穴）。

《秀山》

⑲　麻黄三錢　杏仁三錢　生石膏五錢　半夏
三钱　紫菀三錢　百部三錢　甘草二錢　枇杷叶一
两　冬青叶一两

将上葯打粉及熬膏。炼密为丸（气管炎丸）。
每丸重三錢。一日三次，一次一丸。

治疗慢性支气管炎十四例，其中六十岁以上的

4

囗例，三十至五十岁的九例，十九岁的一例。

文运江，贫农，男，三十八岁，反复咳喘六年多，受凉后咳喘加剧，夜间不能入睡，三年多不能参加劳动。体检：双肺布满干罗音，诊断为慢性支气管炎。服气管炎丸七天，症状完全消失，并参加劳动生产。 《涪陵军分区后勤部卫生科》

⑳ 猪苦胆，取汁放入碗内，再放白酒二两，将酒点燃，待酒自然熄灭后，成人一次服，小儿酌减。 《武隆》

㉑ 紫苏六钱 椿尖皮三钱（不宜过多．多了出大汗）均鲜用。水煎服。 《武隆》

㉒ 红鱼秋串 野蓼子 水煎服。 《丰都》

㉓ 鸡屎藤煮蛋 连汤下蛋吃，每日二次，连服七天。 《丰都》

咳 嗽

① 桑叶 枇杷叶 紫苏各六钱 煎水服，日敢三次。 《石柱》

1949

新 中 国
地 方 中 草 药
文 献 研 究
(1949—1979年)

1979

② 麻黄　桑根皮　苏子　白果　冬花　黄芩
甘草　半夏　生姜上药各二、三錢，水煎服。

《丰都》

③ 紅活麻　天冬　老虎姜　土百合　桑根
枇杷叶各一两　水煎服，一日三次。　《丰都》

劳 伤 咳 血

紅散血草　泡酒半斤，服用。　　　《丰都》

咳 嗽 咯 血

一朵云　一口血　各适量　水煎服。《丰都》

风 热 咳 嗽

枇杷叶　地骨皮　紅浮萍　蘆根　各适量　水
煎服。　　　　　　　　　　　　《丰都》

6

咳嗽 出气臭 痰稠

百部二两　白芨三两　糯米八两　百部炖肉吃，白芨同糯米打成粉，白开水吞服，每早二钱。

《丰都》

肺痈

土百部二两　白芨三两，水煎服。

《丰都》

肺炎

黄连三钱　麦冬三钱　瓜仁三钱　生姜二钱　黄柏五钱　马鞭草三钱　苏叶三钱　南星一钱　半夏（三不跳）二钱　乌梅三钱（又名酸梅）　冬瓜子三钱　水煎服，每日服四次（上剂量均为干药计算）。

《武隆》

感冒

④　生姜　雄黄　升麻　柴胡　桑皮　椿尖皮

7

1949

新　中　国
地方中草药
文　献　研　究
(1949—1979年)

1979

紫苏　各适量　煎水服。　　　　　　《石柱》

②　五匹风一两　风寒草一两　观音草五錢
青泽兰一两　刺黄芩五錢　六月寒一两　煎水服，
治三十余例，均愈。　　　　　　　　《南川》

呕　血

①　老青杠皮三两　紅毡四錢　将老青杠皮的
粗皮刮去，研細末，紅毡撕烂。先炒青杠皮粉，后
放紅毡。至青杠皮粉炒成黑色，再加土酒少許，稍
炒即成，水煎服。治疗八人，均愈。

郭××，男，成人，大吐血，头晕，神智不清，
经服此药后，吐血即止，神智立即恢复。据献方人
講，此方治吐血甚驗。　　　　　　　《黔江》

注：老青杠皮为山毛榉科植物櫟的树皮。

②　藕节　茅草根　四块瓦　茜草　水煎服。
　　　　　　　　　　　　　　　　　　《丰都》

③　干荷叶（研末）　温开水送服，日服三次。
　　　　　　　　　　　　　　　　　　《秀山》

④　瓦上地石衣适量，研末，兑甜酒服。《丰都》

8

胃 出 血

泡桐树皮三钱　去粗皮，切片晒干备用。

上药水煎服，治疗五人，治愈三人。安××，女，三十五岁，治疗前每年发病二至五次，于发病中服上药后，二小时内吐血即止，至今五年未复发。　　　　　　　　　　　　　　《黔江》

呃　逆

枳壳　广木香　等量共为末，成人每服二钱，小儿每服一钱，日服三次。治五人，均服药即止，病愈。　　　　　　　　　　　　　　《黔江》

胃　痛

① 丁香　乳香　没药　良姜　建蒲各二钱，共研末，兑酒服。　　　　　　　　　　《秀山》

② 花椒树虫屎适量，用菜油炸焦。温开水吞服。　　　　　　　　　　　　　　　《丰都》

③ 杉树油一钱　炒黑，兑甜酒服。《丰都》

9

1949

新 中 国
地 方 中 草 药
文 献 研 究
(1949—1979年)

1979

④ 马桑子虫屎五分　研为細末，温开水吞
服。　　　　　　　　　　　　　　　　　　《丰都》

⑤ 石花（白石花）一两，研为細末，温开水
吞服。　　　　　　　　　　　　　　　　　《丰都》

胃溃疡　十二指肠溃疡

① 两面针五两　七叶花三两　甘草三两　共
为細末，每日三次，每次三两，或水煎服。治疗三
例，效果较佳。　　　　　　　《八三四二部队卫生科》

② 仙鹤草粉三錢　血余炭五分　小蓟一两
小蓟水煎，冲服上薪。　　　　《八三四二部队卫生科》

③ 乌贼骨粉三錢　甘草二錢　温开水冲服。
　　　　　　　　　　　　　　《八三四二部队卫生科》

④ 泥秋串六錢　隔山橇四錢　马鞭草三錢
毕澄茄三錢　入地金牛四錢　甘草二錢　陈皮三錢
水煎服，日服一剂。

治疗四十二例，全部治愈。

　　　　　　　　　　　　　　《八三四二部队卫生科》

腹痛　腹胀　消化不良

① 莱菔子三錢　陈皮三錢　山查五錢　枳壳

10

二錢　木香三錢　青皮三錢　厚朴四錢　甘　草　二
錢　日服三次，每次一丸。

《八三四二部队卫生科》

②　五倍子根　矮桐子根　臭草根　隔山橇各
五錢　共为末，甜酒吞服。　　　　　　　《丰都》

疳　积

狼牙草（狗芽草）　蒽荑草（炒）　共研細末
炒猪肝服。

一至二岁服一錢　三至五岁一钱半至二錢　日
服三次。　　　　　　　　　　　　　　　《酉阳》

注：狼牙草，又名铁线草，为禾本科植物的全
草。

食积、气积

刺黄连　木香　槟榔　丑牛　扁竹根　金銀花
巴豆（去油，麸炒），共研細末，水泛为丸。大人
五至七粒，小儿三粒，酌病情服用。　　《酉阳》

11

1949

新　中　国
地 方 中 草 药
文 献 研 究
(1949—1979年)

1979

腹痛（当地称痧症）

古石灰（经久多年的石灰），取多年的石灰，刮去外层的污灰，磨成粉，用米湯調成丸，阴干备用。成人每服五至八錢，小儿二至三錢。白开水冲服。据献方人講，此方有特效。候××，男，成人，以前常发痧症，服上葯后即愈，未发。　《黔江》

急性胃肠炎

① 金盆五錢　刺黄芩一两　車前草一两水煎服。

② 鱼秋串　侧耳根　隔山橇　木通　土茯苓水煎服。　　　　　　　　　　　　　　《丰都》

注：金盆为葫蘆科植物金盆的块根。

恶心呕吐、口吐清涎、脾胃虚寒

炮姜六錢。将生姜切七片（勿切断），加盐少

12

許，以湿草紙包七层，用火烧熟捣烂，入罐煎服。
每日三次，一次止呕。　　　　　　　　《酉阳》

呕吐、腹泻

蛇参　水煎服，据献方人講，有特效。《丰都》
注：蛇参为马兜铃科植物马兜铃的根。

慢性结肠炎

党参五錢　乌梅三錢　焦术三錢　黄连三錢
升麻一錢　木香三錢　甘草一錢　水煎服，日服三
次，连服十天。治疗六例，除一例未坚持用药外，
其余全部治愈，半年后随訪，无一人复发。

陈德明，男，三十五岁，反复腹泻十五年，多
在进食油脂类食物誘发。大便粘液状，鏡检红血球
十、白血球廿、脓球十、经西南医院等确诊为慢性結
肠炎。服上药十剂后病愈。《酉阳》

消化不良性腹泻

牵牛儿苗　晒干磨粉，儿童与成人日服一次，
每次一至二克，连服二日，嬰、幼童减半。共治疗

13

1949
新中国
地方中草药
文献研究
(1949—1979年)
1979

十七例（成人二例、小儿十五例）有效率百分之九十四，据统计，腹泻一个月以上者三例，服药后第二天，大便成形；腹泻半个月者四例，其中三例服药二至三天止泻；腹泻三天左右者十例，服药一天后即止泻病愈。　　《涪陵地区祖国医药探索队》

　　注：牻牛儿苗为牻牛儿苗科植物风露草的全草。

水　泻

　　車前草二两　大蒜一个　将上药洗净，水煎、日服四次，当茶饮。治疗三十人，愈二十八人。

　　唐××，男，六岁，腹痛，水泻如倾水，体瘦如柴，服上药一天，水泻即止，至今，体重大增，未再复发。　　　　　　　　　　《黔江》

久泻（三、五年不愈者）

　　① 芭蕉头一斤　羊肉一斤　炖服。

　　② 黄牛乳一茶杯，毕拨一两炒干研细末，白开水送服。　　　　　　　　　　　《酉阳》

腹　　泻

① 锯木面煅成灰兑开水服,每次二錢。《武隆》

② 黄荆子炕焦研末, 兑开水, 每次服二錢。

③ 八月瓜根或木瓜煎水服。

④ 鲜蘿卜茎叶或黄瓜叶挤水服。

⑤ 金銀花三錢　黄连四錢　茶叶三錢　黄芩三錢（可用三角刺代）　水煎服,上药为干药,可治痢疾。　　　　　　　　　　　　　《武隆》

⑥ 海金沙　地胡椒　仙鹤草　紅子根　貫众　鱼秋串　红苋菜　马蹄草　紅牛夕等量　煎水服。《石柱》

腹　　痛

山豆根二至三分、急救命根二至三分,均为鲜用,各取一样,内服即可。

剧痛时, 芝麻炒焦后水煎服。

食盐炒黄后包脐部和胸窝。

胃 寒 下 痢

羊肉一斤　扁豆二两　白术一两炖服。《酉阳》

15

1949

新 中 国
地 方 中 草 药
文 献 研 究
(1949—1979年)

1979

肝 硬 化

金錢草一两　栀子　黄芩　黄柏　玄参各三錢
黄连二錢水煎服。　　　　　　　　《酉阳》

头 晕 痛

①老虎姜四两研成細末，燕蜂糖吃。《丰都》
②刀豆根六钱　用黄酒一杯，泡水服，每日二
次。　　　　　　　　　　　　　《酉阳》

神 经 性 头 痛

白附子　白芷　各等量共研細末，每日服二次
每次一錢。　　　　《八三四二部队卫生科》

头 痛

① 青杠藤头头　金樱子　糯米　黄豆冲烂后
熬糖內服。　　　　　　　　　　《丰都》

② 松树尖研末用白酒炒热包額部。《武隆》

③ 茅草根和岩棕(防风)研細酒炒包額部。

《武隆》

16

偏 头 痛

①　活麻头　小血藤（鋸鋸草）排风藤各等量捣絨炒热包患側。　　　　　　　　《武隆》

②　桃子屎　茶树虫屎各适量酒炒热后　包　患側。　　　　　　　　　　　　　《武隆》

风 湿 关 节 痛、麻 木

①　附片四錢　桂枝二錢　丹皮四錢　秦艽三錢　川牛夕四錢　全蝎三錢　地龙二錢　桑寄生二錢　川乌四錢　川断四钱　紅花二錢　赤芍四錢泡酒服。　　　　　　　　　　　　《秀山》

②　破故紙三錢　黄酒煎服汗出即好。《秀山》

③　老鸛草　舒筋草　伸筋草　大木香各一两水煎服，日服三次。

④　乌头　半夏　荆芥　防风　杜仲　牛夕各一两　茯苓　陈皮各八錢　桐油一斤，另加黄丹（冬天一两二錢，夏天二两）头发三錢

先将八味药用水煎成浓液，后放入桐油熬十五至二十分鐘放入黄丹和头发，不时攪拌，熬至沒有

17

1949

新　中　国
地方中草药
文　献　研　究
(1949—1979年)

1979

头发时为止。待温时，将其涂于一般纱布上即成药膏，贴局部和穴位，每两天换药一次。治疗一百多人，治风湿痛的效果较满意。

据群众反映，用此药膏贴肺俞穴治哮喘、支气管炎和贴神阙治小儿腹泻，亦收到满意的效果。

《武隆》

⑤　过山龙一两　刺三甲二两　紫堇根二钱半木瓜一两　羌活一两　防风一两。水煎服

内服方：骨碎补一两　生地一两　将上药切碎，用五十七度白酒二千毫升泡一周后，即可服用。急者，日服三次，每日十毫升；慢性者，日服二次，每次五毫升。十天为一疗程，每疗程间歇二至三天再服。

外用方。生姜二两　骨碎补二两　过山龙一两　刺三甲一两　桉树叶一两　生川乌一两　生草乌一两　生半夏一两　生南星一两　肉桂三钱　乳香三钱　白酒二千毫升　制法同内服方；一天外擦患处二、三次，每次

18

十分鐘（外用药毒性大，切忌内服）。

注：1.过山龙为桑科植物地瓜藤的全草。

2.刺三甲为五加科植物三叶五加的根皮。

《祖国医药探索队》

⑥ 生南星　生半夏　生川乌　生草乌　蒼术
防风　防杞　香附　白芷　細辛　牙皂　甲珠
木香各适量。

硫磺　将硫磺溶化，把其他药研末倒入，調勻
放冷处，做成黄豆大小的丸剂，隔生姜灸烧穴位。
孕妇忌用。　　　　　　　　　　　　　《酉阳》

⑦ 小麦面　苦荞面　蜡枯屎　川椒　上药共
研为末，用水調敷在纱布上，蒸热喷加酒少許，乘
热贴患处，冷后再换，一日数次，连贴一个星期。

《酉阳》

⑧ 威灵仙六钱　寄生五钱　川断四錢　豨签
草六錢　防风四錢　川乌三錢　牛马藤四錢　土伏
苓六錢　木香二錢　水煎服，一日一剂。治疗三
例，效果满意。　　《八三四二部队卫生科》

⑨ 爬岩姜　生乌头　生南星　三不跳　蜡枯

19

1949

新 中 国
地 方 中 草 药
文 献 研 究
(1949—1979年)

1979

屎 陈炸海椒 威灵仙 老生姜 以上八味捣绒，加土酒炒热包患处，冷则再换，一、两个星期可收效。 《酉阳》

⑩ 商陆 懒策林（三角风） 益母草 金钱草 大风子 车前草 煎水外洗患处。 《酉阳》

风 湿 痛

① 陈艾 地柏枝 三角风 爬岩姜 陈大蒜茎 捣细用白酒炒后包患处。

② 茶叶 生姜 捣细用白酒炒后包患处。

风湿性关节炎

① 黄鳝活的三根，放入白酒一斤，浸泡时间越长越好，每天服此药酒适量。

② 木瓜鲜用切成片泡酒服。

附注：虎骨与狗骨对治疗关节炎的比较

虎骨功能散风止痛，强筋健骨，镇静安神，它来源少，数量有限，价格昂贵，远远不能适应广大工农兵群众的需要。

20

四川省中药研究所研究：用甲醛性"关节炎"法，比较了虎骨、狗骨、豹骨、猫骨、羊骨、雪猪骨、牦牛骨、水牛骨、黄牛骨等的消炎作用，经几项实验结果表明，发现虎骨与狗骨的效果较 为 显著，对关节炎的消炎方面具有同等作用（实 验 表明，新鲜的狗骨比保存多年的虎骨的作用还 稍 好些）。所以，狗骨是虎骨最理想的代用品。

关节炎是我地区的常见病、多发病。故在此摘要编入，以供临床参考，试用。

选自四川省中药研究所《研究资料汇编》第五辑。

腰 腿 痛

龙骨四钱　羌活三钱　续断四钱　独活四钱碎补四钱　川芎三钱　寄生五钱　桂枝三钱　水煎，每日三次，每次二十毫升。治疗急慢性腰腿痛九例，基本痊愈。　　　　《八三四二部队卫生科》

肾 虚 腰 痛

刀豆壳　烧灰吞酒服。　　　　　　　　《丰都》

21

1949

新 中 国
地 方 中 草 药
文 献 研 究
(1949—1979年)

1979

心悸、怔忡、失眠

当归四錢　党参四钱　黄芪四錢　白术四錢茯苓四錢　远志四錢　龙骨四錢　朱砂三錢　共为末，和蜜为丸。日服三次，每次一丸。

《八三四二部队卫生科》

神经衰弱

柏子仁四錢　松叶四錢　夜交藤四錢　金针根三錢　八月瓜藤四錢　女贞子四錢　党参三錢　泥秋串六錢　甘草三錢　合欢皮四錢　水煎服，一日一剂。治七例，效果满意。《八三四二部队卫生科》

失　眠

夜交藤五錢　柏子仁四钱　枣仁四錢　龙齿三錢　朱砂三錢　共为細末，每日睡前服一次，每服三錢。　　　　　　　《八三四二部队卫生科》

中风半身不遂

麻黄　防杞　人参　黄芩（炒）　桂心　灸草

22

白芍　川芎　杏仁　附子　防风　生姜（引）

水煎服。

《酉阳》

多发性神经炎

泥鱼鳅一两　用黄泥巴包起泥鳅，放于瓦片上烧干取出，研末，兑酒五钱冲服，连服十天。

《秀山》

癫狂、狂犬病

土鳖七枚　桃仁（去皮、尖）七粒　大黄三钱黑竹根七节。

服法：㈠水煎兑蜂糖服，一天吃四次，一剂药连服两天服完。服药后腹胀，并必定便下浊物，如便赤、便黄、便黑，便有瘀血，按上方继续服，服至神智清楚后为止。好后七天内再服药一剂。七天为一疗程，连服三个疗程。如上法，至大小便正常和神志清楚后，就不会再复发。

㈡将上药用文火烘焦后，研末，药末兑蜂糖

23

1949

新　中　国
地　方　中　草　药
文　献　研　究
(1949—1979年)

1979

三錢，调开水送服（成人量），小 儿 酌
減，两日一剂。

共治疗二十例，均治愈。随訪一例，至今已十
年，未曾复发。　　　　　　　　　　　《南川》

注：黑竹根为禾本科植物紫竹的根茎。

附注：金钱草的原植物与适应症

金錢草是近年来用于治疗结石病的有效中药，
但因存在"同名异物"之弊，各地应用不同，疗效
各异。为了正确用葯，收到預期的效果，四川省中
葯研究所先后在四川、江苏、浙江、江西、广东、
广西、河北等省，对各地不同商品金錢草的原植物
和疗效进行了药材鉴定和調查，茲将其报告摘要制
表如下，仅供同志们临床中参考，使用、总 结 提
高。

24

地方用药	川　名	药材鉴定	适应症
四川金錢草（四川地区）	大金錢草	金　錢　草	为：报春花科珍珠菜属植物过路黄的全草。	胆结石
	小金錢草	小马蹄草（成都）小迎风草（重庆）	为：旋花科马蹄金属植物马蹄金的全草。	草医多用于：胆结石
江苏金錢草（华东地区）	透骨消		为：唇形科活血丹属植物长管活血丹的全草。	胆囊炎
江西金錢草（中南地区）	满天星破铜錢		①为伞形科天胡荽属植物破铜錢。②同属植物天胡荽的全草。	肾结石
广金錢草（华南地区）			为豆科山绿豆属植物金錢草	膀胱结石

选自四川省中药研究所《研究资料汇编》第五辑

25

1949

新 中 国
地 方 中 草 药
文 献 研 究
(1949—1979年)

1979

遗　尿

①　乌贼骨五两　枯矾二两　各研細末和匀，分为三十包。成人每晚睡前服一包，儿童酌减，一般连服二十包見效。　　　　　　　　　《石柱》

②　女貞子　陈皮　莲米　当归　白芍　生姜等量水煎服。　　　　　　　　　　　　　　《垫江》

③　猪尿包一个　金樱子十至二十个　黑豆子二至三两　水煎一次服。　　　　　　　　《丰都》

尿　痛

石葦五錢　川柏四錢　青蒿四錢　甘草二錢木通四錢　水煎服。　　　　　　　　　　《丰都》

阳　痿

麻雀两只　去毛皮、内脏，放酒里泡，加生盐炒香，研末，兑温开水两次服完。　　　　《秀山》

顽 固 性 遗 精

五棓子（盐煮焙干）半斤　五味子半斤　共研

末，日服两次，飯前每服二錢，连服即愈。

《秀山》

贫　血

玉簪（冬用根，春用叶）　水煎打蛋服。每服三两。　　　　　　　　　　　　　　　《秀山》

治疗二十例，效果均好。

心　臓　病

棕树上的烂菌子，研細末，甜酒吞服。《丰都》

高　血　压

① 芭蕉头油，兌冷水服。　　　　《丰都》

② 包谷須适量，水煎服。　　　　《丰都》

"向阳一号"治疗克山病

动六根四錢（又名"叫梨子"、"絳梨木"、"黑龙須"）　臭草三錢（又名苟草、接骨草）侧耳根四錢（又名 猪 鼻孔、魚腥草）　石菖蒲三錢　車前草四錢　魚秋串四錢　石竹根六錢（又名

27

1949

新　中　国
地 方 中 草 药
文 献 研 究
(1949—1979年)

1979

竹林消）。

用法：㊀上方加水制或煎剂，二百五十毫升，三次分服。每日一剂。

㊁或上方打成粉，用其量的五分之一，加糖，冲开水，分三次服。如上連續服葯，至少在一个月以上。

病例统計：男性二十八例、女性三十二例。其中二至七岁患儿最多，占百分之八十八点三三。其中，潜在型：三十三人；痨型：二十三人；亚 急 型四人。

疗效：服葯一至四个月后：

一、全身症状有明显进步：多数患儿病初均有精神状态的改变，往往出现煩燥，精神萎靡，食欲减退。面部浮肿，有些同时存在下肢或全身浮肿，患儿面色多表现为青灰、腊黄或苍白，半数以上患儿均有煩渴、多飲症状。服葯治疗后，全身症状多有明显改善。

二、心脏体征方面：患儿心脏体征的变化，多以心音低钝，心界扩大为最多見。持續服葯二十多

28

天左右，伴随临床症状的好轉，心界开始縮小，心音逐漸增强，心律不齐大多数恢复正常。部分病例在服药一至二月后，从心电图中可見心肌损害有一定好轉，表現 T 波增高或由倒置，双向、平坦变为直立。

三、肝脏变化：克山病患儿一般均有肝脏肿大，潜在型患儿以肝左叶肿大尤为多見，質地多为中等。服药二十天后，二十六例患儿肝脏有不同程度縮小。

病例：王××，女，七岁，一周前，出現腹痛、伴呕吐，腹泻，水样稀便，一日二至三次，数日后上述症状緩解，但逐漸出現面部浮肿，食欲减退，煩渴。查体：表情淡漠，面色腊黄，眼脸浮肿，肺（一），心音界在鎖中线上，心率每分鐘九十四次，心律不齐，在心尖区第一心音明显低鈍，并有二级收縮期杂音。腹平軟，肝剑下一公分，脾（一），无腹水。诊断为克山病潜在型，用"向阳一号"治疗一月后，浮肿消退，精神好轉，面色正常，可步行二十里路赶场。心左界在鎖中线内零点

1949

新　中　国
地 方 中 草 药
文　献　研　究
(1949—1979年)

1979

五公分，心音比以前增强，心杂音消失。服药二月后，心音恢复正常。停药两个月期间未复发。

注：

一、动六根为鼠李科植物匙叶鼠李的根。

二、臭草为忍冬科植物臭草的全草。

三、石竹根为百合科植物宝鐸草的根茎。

四、侧耳根为三白草科植物蕺菜全草。

五、石菖蒲为天南星科植物石菖蒲的根茎。

六、車前草为車前草科植物車前草全草。

七、鱼秋串为菊科植物马兰的全草。

内附：

紅活马草：又名紅火麻、紅活麻、为荨麻科植物。　　　　　　　　　　　　　　　　　　《南川》

肺经草：又名大肺筋草，为伞形科植物 肺 经草。　　　　　　　　　　　　　　　　　《重庆》

散血草：为唇形科植物的全草。　　《南川》

老虎姜：又名黄精，为百合科植物。

卷叶黄精：即多花黄精。　　　　　《南川》

风寒草：又名"过路黄"、"小过路黄"、"小风寒"。为报春花科植物聚花过路黄的全草。

观音草：又名九节莲、竹叶青、兰花七、观音兰、吉祥草等。为百合科植物的全草。　《南川》

六月寒为马鞭草科植物三花獐草（新拟）的全草。

青泽兰为爵床科植物的全草，又名：化痰清、海椒七、四季青、九头狮子草等。　《南川》

两面针为芸香科植物，即"入地金牛"、野花椒、山椒。　《广辑》

狼牙草：又名铁钱草。为禾本科植物的全草。

外　科

止　血

① 石韦　刮下石韦叶上的孢子囊群，撒布伤口，包扎，即可止血。

附言：武隆广泛用于止血，认为效果良好。

《武隆》

注：石韦为水龙骨科植物毡毛石韦。

② 老墙石灰，研粉撒伤口。　《秀山》

31

1949

新　中　国
地 方 中 草 药
文　献　研　究
(1949—1979年)

1979

③　鱼秋串咬烂敷伤口。　　　　《丰都》

④　野茶叶　鸡屎藤冲绒外包。　　《丰都》

⑤　见血飞一两　一支蒿三钱　活血莲一钱
土三七二钱共为末，外敷，治疗四十余例，均立即
止血。

杨昌友、男、成，砍柴不慎，脚被砍伤，伤口
深五分，宽二厘米，动脉砍断，喷血不止，用上
药外敷，内服，立即止血，第二天即走动，第四天
半即下田做活。　　　　　　　　　《秀山》

注：1.见血飞为芸香科植物的根。

2.活血莲为唇形科植物筋骨草的全草。

3.土三七为菊科植物土三七的根。

⑥　黄连　枯矾　柏树叶　车前子各等分，血
余炭（人头发灰）适量，将上药烘干研末。

动物试验：将兔耳后静脉切断，撒上此药后加
压，一分钟止血。

病例：×××被锯子将手背刺伤，出血不止，
将此药粉撒于伤口，加压后迅速止血、五天后伤口
痊愈。　　　　　《涪陵军分区后勤部卫生科》

⑦　青蒿（苦蒿）或葱白捣绒，外敷。《武隆》

32

⑧ 水蜡烛适量，外敷患处。 《武隆》

⑨ 三七粉三至五分，治内伤出血，每服三至五分，日服三次。 《武隆》

⑩ 棉花放入鸡蛋清内浸泡后，贴敷。《武隆》

⑪ 大蓟 小蓟 甘草 各等量，共研为细末，外用。 《八三四二部队卫生科》

⑫ 茜草根适量，研成粉，撒布伤口处止血。据献方人讲，有特效。 《丰都》

⑬ 石灰粉一斤 大黄四两 上片三钱 石灰加水澄清，大黄炒干加上片共为细末，均外敷。

《丰都》

⑭ 黄丹 白矾 研为细末，敷患处。《丰都》

⑮ 牛苦胆 陈石灰 将石灰放在胆内，挂在阴暗处阴干，遇伤时，将末撒在伤口处，即能止血、止痛、生肌。 《酉阳》

⑯ 野麻稍 家麻稍各七根，口内嚼绒敷患处。可使伤口不肿不烂不溃脓。 《酉阳》

扭伤、接骨

33

1949

新 中 国
地 方 中 草 药
文 献 研 究
(1949—1979年)

1979

① 栀子半斤　芙蓉根半斤　麦麸一斤　将栀子、芙蓉根共冲細为末,同麦麸混合加酒炒,成糊状外包，治跌打损伤。干后加酒炒热再包。《丰都》

② 金錢草五錢　冲細兑酒服，治跌打损伤。

《丰都》

③ 紅酸草　仙桃草　金錢草　野菊花　共捣烂外包。治跌打损伤。　　　　　　《丰都》

注：仙桃草为玄参科植物水苦荬的果实具虫瘿的全草。

④ 栀子八錢　桃仁六錢　乳香二錢　沒葯二錢　用黄酒混合如泥状，外敷局部。共治疗闭合性软组织损伤十例，均在二至六天内病愈。

罗××，男，二十四岁，打球不慎，右腕部损伤，经西葯治疗一个月无显著进步,仍肿胀,疼痛,后用上葯（实験四号）二剂治愈。　　　《酉阳》

⑤❶倒毒伞（薅秧泡）　牛夕　竹根七（吉祥草）　石菖蒲　爬岩姜　泡桐树根皮，共研末。

❷生肌散：白芷二两　乳香一两　沒葯四錢生石膏一两　龙骨一两　血竭二錢　上片二錢　樟

34

脑一錢　黄丹三錢　共为細末。

取❶方葯末，用糯米湯調成糊状，摊于纸上，（若患部感染，再撒布生肌散葯末，感染重的多加些，感染不重的少加些）。手法复位后，外包患处，用杉木皮固定，棉线包扎即可。如上法，每三天換葯一次。

寨子公社貧农社员康××，右手尺骨骨折，于一九七〇年一月二十九日就医，手法复位，換葯共六次，于二月十六日病愈出院。二十天后随訪，康××巳端茶如常，恢复健康。　　　　《黔江》

注：1.倒毒伞为薔薇科植物茅莓的根。

　　2.竹根七为百合科植物吉祥草的全草。

⑥吊鱼鈎（钓鱼杆）　乌泡刺　地枇杷尖或叶铁丝兰　铁良角尖　痒子草　接骨毛　杉木尖　大枫葯　肋骨草　金銀花叶

内服：上葯各一至二錢，加紅花，泡酒吃。

外用：将上葯切細搗烂加水少量，混合外敷，外用杉木皮固定，每天換葯一次。若有伤口，用上葯葯末撒敷伤口。扭伤用葯酒外擦患处。从六〇年至

35

1949

新 中 国
地 方 中 草 药
文 献 研 究
(1949—1979年)

1979

今治愈五十余例，其中骨折二十六例。

杨高潮，男，十岁，大腿骨折，经治疗二十天，痊愈。 《秀山》

注：1.地枇杷为桑科植物地瓜藤的全草。

2.铁丝兰为禾本科植物狗牙根的全草。

3.痱子草为菊科植物球子草的全草。

4.接骨毛为忍冬科植物臭草的全草。

5.肋骨草为石竹科植物狗筋蔓的全草。

6.乌泡刺为蔷薇科植物大叶蛇泡簕的根。

7.铁良角尖为鼠李科植物马甲子的嫩枝叶。

8.大枫药为菊科植物杓儿菜的全草。

⑦ 香附 糯米饭 将香附研为末与糯米饭混合成耙，包敷骨折处，以小夹板固定。 《丰都》

⑧ 接骨丹 爬岩姜（骨碎补）各等量捣绒敷患处。

⑨ 黄柏五钱 接骨丹二两 捣细加鸡蛋清调成糊状敷患处。

⑩ 兰心七 接骨丹 散血草 各等量共捣

36

《武隆》

⑪ 酸浆草（酢浆草）鲜用二两　水煎服。

⑫铁扫把　淫羊藿　血藤　三百棒　各鲜用一两，水煎服或泡酒内服。

《武隆》

⑬蛇泡草　冲汁吞酒，渣外包患处，治扭伤腰痛。　　　　　　　　　　　　　　　《丰·都》

⑭六月寒　紅牛夕　冲汁兑酒服，治扭伤腰痛。　　　　　　　　　　　　　　　《丰都》

⑮胡椒根　研細末，兑酒服，治扭伤。

《丰都》

⑯田七二錢　紅花二錢　牛夕三錢　杜仲三錢　土鳖三錢　然铜（制）二錢　羌活三錢　归尾三錢　桃仁二錢　甘草二钱　川芎三錢　大黄三钱、白芷三錢（煨）；对酒服，连服二剂。

⑰五加皮一两　骨碎补一两　紅牛夕一两　活血

37

1949
新中国
地方中草药
文献研究
(1949—1979年)
1979

莲二两　黄柏皮二两　土鳖五錢　赤芍二两　生大黄二两　螃蟹十个　姜黄二两　接骨丹一两　共研細末，加鸡蛋清同土酒加灰面調敷患处（骨折者，需先正骨，杉木皮固定，再包葯。），有消炎、止痛、合骨等作用。

用上方曾治愈王叶孝等三人。　　　　　《酉阳》

烫伤、烧伤

①　地榆粉五克　凡士林一百克　混合成膏外敷患处。　　　　　《八三四二部队卫生科》

②　金鸡尾　烘干研末，外撒患处。《秀山》
注：金鸡尾为骨碎补科植物凤尾草的全草。

③　青苔　桐油　石膏　鸡蛋清，調匀涂患处。
　　　　　　　　　　　　　　　　　　《秀山》

④　陈石灰二斤　菜油半斤　天南星一錢　黄连一两　用泉水将石灰溶解澄清后，取面上清水与菜油

38

混成乳白色浆，調天南星，黄连粉外擦。《丰都》

⑤ 蚯蚓七条 加糖混合，取汁外擦患处。

《丰都》

⑥ 王不留行 地柏叶 女貞子叶各四錢。共研为細粉，擦患处。 《丰都》

⑦ 松树粗皮适量 香油适量 将松树粗皮烧炭（存性） 調香油涂患处。献方人讲，涂两次即效。 《丰都》

⑧ 钓鱼杆 六月雪 共搗绒外敷患处。《酉阳》

⑨ 大黄 黄连 黄柏 黄芩 紫草 蒼术 蒲黄 乳香各五錢 土茯苓 公英 夏枯草 白芷 地榆 白芨各一两 煅炉甘石粉 煅石膏粉各三两 麻油或菜油二斤。（烧伤十号）

制法：将上述植物葯放入油内煎熬后过滤去渣，取油，加矿物葯，繼續煎熬，至滴水成珠，即可成膏。

用法：直接涂敷伤面或摊于油紙、纱布上贴敷。

疗效：治疗二百余例，中浅二度烧伤面积百分之十以下者，疗程七至十天可愈；深二度烧伤面

39

1949

新 中 国
地 方 中 草 药
文 献 研 究
(1949—1979年)

1979

积百分之二十五以内者，二十天后长出"皮岛"。深二度至三度，烧伤面积百分之三十至九十四者，配合抗菌素，补液，疗程在二十至二十五天生"皮岛"。

病例：田××，煤矿工人，因火药爆炸，烧伤面积百分之八十六。其中一度烧伤面积占百分之一，浅二度占百分之四十一，深二度占百分之四十四，三度占百分之一。受伤后前四天用百分之零点五硝酸银湿敷包扎，后用东方一号改进方——烧伤十号，配合输血、补液、抗休克、内服中药、抗菌素等，十五天后，体温下降，恢复正常。用药第四天大片脱痂，第十天出现"皮岛"，深二度第十六至二十天痊愈，三度第二十五天痊愈，无瘢痕挛缩，第四十五天，健康出院。《涪陵地区祖国医药探索队》

毒 蛇 咬 伤

① 苦瓜叶适量，冲包患处。

② 海椒叶二两，鲜大菖蒲适量。将海椒叶冲

40

绒或咬绒包患处，以大菖蒲煎水内服，外洗。据献方人讲，效果良好。　　　　　　　　　《丰都》

③　羊肉香（百花草）　剪刀草（慈姑草）旱烟屎。将羊肉香、剪刀草二味捣细合烟屎调敷伤口，能止痛消肿。　　　　　　　　　《酉阳》

④　旱烟管的烟油，用开水洗出旱烟管的烟油一小碗，当茶喝。也可取烟油涂咬伤处。《武隆》

⑤鲜白菊花及根二两，捣汁服和外敷。《武隆》

⑥　苦蒿（即青蒿）。取苦蒿适量 捣 烂，布包之挤压患部，直至从伤口中流出黄水后，再把用口嚼烂的苦蒿敷于伤口上。治疗二十人，均三天即愈。　　　　　　　　　　　　　《黔江》

⑦　四块瓦。取四块瓦洗净，用嘴嚼细，从肿胀的近心端自上而下地喷敷，每日一次。共治疗四十余人，治愈率百分之八十以上。

刘进兴，男，成，被毒蛇咬伤后，次晨红肿至大腿。采用四块瓦治疗后，第二天肿胀明显消退，皮肤出现皱折，第四天大腿肿胀完全消退，膝下皮肤出现皱折，膝关节活动自如，体温降至正常，于

41

1949

新 中 国
地 方 中 草 药
文 献 研 究
(1949—1979年)

1979

第六天完全恢复健康出院。　　　　　　《武隆》

注：四块瓦为金粟兰科植物宁氏金粟兰 的 全草。

⑧ 交麻細辛。用三棱針点刺被毒蛇咬伤后引起的肿胀患部，放出毒血毒液，取交麻細辛 根 洗净，加唾液搗烂（或用吅嚼烂），挤其 药 汁，涂敷整个肿胀患部，从近心端向远心端依次涂敷，如上，每日换药一次，一般不需包扎。

伤口若有感染，涂擦紫药水，再撒敷消炎粉即可。

共治疗四百余例，均在七天左右痊愈。

《石柱》

注：交麻細辛为毛茛科植物毛茛的根。

湿疹、小儿湿疹

① 硫黃二錢　白矾一錢　枯矾一錢　生石膏一錢　熟石膏一錢　菜油适量。将上药共研細末，和菜油調匀，外擦患处。

黔江濯水区龙潭公社患儿王××，胸腹部初起

42

·　缺　页　·

1949

新 中 国
地 方 中 草 药
文 献 研 究
(1949—1979年)

1979

紫苏　荆芥　羌活　独活　煎水薰。

外洗方：三尺冒（地旦）千里光　舌子草　五爪风
　　　　　钓鱼杆根　煎水洗。

　　李中兴，男，十六岁，贫，本人述全身发疙
瘩，发痒已两天，用上药一次即愈。

癞　子

①　地古牛十个　阳尘三钱　淡猪油适量共捣
绒，包患处。　　　　　　　　　　　　《丰都》

②　癞子草　将癞子草冲绒包患处。

　　　　　　　　　　　　　　　　　　《丰都》

③　黄公牛尿，趁热搽洗。　　　　　《丰都》

鹅　掌　风

侧柏叶，熬水洗手。

　　龚仲芝，女，三十岁，患鹅掌风，即用侧柏叶
熬水洗手，连洗八天面愈。　　　　　　《黔江》

脚　癣

黄荆叶　泡开水洗患处。　　　　　　《丰都》

顽　癣

①　绿鸭蛋一个　将绿鸭蛋泡入醋内软化后取出，去壳为末，外擦患处。　　　　　《丰都》

②　香油一两　黄鳝适量　先将香油搽患处，再将黄鳝冲烂包上患处，如无香油，鸡蛋油代之。

《丰都》

③　皂角刺四两　醋八两　将皂角刺放入醋中煎熬，取熬制的浓汁外搽患处。　　　《秀山》

神经性皮炎、慢性湿疹

艾叶二两　雄黄二钱　花椒二钱　防风二两苦参五钱　甘草二钱（实验三号）水煎，一日外洗两次。共治十例，病程在一个多月至五年，平均用此药三剂即可治愈。一般急性者一至二剂，慢性者三至四剂痊愈。

陈德符，男，四十二岁，右腘窝部患神经性皮炎三个多月，皮损20×30厘米，用实验三号三剂，症状即消失，皮损恢复了正常。　　　《酉阳》

45

1949

新 中 国
地 方 中 草 药
文 献 研 究
(1949—1979年)

1979

狐　臭

花蜘蛛一个　輕粉五分。

将花蜘蛛用黄泥巴包起，放火中燒十五分鐘取出，再合輕粉为末，外搽患处。　　　　《秀山》

蛇缠腰（带状疱疹）

雄黄一两　白矾三钱共研为細末，調茶叶汁或糯米浆搽患处。　　　　《丰都》

冻伤及皲裂

碘仿适量調凡士林或猪油搽患处即愈。

《丰都》

淋巴结核

① 白砒四两　明矾四两　乳香五钱　雄黄五钱各另包，炼丹用。白砒和明矾混合为末，放入新茶罐中干煨（即煅）至无烟后，冷却一夜取出。将四药共研細末，用适量米湯，搓成药条，备用。

将淋巴结核划破（但不划穿），把药条放入切破的淋巴结核内，用纱布包起，待淋巴结核自行烂

46

脱。一次不愈者，如上再敷药一次。

共治疗八十余人，均二十天左右治愈。

注：用此疗法，淋巴结核一般均可自行收口，如不能收口者，可用"拔毒生肌散"外敷。

附："拔毒生肌散"方：

当归五錢　甘草五錢　黄丹二两　龙骨二两乳香二錢　甘石二两　月石五錢　儿茶五錢　血竭五錢　冰片三钱　千脚泥三两（即，过堂土）

将上药皆研为末，混合，用生猪油（約百分之五十量）调成油膏外敷患处。　《酉阳》

② 冷飯巴二两　大牛毛毡五錢　气桃子七个炖猪肉服。　《丰都》

③ 六月寒　野乔头　家麻头冲烂包患处《丰都》

④ 山慈菇根　磨酒搽患处。　《丰都》

⑤ 紫背天葵　九子连环草各适量蒸肉内服。

《丰都》

老烂脚（下腿溃疡）

①蓼叶蓼一两　万年青一两　锋头尖一两　夏枯草一两　白芨一两　黄柏一两　地榆一两　木瓜

47

1949
新 中 国
地方中草药
文 献 研 究
(1949—1979年)
1979

一两　防杞一两　蒼术一两　煅石膏粉十二两　煅
炉甘石粉十二两　麻油二斤（东风五号祛腐生肌膏）
制法：除石膏、炉甘石粉外，其余药物先用麻油浸
泡三至七天，以猛火将药物煎成枯黄色，油液滴水
成珠后，过滤去渣，再将石膏,炉甘石粉加入调匀,
然后以文火煎一小时，待滴水成珠即成,装好备用。
使用时，将药膏文火熔化，摊于油纸上即成。
用法：患处用枝叶煎水洗净后，将药膏用文火烤化
贴在疮面上，同日换药一次，至痊愈为止。
疗效：彭水县人民医院用上药治疗十余例老烂脚及
其他慢性溃疡患者，均收到了满意效果。
　　李元义、男、三十九岁，住彭水县汉葭区城郊
公社柏扬大队一生产队。十六岁时,右小腿被包谷
秆刺伤,久烂不愈。于七〇年七月十五日来院就诊,
发现右胫前溃疡面长十四公分，宽七公分,诊断为
"老烂脚"。即用"东风五号祛腐生肌膏"治疗,
共用药二个月，溃疡面愈合，无疤痕挛缩。
　　　　　　　　　　《彭水县人民医院▨▨▨》
　②蛇蜕两条　人发（血余炭）五錢　菜油一两

48

将人发，蛇蜕、烧存性，共研末，調菜油涂患处。

治四人，愈三人（未愈一人，系一老头因他病死去。）

黔江县溺水区龙潭公社罗××，女，四十五岁在右小腿外侧溃瘍，曾用青霉素、消炎膏等治疗无效，延续三年不愈。后敷上药，十数日溃瘍即愈。

《黔江》

③蒼术一两　黄柏一两　汉防巳一两　木瓜一两　白芷一两　白芨一两　地榆一两　郁金一两　煅炉甘石粉十二两，煅生石膏粉十二两（即东方十一号）

制法：①浸渍：将上述植物药，放于油中浸泡一至七天。

②煎熬：以摄氏一百八十度至摄氏二百度火，煎煮二小时，至药呈枯黄色。

③过滤：用纱布两层，中间夹棉花一层过滤，弃渣取油。

④炼油：用摄氏一百六十度至摄氏一百八十度火，熬炼两小时，至油液滴水成珠。

49

1949
新 中 国
地方中草药
文 献 研 究
(1949—1979年)
1979

⑤成膏：逐将煅炉甘石粉，煅石膏粉逐渐加入油中，此时火力宜加大，并不时搅拌，加热约一至二小时，见锅中冒白烟，并再次滴水成珠为度，即可成膏，冷却之，一般呈硬膏型。

用法：用时将膏加热溶化，涂于油纸上，外敷创面，若创面较深，敷药后，可慎棉花、纱布于溃疡面凹处加压包扎，每日或间日换药一次。

作用：本药具有提脓、清洁创面、活血、生肌、长皮，促进创面愈合，抑菌等作用。

疗效：治疗二百多例，老烂脚一般一至二个月可愈；临床实践证明，对褥疮，新老外科手术感染创面，灼伤等也有较好的疗效。

病例：潘××、男、成，左小腿患老烂脚十七年，曾跑遍城乡医院，花了很多钱，但得到的结论是"截肢"。后去祖国医药探索队医治，体检，患者消瘦，右下肢肿胀，静脉曲张，溃烂面积２５×１０厘米；逐用东方一号隔日敷药一次，并配合点刺患肢放血，一月后出现"皮岛"，并逐渐成片，经两个月治疗，溃烂面愈合，无疤痕挛缩，病愈出院。

50

《涪陵地区祖国医药探索队》

疥 疮

老君须（婆婆针线包、白薇）炖肉吃。还可用冬瓜皮煎水洗。

《丰都》

脓 疱 疮

老鼠草（天葵子）磨醋擦患处。　　《丰都》

注：老鼠草为毛茛科植物天葵的块根。

无 名 肿 毒

① 大母猪藤（红的）适量，酒炒热敷包患处。

《丰都》

注：大母猪藤为葡萄科植物乌蔹莓的全草。

② 芙蓉花　吊鱼杆叶　冲绒调蛋清外擦。

《丰都》

③ 羊乳香（又名：白花草），捣烂合酒炒包患处。

《酉阳》

注：羊乳香为伞形科植物苦爹菜的全草。

51

1949
新中国
地方中草药
文献研究
(1949—1979年)
1979

疮

①野菊花适量，捣烂包患处。　　　　《丰都》

②白水麻子叶　酒并各十两，用酒炒热后包患处。　　　　　　　　　　　　　《丰都》

颈部蜂窝组织炎

① 马桑叶　鱼腥草　适量

② 华头草　大蒜杆　蜂房　适量。

将一方混合捣烂包患处，用二方煎水洗。

鼻疔疮及面部蜂窝组织炎

桐子仁一个　将桐子仁在青瓦上磨水擦患处。

《丰都》

多发性疖肿

野菊花二两　马鞭草一两　双花二两　煎水服，一日三次。治疗三例，痊愈。《八三四二部队卫生科》

烂穿掌

仙人掌　雄黄　各适量、等分。共捣绒外敷。

52

《秀山》

肥　　疮

蒼术三钱　白芷二钱　糯米炒存性二钱　生菜油适量。将蒼术、白芷炕焦为末；炒糯米（存性）研末，混合。用生菜油調成糊状。先将肥疮壳洗净，再将上药敷患处，待药自行脱落。

刘月英、女，七岁，住黔江县馮家区寨子公社。头部生满疮，起脓成壳，脱一层壳后，疮脓又生。如此周而复发。后用上药敷治，一次便愈。

《黔江》

急　性　脓　疡

銀花一两　连翘四钱　公英一两　赤芍三钱淮通三钱　独活三钱　荆芥三钱　防风三钱　牛夕三钱　木瓜四钱　甘草五钱　生地四钱　黄柏三钱乳香三钱　沒药三钱　灯心为引。水煎服，一剂日服三次。共治十五例，均服药二、三剂即愈。

黔江县馮家区正誼公社万××，男，十二岁，

53

1949
新中国
地方中草药
文献研究
(1949—1979年)
1979

患者大腿内侧红肿，疼痛难忍，体温高达摄氏四十度，服药一剂，体温即降，红肿开始消退，疼痛减轻。又服一剂而愈。　　　　　　　《黔江》

发炎（蜂窝组织炎）

銀花半斤　公英半斤　生地二两　赤芍一两甘草三钱　若红肿患处发生白泡，加白附子五分。

用上药一剂，连续水煎服数日，直至病愈。

治五人，均服药一剂而愈。

黔江县冯家区正誼公社鱼滩大队龔××，女，成，起初紅肿微痒，繼見紅肿增大，甚痛，发寒战，全身发烧，服上药一剂，紅肿渐消，数日痊愈。　　　　　　　　　　　　　　《黔江》

疔　疮

苍耳杆虫　先将疔顶用针刺破，取苍耳杆中的寄生虫捣烂，外敷于刺破的疔口上。

黔江豆腐店陈××，男，成，生疔，即用上法敷药一次，便愈。　　　　　　　　　《黔江》

54

痘　疮

过路黄　马鞭稍　取上药等分，搗烂，加甜酒，用火烤温，外敷患处。据献方人讲，敷上药一、二次便愈。
　　　　　　　　　　　　　　　　《秀山》

痘

鹿角胶四錢　熟地四錢　麻黄一錢　肉桂一錢　甘草一錢　炮姜一錢。煎水服。

加减：阳气不升加：附子　不思飲食加：白术　陈皮　呕吐加：陈皮　法夏　病在头部加：川芎　病在腰背加：杜仲　故紙　病在上肢加：桂枝　五加　病在下肢加：牛夕　木瓜。

注：此方系"阳和湯"加减。据献方人讲，临床疗效较满意。
　　　　　　　　　　　　　　　　《秀山》

长期不愈骨髓炎　结核等瘘管

①　二十大庆一号：水銀　牙硝　广凡各一两

55

1949

新 中 国
地 方 中 草 药
文 献 研 究
（1949—1979年）

1979

二錢　青矾（煅）一两　白矾一两　巴盐四錢　地牯牛一酒杯。

制法：共研細末，将藥放于锅底，在藥中间穿一孔，放入水銀，再用藥盖上水銀，用磁碗或細料碗扣上，用条状草紙在碗的周围放一圈，用食盐将周围封好，不使漏气，用文火烧二至三小时，去火。取出食盐，倒轉碗，碗中凝结的霜，即是丹藥，将丹藥里的水銀分离，称重量；再将等量的錫烧化后倒入水銀，研成粉末，与刮下的藥混合，用飯作錠子为条，瓶装备用。

②　二十大庆二号：甘逐一两　紅牙大吉一两白芥子四錢（炒冲）　麻黄四錢　生南星八錢生半夏八錢　姜虫八錢　腾黄八錢　朴硝八錢黄丹（炒）半斤　金壳陀僧四錢（煅）　麻油或菜油一斤半。

制法：先下南星　半夏　甘逐（共熬枯去渣）約十五至三十分鐘。二下姜虫。三下大吉，麻黄。四下白芥子。以上藥熬三十至四十分鐘

56

去渣。五下腾黄細末，熬枯后，六下朴硝，熬枯去渣。七加炒黄丹、金壳陀僧細末，入油內即成。

作用：二十大庆二号有止痛、消炎、去腐、生肌、散结等作用。

病例一：病孩肖××，大腿部患慢性化脓性骨髓炎，三次手术，但脓腔仍一直不愈，骨肉不能生长在一起。逐将二十大庆一号用于病孩，次日肿胀明显消退，伤口脓液逐渐减少，接着改敷二十大庆二号，仅用膏药两帖，收口病愈，走路不跛，健康完全恢复。

病例二：梁××，患颈淋巴结核，已七至八年，长满了下颌颈部，经内服异烟井，外敷二十大庆二号，不到一个月，淋巴结核全部消失，病愈。

病例三：雷××，自六一年发病，时病时愈，六五年于县医院照片，诊断为右膝结核性关节炎，并能从关节腔里抽出黄色液体，至六九年八月臥床不起，关节明显变形，脚向外翻，右膝外侧穿破流液。……

57

1949
新　中　国
地方中草药
文　献　研　究
(1949—1979年)
1979

七〇年二月二十八日入院检查：右膝关节明显变形，外翻，缩短近二寸，不能伸直，局部红肿发亮。内侧似有波动感，外侧有1×0.5厘米大的伤口，有黄色液和脓流出，恶臭，伤口进入1.5寸即可摆知骨头，穿骨似海绵，整个下肢呈内盘腿，左手抬着右脚，取手则呻吟，汗水淋漓，诊断为：右膝关节结核，伴理性脱位，胫骨上端及股骨下端骨坏死。经注射链霉素，内服雷米封等抗痨药物及对症治疗，疼痛仍不减。至第三天采用二十大庆一号治疗，贴后次日见局部红肿明显消退。疼痛减轻，贴后四至五天，自己能扶着下肢拿着凳子自行走出病房玩耍，入院第十四天手术，术中见胫骨上端及股骨下端明显坏死，关节腔破坏，骨成豆渣样，用刮匙刮去约一点五寸，术后三天开始用油纱换药，继用抗痨药物治疗。以后，隔日换药一次，一直治疗三个月，仅伤口不愈，从外面仍能伸进约一寸，逐改用二十大庆二号外敷伤口，脓液逐日减少，用完二张膏药（约一个月），伤口完全愈合，局部不红、不肿、不痛，至今未复发，并能参加一定的劳

58

动。 《武隆》

痔　疮（外痔）

蓢花　炖肉吃 《丰都》

内　痔

药物：紅砒三钱　朱砂一钱半　雄黄三钱　枯矾一
　　　钱　乌梅一两

制法：将乌梅于瓦上烘炕存性，再将前四味药共为
　　　末，撒于乌梅炭上（此时有黄烟冒出，切勿
吸入，以防毒），至无黄烟为止，共研细末，瓶装
备用。

用法：将痔用高锰酸鉀水洗净，再将药与盐水调成
　　　糊状，涂于痔上（不宜过多）每　日　涂一
次。一般涂三至五次，痔即自行脱落。

付作用：涂后，流黄水，微痛。

病例：安中祥　男、三十二岁，五一年开始大便出
　　　血痔外翻如核桃大，五三年用此药治疗，
七天内便愈。至今十七年未复发。 （武隆）

59

1949
新 中 国
地 方 中 草 药
文 献 研 究
(1949—1979年)
1979

脱 肛

乌龟一个　乌龟头縮入其体内时，用泥封周围
火煅成灰，将龟研成粉，撒布脱出之直肠上，即愈。

《丰都》

疝 气 痛

气柑子米五钱　炒黄煎水服。　　　　《丰都》

尿 闭

① 铁灯心一两　陈艾五钱煎水服　《丰都》

② 扁蓄适量煎水服　　　　　　　　《丰都》

③ 車前草适量　煎水服　　　　　　《丰都》

妇 产 科

急、慢性乳腺炎

① 川栋子一两　銀花四钱　蒲公英一两
水煎服。　　　　　　　　　　　　　《秀山》

② 鲜合渣一斤　猪油一两　混合炒热外敷，

60

冷后炒热再服，一日三次。 　　　　　　《黔江》

疗效：治疗六人，速愈四人。

注：鲜合渣，通常用水泡胀了的黄豆磨碎所制成的
　　　付食品。

　　③ 灵心草一两半　秋葵子一两半 捣烂泡酒，
一剂一日三次服完，连服两剂。并用其药渣外敷。

　　　　　　　　　　　　　　　　　《酉阳》

注：1.灵心草为远志科植物瓜子金的全草。

　　2.秋葵子为毛茛科植物天葵的块根。

　　④野枇杷根的皮一两　水煎当茶服。《酉阳》

　　⑤葱白根苗一把　研烂炒热包患处。《酉阳》

月 经 不 调

　　① 月月红五钱　牛夕五钱　車前草三钱　棕树
根五钱　木贼三钱　四叶草四钱　薅秧泡五钱　洗净
切碎,用土酒适量浸泡数日、每日早晚服２５ＣＣ。

　　　　　　　　　　　　　　　　《黔江》

疗效：治疗二十人、愈十人。

注：1.月月红为蔷薇科植物月季的花。

　　2.四叶草为苹科植物苹的全草。

61

1949

新 中 国
地 方 中 草 药
文 献 研 究
(1949—1979年)

1979

3.薅秧泡为蔷薇科植物茅莓的根。

② 化血当 紅泽兰 紅牛夕 寸冬 当归身
血藤 川芎 香附（炒） 益母草 对月草 薄
荷 柴胡 水煎服。

注：1.化血当为菊科植物土三七的根。

2.紅泽兰为爵床科植物垂序马兰的全草。

3.对月草为金丝桃科植物，元宝草的全草。

白　带

① 金樱子四两 鸡冠花二两 白果肉二两
炒焦研末，日服三次，每次四钱，开水送服。《黔江》

② 白金条根一两 大蓟一两 旋麻藤一两
赖肠林根一两 地門冬一两 小血藤一两 石柑子
一两水煎服，日服二次。 《南川》

疗效：治五人，愈四人。

病例：南平公社，后山四队，王××，二十八岁患
白带五年，白带成脓性，恶臭，无泡沫，
量甚多，久治无效，用上药两剂后显著好轉。

注：1.白金条为八角枫科植物八角枫（有 小 毒，
慎用）

62

2.旋麻藤又名牛名藤,为豆科植物常绿油麻藤。

3.小血藤为茜草科植物茜草的根。

4.石柑子为天南星科植物石柑子的全草。

③三白草根五两与瘦猪肉炖服。　　　　《酉阳》

④木槿花根皮一两　煎加酒　甜酒各一杯空腹服。　　　　　　　　　　　　　　《丰都》

⑤白合根二两（三百草）　鸡冠花二两　炖鸡子吃,二次就治愈。　　　　　　　　《丰都》

⑥红茶花　煎水加白糖服用。　　　　《丰都》

子 宫 脱 垂

蚂蝗数条、置于蜂糖中浸泡两天后,去掉死蚂蝗,取蜂糖擦洗脱出患处。

红 崩

① 岩豆藤　水煎服。　　　　　　　《酉阳》
注：岩豆藤为豆科植物香花岩豆藤的根。

② 侧柏叶　益母草　茜草　续断　对月草地榆　水煎服。　　　　　　　　　　《丰都》

1949

新　中　国
地 方 中 草 药
文　献　研　究
(1949—1979年)

1979

③棕树子一两　白茅草根一两　百草霜　草烟程三寸(炒存性)共研細末、对米酒少許服。《酉阳》

④小儿胎发烧存性兑酒冲服。　　　　《酉阳》

⑤益母草　一　两　棕树子一两　笔筒草一两水煎服。　　　　　　　　　《丰都》

⑥螃蟹壳一两，研成粉兑甜酒服。《丰都》

崩　　漏

①棕树子五钱，炒存性研末兑甜酒服，一日三次。

②香草头　紅牛夕　侧柏　棕树根皮　散血草草薢　續断　胡子甲　气藤　矮桐　子　根　蟹壳（煅成粉）各三至五钱。水煎服。　　　《丰都》

产　后　腹　痛

桃仁一两　生姜一两　紅糖适量　水煎服。

　　　　　　　　　　《丰都》

难　产

紅檬树根　泡桐根　益母草　陈艾　鸡屎藤

64

血藤各一两　水煎服。

胎　盘　不　下

蓖麻子一钱半　冲烂包脚。

阴　道　滴　虫

蚌蛤研细放入阴道内。

产后眼睛外突

羌活三钱　防风三钱　白芷二钱　双术二钱
川芎二钱　甘草二钱　生地二钱　黄芩二钱　细辛
五钱半　水煎服。　　　　　　　　　　《秀山》

避　　孕

①柿子蒂七个　在瓦上焙干，不可烘焦，研
末，月红后兑醋四两送服。　　　　　　《秀山》

据献方人说："可避孕一年，但在避孕期不能
吃柿子。"

②蟑螂（偷油婆）一至二个，焙干研末，在经
期或小产后兑酒服。　　　　　　　　　《丰都》

1949

新　中　国
地 方 中 草 药
文 献 研 究
(1949—1979年)

1979

据献方人说："曾用过多次，均有效。"

宫　颈　癌

十三太宝丹方剂如下：

上片三钱　莒粉三钱　青粉四钱　黄丹五钱
月石三钱　脑朱三钱　紅粉四錢　白矾一两　水银
四钱　朝脑二钱　火硝三两（潤硝二两五钱，地皮
硝二錢）　朱砂三錢　辰砂三錢。将上葯研成粉，
放于铁锅內，再用碗盖好，碗四边用盐掩好，碗底
放少許水，內放四至五粒米，用文火直至碗底的水
干、米焦用手捏即成面为准，然后揭开碗，把碗內
之昇华物，做成小指头大的丸（锅內残渣可用涂疥
疮等）。

服法：第一次服三粒，服后牙齿 松 动，嘴、
牙龈发肿为有效（如 无 效、第二天可服四粒，再
无效可服至五粒）后每天服一粒，连服两天，直到
恶心、流涎，牙齿松动为止。上葯服后，又服下葯
（叶五虎下西川）。

柴胡三錢　荆芥三錢　黄芩四錢　枝子三錢

连翘四錢　大黄三錢　黄栢三錢　黄连二錢　川芎三錢　当归三錢　白芍三錢　生地四錢　升麻三錢　葛根　細辛各三錢　白芷五錢　白术二錢　广香二錢　紅娘三錢　斑蝥三钱　蜈蚣一条　姜虫四钱　全虫三钱　蝉脱三钱　枳实二钱　桔梗三钱　独活四钱　羌活三钱　防风四钱　蒼术三钱　牛夕二钱　胡毛二钱　桃榔三钱　大枣二钱　茯苓二钱　麻黄二钱　桂枝三钱。（此方要慎重研究，特别是紅娘、斑蝥毒性大）

后七平公社卫生所老医生邹月成，此方大部分是草药，能就地取材，方便群众，据他本人采用，效果较好。

小　儿　科

小儿消化不良

① 党参　甘草　陈皮　查肉　白术　木香山葯　五味　茯苓　砂仁　内金　均姜　水煎服，剂量按患儿年龄体質酌用。

泄加：芡实，

便青加：故紙、吳芋。

67

1949
新 中 国
地 方 中 草 药
文 献 研 究
(1949—1979年)
1979

腹隐痛加：玄胡。

腹鸣加：天竺黄。

久泻不止加：粟壳、豆蔻。

据献方人讲：此方在用抗菌素无效时，用之效果尤显。　　　　　　　　　　　　　　　《黔江》

②　过路黄二两，炒猪肝服。　　　　　《秀山》

③　香附　鱼秋串　扁竹根　矮桐子根　隔山橇　水煎服。　　　　　　　　　　　《丰都》

④　对嘴泡根三钱　干漆三钱　水煎服，一日二次，二日止泻。　　　　　　　　　　《酉阳》

⑤　炒麦芽　炒香附　炒火酒糟　山鸡尾　茅草根　水煎服，每日三次，连服数付可愈。《酉阳》

⑥　麦門冬五钱　泡桐树皮五钱　石菖蒲五钱　莱菔子五两　鸡内金五钱共研細末，兑猪肝或鸡蛋吃。日服二次，一次一至二钱。　　　　《酉阳》

小 儿 吐 乳

①排风籐七根　搗绒蒸奶吃。

②藿香　干姜炭　水煎服。

68

③高粱杆五钱　糙米二十七粒　陈皮一钱半

水煎服。　　　　　　　　　　　《丰都》

小儿久泻不止

葫蘆巴（炒）　柴胡　水煎服。　　《丰都》

小儿腹鸣、腹痛

蘿卜子、茴香子等量　共研为末，鸡蛋清調桐油少許，布包咸方块型，将药加热包肚脐，每日数次。治三十人，愈二十人。

刘××，女，三岁，腹鸣、腹痛，来邻鄂诊所就医，即用上药热敷肚脐病愈。　　《黔江》

小　儿　高　烧

蘆竹根适量　水煎服。　　　　　《丰都》

小　儿　疝　气

双肾草　桔核　荔枝核　石菖蒲　水煎服。

《丰都》

注：双肾草为玄参科植物的全草。

1949

新 中 国
地方中草药
文 献 研 究
(1949—1979年)

1979

小 儿 脐 风

① 苦蒿内老母虫二个　口服上药药末，每日
三次。据献方人讲，按上法治疗，两天即愈。

《丰都》

② 蛇壳烧灰　温开水灌服。献方人讲有特效。

《丰都》

③ 蚯蚓十五至二十条　地牯牛十个　大黄一
钱　甘草。　将蚯蚓、地牯牛混合搗烂，挤其汁，
然后加入大黄，甘草泡入浆汁内，灌服即愈。

《丰都》

④ 巴豆二两（去油）　雄黄一两　玉金一两
肉桂一两　共研細末，每次服一粒米大。《丰都》

⑤ 苏叶二钱　香菜一把　生姜二钱，水煎服。

《酉阳》

⑥ 泡参　白术　甘草　天麻　全蝎　姜虫
虫退　鈎籐　水煎服。　　　　　　《酉阳》

⑦ 冰片　木香　排风籐　鈎籐　苏叶　荆芥
五皮草　水泛为丸。每服四至五分，姜水送服。

70

《酉阳》

附：

对嘴泡又名："三月泡"，为蔷薇科植物（悬钩子属）黄莓。

排风籐又名：毛秀才，猫耳朵，土防风，系茄科植物白英的全草。

传 染 病

痢 疾

① 木香三钱　黄连三钱　苦参五钱　制成丸，日服三次，每次一丸。《八三四二部队卫生科》

② 苦参　黄芩　甘草等量　研粉制成片，日服二次，每次三至五片。《八三四二部队卫生科》

③ 马齿苋　铁苋菜，风尾草各一两　将上药加水１５００ＣＣ煎到３００ＣＣ,每次服１００ＣＣ，一日三次。治疗急性痢疾十五例，都痊愈。

④ 白头翁六钱　苦参五钱　黄柏六钱　陈皮三钱　水煎服，每次２０ＣＣ，每日三次。
《八三四二部队卫生科》

⑤ 猪苦胆一个　黄豆适量　将黄豆加入苦胆

71

1949

新 中 国
地 方 中 草 药
文 献 研 究
(1949—1979年)

1979

内，阴干后，把黄豆炒熟，研粉，装入胶囊，每丸约零点四克，一日三次，每次四粒。

《八三四二部队卫生科》

⑥ 野南瓜二两 马鞭草一两 每日一剂，加水500CC，煎到150CC，每日三次，每次50CC。治疗十一例，效果满意。

《八三四二部队卫生科》

⑦ 马鞭草四钱 千里光六钱 估尔根一钱 川连三钱 甘草一钱 一日一剂，水煎服。治疗慢性菌痢，肠炎各十二例，全愈。《八三四二部队卫生科》

预防治疗痢疾、慢性肠炎

① 大桉叶 苦参 海金砂 地榆 刺黄连 煎大锅汤，治疗八十六例，效果很满意。

《八三四二部队卫生科》

② 大桉叶 苦参 马鞭草 煎大锅汤，治疗四十例，效果很满意。 《八三四二部队卫生科》

③ 刺黄连 凤尾草 車前草 水煎服，一日一剂。共预防六十例效果很满意。

72

《八三四二部队卫生科》

④ 吴茱根二两 車前草一两 刺梨根一两
涩疙瘩一两 水煎服。 《丰都》

注：1.刺梨根为蔷薇科植物刺梨。

2.涩疙瘩为蔷薇科植物，龙牙草的全草。

3.吴茱根为芸香科植物吴茱的根。

⑤ 马齿苋八两 茶叶一两 火葱五钱 水
煎服。 《丰都》

⑥ 苦蒿尖 用手搓绒，取小汤元大小一团，
冷开水吞下。 《垫江》

⑦ 黄瓜藤二两 水煎服。 《丰都》

治疗肝炎、痢疾

黄芩五两 龙胆草五两 大黄五两 研为末，
制丸或片，每日二次，每次三至五片。

《八三四二部队卫生科》

流　感

① 贯众五斤 紫苏三斤 銀花藤一斤 蘆竹

73

1949

新 中 国
地 方 中 草 药
文 献 研 究
(1949—1979年)

1979

根十斤　熬大锅湯,连服三天。　　　《丰都》

　　② 藿香五钱　佩兰三钱　陈茶叶　薄荷　冬桑叶各三钱　紫苏叶八分　上药用开水泡十分鐘左右,泡时加盖,乘热作茶飲,一日三次,连服三至五天。曾用于预防八百人,仅十五人发病。

《垫江》

　　③ 血籐　木通　陈皮　銀花　茅草根　大黄肺心草　汗多加桂枝　地胆。水煎兑紅糖吃。

《秀山》

预 防 流 脑

　　① 菊花　銀花　大力各二两　水煎服。

《垫江》

　　② 胆草　黄连各一钱　生地　当归　菊花各三钱　大黄二钱　水煎服。（小儿减半）

　　③ 土黄连　銀花藤等分　水煎服。《丰都》

　　④ 荷叶　銀花　陈风蘿卜　地丁草　蘆竹根水煎服。

《丰都》

74

肺 结 核

白芨二钱　刺黄柏三钱　鱼秋串三钱　侧耳根三钱水煎服日服三次，连服半月病可愈。

驱 蛔 虫

① 驱驱草二至三钱　水煎服。　　《秀山》

注：驱驱草为百合科植物肺经草。

② 乱头发烧灰炒飯吃。　　　　《秀山》

③ 广木香三钱　雷丸一钱　槟榔二钱　上药研末，开水送服，分二次服完。　　《秀山》

④ 水案板　侧二根各一两　焙干研粉　一次吞服，连服三晚。　　　　　《武隆》

⑤ 紅藤五钱　蜂糖一两　水煎服。

病例：吴华发等七人，黔江县楖山公社沙坪五队人，服上药一剂，第二天解便下蛔虫。

注：红藤为木通科植物大血藤。　《黔江》

⑥ 扁畜四钱　北辛一钱　三奈三钱　乌梅七枚　川椒二钱　君子四钱　加減：腹痛加木香　呕

1949

新　中　国
地方中草药
文　献　研　究
(1949—1979年)

1979

吐加川连。

献方人附言：此方尤以蛔虫较多，腹 痛 呕吐者，驱蛔效果可靠。　　　　　　　　《黔江》

防治钩虫病

① 皂矾一两　黑豆一碗　蜂糖半斤　混合炒熟 两天服完。　　　　　　　　　　《秀山》

② 雨点草　苍耳草　茵陈　薄荷　水煎服。
　　　　　　　　　　　　　　　　　　《秀山》

防治丝虫病

① 乌药四钱　木香四钱　肉桂四钱　槟榔四钱　吴芋一钱　荔枝核四钱(碎)　桔核四钱(炒)　小茴四钱(盐炒)　青皮四钱（醋炒）　川楝子十枚（碎）　水煎服。一剂连服四天。

病例：刘章龙，男，四十二岁，睾丸肿大约八年，疗前查体：睾丸大（３×４ＣＭ）痛；精索粗大。服上药后，痛消失，睾丸变小五分之一，二个月后随访，精索变细，疼痛消失，睾丸 变 小，变软，睾丸大（３×３ＣＭ）。　　　　《秀山》

76

② 血藤四钱 銀花四钱 太子参四钱 大茴香四钱 茴香四钱 升麻四钱 黄耆四钱 吴芋四钱 苦荞头二两 鸡窝乱二两 白金条二两。睪丸肿大加红花一两 虫脱五钱。水煎服，一剂连服四天，吴芋单服四次。 《秀山》

病例：严青华，男，五十岁，睪丸肿大、鞘膜积液十五年，疗前查体：睪丸肿（3×4CM）微痛，服上药后，变軟变小（2×2CM）。

③ 酸柚子一个 胡椒三钱 花椒三钱 皮硝五钱 竹茹一把 鱼秋串三钱 马鞭草三钱 鸡蛋一个。将上述药放入酸柚子内，用糠壳火烤，吃蛋、余药煎水服，连服三至五次。

病例：陈××，男，三十岁，睪丸肿大一年，服上药后，睪丸变軟、变小四分之三，疼痛消失。

④ 子桐子根和金钱草或子桐子根和乱鸡窝，泡酒服。

病例：程仁平，男，三十岁，睪丸肿大如鸡蛋约二年，服上药后，睪丸变軟、縮小五分之二。

《秀山》

77

1949

新　中　国
地 方 中 草 药
文 献 研 究
(1949—1979年)

1979

注：1.血藤为木通科植物大血藤。

2.苦荞头为蓼科蓼属植物天荞麦。

3.鸡窝乱又名乱鸡窝为海金砂科植物、海金砂。

4.白金条为八角枫科八角枫。（据文献报道：八角枫民间使用须根经常发生中毒事故，主要表现为头昏，四肢软弱无力。一般草药文献记载，八角枫粗枝、根每天用二钱、须根每天不超 过 一钱，较为安全。据贵州省中医研究所报道，他们的根据是患者本人逐渐由小而大地定药量。有的 患 者粗枝、根只用两钱效果不好，用到一两有效，又有的患者日服三两才有效。）

丝虫病、血尿、乳糜尿的治疗

①　蚯蚓（大的一条，小的三条）放在白糖内约十分钟，取出蚯蚓吃白糖。

②　臭牡丹　乱鸡窝各适量水煎服。

病例：杨××男，二十岁，秀山石耶公社人。患乳糜尿、血尿。

78

后到桐木大队合作医疗站 治 疗，疗 前 小 便 困难，乳糜尿丰卅，用上方治疗，共服三剂 即 愈，未见发。 《秀山》

注：1.茯苓为一般称的土茯苓，为百合科植物。

2.白木浆花根为锦葵科植物木槿。

3.白倒生为蔷薇科植物，黄莓。

4.通花血藤为五加皮科植物，通草。

5.白胭脂花根为紫茉莉科植物，紫茉莉。

③阳藿根半斤、水一斤煎熬，取食盐四两，炒红后倒入煎煮出的阳藿根水内加盖密封，待盐溶解，冷后服用，每日一次100CC。 《秀山》

病例：袁登位，男，五十岁，秀山清溪公社人，尿如米汤状，服上药一剂即正常病愈。

百 日 咳

①常山 槟榔 乌梅 贝母 黄芩 甘草 水煎服 《黔江》

②茅草根 百部 白薇 水煎服 《丰都》

注：白薇又名"老君须"为萝摩科植物白薇。

79

1949

新 中 国
地 方 中 草 药
文 献 研 究
(1949—1979年)

1979

③生大蒜二两 捣烂，用开水200CC泡一夜，去渣加白糖，日服三次。每次10CC。一岁以下减半。　　　　　　　　　《丰都》

④鸡苦胆两个，兑蜂糖服，日服二次《酉阳》

⑤薄荷·虫脱　白前　前胡　苏子　葶苈子 桔梗　大贝　黄芩　甘草上药各二钱，为二岁以上小儿剂量，二岁以下者减半。　　　《垫江》

⑥黄精一两　百部一两　麦冬一两　射干一两 天冬一两　百合一两　紫苑一两　积实一两　甘草一两，以上十人的一天剂量，加水熬一个半小时，共煎两次，再将两次煎汁浓缩为600CC。患儿早晚各服一次，每次30CC，连服三天为一疗程。疗效：治疗二百余例，统计七十三例（并未用其他药物或抗菌素）服药十日后，随访，有效率达百分之九十点四。

白　喉

①白矾二钱　活蜘蛛一个　将白矾加温溶化，再将活蜘蛛并入内、待白矾煅成枯矾后取出，共研细

80

末，取豆大药末吹入喉内，即愈。

②雄黄　黄柏　大黄　薄荷　黄连各等量捣細末与菜油共調匀涂頸部，再用生姜、大葱叶、苦蒿共煎水，用手巾在頸部作热敷。

③桔梗　玄参　山豆根各三錢水煎服。

梅　毒　疮

全蝎　蛇皮　蜈蚣　共研末調猪油成糊状，加热外敷。　　　　　　　　　　　　　　　《黔江》

预　防　麻　疹

①貫众三錢　紫草二錢　甘草一錢　于流行期，每日一剂，水煎服。　　　　　　　　　《丰都》

②龙胆草　排风藤　紅牛夕　水煎服连服三天。　　　　　　　　　　　　　　　　　《丰都》

③辣蓼　菌草　水麻子　丝瓜络　椿根皮　陈风藤葡，各等量。每人一至二錢每日一次，连服七天。
　　　　　　　　　　　　　　　　　　　《丰都》

疗效，七〇年大池大队在流行季节用大锅湯预防，

1949

新　中　国
地 方 中 草 药
文 献 研 究
(1949—1979年)

1979

无一人发病。

注：1.辣蓼为蓼科植物水蓼。

2.水麻子为唇形科植物紫苏。

麻　疹　不　透

①雄黄　分葱　生姜　共捣烂外敷太阳穴，手脚心。

②银花三錢　枇杷叶三錢　鈎藤三錢　水煎服。
疗效：据献方人講，一帖即愈。　　　　　《秀山》

肝　　炎

①茵陈　龙胆草　車前草　木通　水煎服。

《丰都》

②金钱草二两　满天星二两　車前草一两　水黄连五钱　水煎服。　　　　　　　　　　《丰都》

③土黄连一斤　甘草半斤　加水五斤熬成二斤，日服三次，每次１０—１５ＣＣ共服一个月。

④柴胡八钱　郁金四钱　川栋三钱　泽兰六钱蒲黄四钱　水煎服，日服三次，连服半月。

《丰都》

麻 风 病

①犀角二两 羚羊角二两 双花二两 菊花一两 升麻一两 兔丝子二两 五加皮一两 胡麻仁一两 薏米一两 灵仙五钱 附片二钱半 枳壳一两 青箱子五钱 首乌二两 石斛一两 黄芩二两 赤石脂一两 蒺藜二两 防风一两 甘草五钱 白芷一两 木瓜二两 千年箭（千年健）一两 黄连二两 石决明二钱半 牛夕一两 大枫子一斤半 穿山甲六两 苍耳子二斤半 姜虫五钱 全虫一两 尖贝二钱 虫草二钱 金鱼胆五钱 上药研末，炼蜜为丸，每丸重二钱，日服二次，每次一丸（一剂制成的丸剂能服半年）。

病例：田维江，男，成人，酉阳丁市后坪公社人，经县医院检查确诊为麻风病，遂用麻风丸治疗，服药三个月后，症状即消失，长出了眉毛，溃疡亦愈，恢复了知觉、触觉。 《酉阳》

②银花二两 赤菊一两 升麻一两 兔丝子二两

83

1949

新 中 国
地方中草药
文 献 研 究
(1949—1979年)

1979

五加皮一两　胡麻仁一两　苡仁一两　枳壳一两　炙灵仙二钱半　黑附片二钱半　青相子五钱　何首乌二两　石斛一两　酒制黄芩二两　赤石脂一两　白蒺藜一两　水防风一两　甘草五钱　白芷一两　鲜木瓜二两　千年箭二两　川连一两　石决明二钱半　淮牛夕一两　大枫子一斤半（洗净，五天去壳），穿山甲六两（灰粉）　茺蔚子二斤半　姜虫五钱　全虫一两（炒）　川贝三钱（灰炒）　虫草三钱（灰炒）犀角二两（炒）　金鱼胆五钱（灰炒）羚羊角二两（炒）。　　　　　　《酉阳》

破 伤 风

茄子根（过多的）一两　煎水，服时加糖，每日二次。　　　　　　　　　　　　《酉阳》

乙 型 脑 炎

①朱砂　神砂各一分内服。

②防风　川芎各三钱　叉风一钱　紫苑二钱、罗卜种头适量，水煎内服。

84

五 官 科

睑 板 腺 炎

猪苦胆一个　枯矾二钱　将猪苦胆汁倒入小瓶内，再将枯矾研末置入胆汁中，搅匀备用，擦于患处（不能擦入眼内）。

疗效：治疗九人，愈九人。

病例：徐××，男，成人，患者上眼睑红肿，时痒时痛，擦此药数日即愈。　　　　《黔江》

急 性 结 膜 炎

①谷精草一两　金钱草一两　笔筒草五钱　車前草五钱　臭草一两　水煎服。　　　　《丰都》

②黄连五钱　切片用人乳浸泡，再取乳汁点眼。

《丰都》

③黄柏　水泡后，取内层黄柏皮贴敷太阳穴。

《武隆》

④三角刺　煎水服或洗患处。　　《武隆》

⑤白菊花煎水服或洗。　　　　《武隆》

85

角膜云翳

麝香一分　活蚂蝗十条　蜂糖一两　将蚂蝗浸入装有蜂糖的瓶内，待其溶化后过滤，取溶液再将麝香研細合匀，瓶装封闭备用，一日点数次。

疗效：治五人，愈五人。

病例：敖应香，女，四十六岁，患者双眼角膜粗糙，增厚，用此药点眼治疗，視力恢复。

《黔江》

中耳炎

①龙衣（蛇皮）烧灰　吹耳内。　《丰都》

②芭蕉油滴耳。　《丰都》

③鲜蔺蔔汁　冰片适量　混合滴耳。《石柱》

④尿垢煅存性　研末，吹入耳。　《武隆》

⑤黑桃油　冰片　混合后滴耳。　《丰都》

⑥杏仁一枚去皮尖　寸香二厘　研成細粉，用棉花包成栓状，塞入患耳内。　《丰都》

付 鼻 窦 炎

电针　迎香双侧（付极）　风池双侧（正极）

每次半小时（频率６０次／分），隔日一次。

据献方人说，十天即愈。　　　　　《丰都》

鼻 衄

①血藤　木通　陈皮　银花　茅草根　大黄

肺心草　水煎服。　　　　　　　　《秀山》

②烟油帖敷乳头　左流帖左　右流帖右。

　　　　　　　　　　　　　　　　《秀山》

③棕树根　水煎服，外用头发灰吹鼻。

　　　　　　　　　　　　　　　　《丰都》

④苦蒿搓绒塞鼻。　　　　　　　　《丰都》

牙 痛

①毛茛鲜根　如果左边牙痛用右手的拇、食、

无名指拿之，并稍用力揉擦（右边牙痛用左手），

有立即止痛的效果。

87

1949

新 中 国
地 方 中 草 药
文 献 研 究
(1949—1979年)

1979

疗效：用于多人，屡用屡验。　　　　　《黔江》

②马桑树根　花淑　食盐各二两　混合捣烂擦患牙上。

③盐巴化冷水漱口。　　　　　　　　　《丰都》

④黄梅叶熬水煮豆腐。　　　　　　　　《丰都》

⑤黄精三钱　白芷一钱半　細辛八分　牛夕二钱　柴胡二钱　海桐皮二钱　清夏二钱　水煎漱口后服下。　　　　　　　　　　　　　《酉阳》

⑥硼砂二钱　明雄二钱　火硝一钱　冰片二分　木香二分　将上药研成粉后擦虫痛之齿。

　　　　　　　　　　　　　　　　　《酉阳》

牙 龈 肿 痛

露蜂房醋煎　乘热漱口，或加盐少許填蜂房孔内，烧焦研末，擦牙，再以盐湯漱口。

口 舌 生 疮

冰片一钱　硼砂一钱　青黛一钱　共研为末，吹入口内，每日一钱。

88

疗效：治二十人，愈二十人，屡用屡效。

《黔江》

百 口 疮

芒硝　百草霜各三钱　共研细末，擦于舌，牙龈，两颊等患部。　　　　　　　　《南川》

白 口 花

三匹风　冲绒取汁服，一日三次。　《丰都》
注：三匹风为蔷薇科植物蛇莓全草。

喉 症

①冰片　珍珠　石决明　硼砂　飞朱砂　海马　黑铅　丑牛　草决明　元粉(豆腐水煮过)　琥珀　鸡内金　儿茶　熟石膏　当归　甘草　麝香　水银　分量酌情配单。水银用黑铅炒过，与上各药共研末至不见水银珠备用，每次五钱吹入口内可效。不能吞下，孕妇禁用。　　　　　　　《酉阳》

②青蛙胆一个　用凉开水送下，连服五个见效。　　　　　　　　　　　　　　《酉阳》

除 害 灭 病

涪陵地区中草药新医疗法展览会资料选编

1949

新 中 国
地 方 中 草 药
文 献 研 究
(1949—1979年)

1979

灭　蚊

① 桐子花放在杂草内烟熏。《丰都》

② 鲜苦楝叶一斤　石灰半斤　水煎澄清后，洒于墙角及阴隰处。　　　　　　　　《丰都》

灭　蝇

①百部一份　加糖或其他苍蝇喜吃食物五份，做成毒饵誘杀成蝇。　　　　　　　　《丰都》

②生南星一份　切碎加糖二十份，作毒饵，誘杀成蝇。　　　　　　　　　　　《丰都》

③松香七份　红糖一份　菜油脚子（废油）制成粘蝇纸，再在上面滴几滴敌百虫效果更佳。

　　　　　　　　　　　　　　　　《丰都》

④砒霜混飯杀蝇。　　　　　　　　《丰都》

⑤蚊烟灰加稀飯杀蝇。　　　　　　《丰都》

灭蛆蛹、子孑

①野棉花叶茎，按每立方米粪池加二十市斤比例，切碎加入。

②麻柳叶　川楝叶　核桃叶　按每立方米三十市斤比例切碎加入。

灭 蚤

①桃子叶煎浓汁，用喷雾器喷洒地面、床板等处。　　　　　　　　　　　　　　　《丰都》

②叶子烟骨头、桃叶、谷糠壳烟熏室内。

《丰都》

灭 臭 虫

桃叶数斤晒干研粉末，撒于床板，家俱，墙壁缝等地。　　　　　　　　　　　《丰都》

灭蟑螂（偷油婆）

①叶子烟骨头熬水灌入蟑螂栖息地方《丰都》

②硼砂一份　面粉一份　紅糖少許制成散剂或丸子，放在蟑螂爱活动的地方，毒杀。

③瓜蒌皮　瓜蒌仁用鲜的切开拌米飯，放于蟑螂爱活动处毒杀。　　　　　　《丰都》

灭 虱

91

1949

新 中 国
地 方 中 草 药
文 献 研 究
(1949—1979年)

1979

百部一两加水一斤煎汁，用葯剂擦头发，然后把头部用毛巾包起来，过一夜便能杀灭头虱，使用前先洗头。 《丰都》

桃叶 桃枝煎浓汁喷洒衣服。 《丰都》

新 针 疗 法

一、针治聋哑

穴位：第一組：听宫、医风、中渚
第二組：耳門、医风、外关
組三組：听会、医风、治聋
待有一定听力后，加刺穴位：哑門、上廉泉、合谷、每日交替針一、二个穴位。
疗程：十天为一疗程，每疗程后休息二 至 三天。
手法：第一疗程：中强刺激
第二疗程：中度刺激
第三疗程：弱刺激
以后均强、中、弱交替使用。
五官科疗法：行耳咽管吹胀。
语言訓練：待具有一定听力后，由教师先教发

92

单音，后教单词，再学说简单的话，教唱简 单 的歌。坚持使用会话，以巩固效果。

二、针刺麻醉

病例：武隆王芝碧，女，五岁，兰尾蛔虫性穿孔全腹膜炎，行兰尾切除术。术 前 病人情况差，但神智清楚，縱行电针（耳）、水針结合麻醉。术中小孩除主訴"要大便"，"莫提倒起"，"爸爸来"以外，均属安静，切除兰尾后，病孩睡着了。手术历时二小时，安全顺利完成。术后病孩在二天肛門通气，要求飲食。

針麻方法：一、术前十分鐘杜冷丁二十 五 毫克，加水十毫升静脉推。

二、水針——天 枢（双）章 門（ 右）阴 都（右）大赫（右）以上穴位均注射 汽 水三至四毫升。　　　　　　　　　　　　　　　　《武隆》

病例二：黔江万××，男，十六岁，患 嵌 頓疝，行疝修补术。

針麻方法：耳穴：外生殖器、神門、小肠，术

1949
新 中 国
地 方 中 草 药
文 献 研 究
(1949—1979年)
1979

前十五分鐘行电刺激。术前肌注多眠灵二十 五 毫
克；足三里、天枢、维道、水道（右）穴位注射汽
水十五毫升。术中病人合眼入睡，情况良好，顺利
术毕。   《黔江》

附：农村常见的几种手术'針麻'配方。

手术名称	穴	位
	耳　穴	体　穴
胆囊手术	交感、胰、胆、神門、肾上腺	天枢、章門、瞳中、胆俞、足三里
胃部手术	交感、胃、肺	上巨虚、足三里
肠梗阻手术	小肠、交感、肾上腺	中脘、曲骨、天枢、足三里
肠套叠手术	小肠透大肠、交感、心、肺	天枢、曲骨、三阴交、上巨虚
肠系膜扭轉复位术	小肠透大肠、交感、心、肺	天枢、曲骨、三阴交、上巨虚
腹股沟斜疝手术	肺、神門、外生殖器、皮質下	天枢、急脉、维道、三阴交

94

腹股沟斜疝嵌顿手术	交感、小肠、肾上腺	天枢、急脉、维道、阴陵泉、三阴交
兰尾切除手术	神门、交感、皮质下、腹、兰尾	天枢、维道、横骨、章门、三阴交
剖腹取胎手术	神门透子宫、胸透腹、肺、交感	三阴交、天枢
子宫次全切除术	子宫、交感、神门、肾上腺	天枢、曲骨、三阴交
子宫破裂修补术	子宫、神门、皮质下、上腺、神门	天枢、曲骨、三阴交
卵巢囊肿切除术	子宫、卵巢、神门、肺、腹	三阴交、天枢
子宫肌瘤切除术	子宫、神门、肺、皮质下	三阴交、天枢
剖腹输卵管结扎手术	子宫、神门、皮质下	天枢、曲骨、三阴交、上巨虚
会阴修补术	外生殖器、交感、神门	三阴交、曲骨、白环俞、腰俞
肢远端截肢术	神门、肺、肾、下肢	足三里、环跳、阴陵泉、委中
输精管结扎术	外生殖器、肺、交感	横骨、维道
股部深部脓肿引流术	神门、肺、皮质下、下肢	
乳房深部脓肿引流术	内分泌、神门、肺	

95

1949
新 中 国
地 方 中 草 药
文 献 研 究
(1949—1979年)
1979

鼻中隔矫正术	内鼻、外鼻	鼻道、合谷、内关
睑内翻矫正术	肝、肺、目一、目二、眼、神門	合谷、阳白、四白
扁桃体摘除术	神門、扁桃、咽喉	内关、合谷、頬車
拔牙术	拔牙麻醉点（耳垂）	合谷、頬車
鼻内隔划痕术	内鼻、外鼻、神門	合谷、鼻道

三、埋 线 疗 法

操作方法：①标定穴位，埋线用透穴方法。穴位取好后，用紫药水棉签做好标记。标定穴位必须准确，方能保证疗效。

②皮肤常规消毒范围二十至二十五公分后，用百分之零点五至百分之一奴夫卡因麻醉，定好穴位。

③埋线，局麻后，用不銹钢三角直针穿以鉻制００号至１号羊肠线，左手抓起皮肤，由一穴进针至另一穴出针，把线拉入皮下后，贴紧皮肤处把线剪断。左手放开后断端即自动退入皮下（注意线头不得过长

96

否则易发炎），术后，盖以消毒纱布即可。

疗效：黔江县新医疗站。用埋线疗法治疗：支气管哮喘，急慢性支气管炎，胃及十二指肠溃疡等病，共达六百二十多例，收到了满意的效果。

病例：黔江县城市公社联合大队社员徐光碧，女，十八岁，从两岁起患支气管哮喘，一年四季反复发作，咳喘，不能平臥，更不能参加体力劳动。曾多方医治无效，病情越来越重，发作更频繁。

于七〇年元月哮喘发作时来新医疗站门诊，即行埋线治疗，取穴定喘，术后患者即觉呼吸轻松不少，回家后就慢慢的不喘了，为了巩固疗效，前后共埋线十八次，取穴、定喘、忠阳、八 华俞、肾穴等。自第一次埋线后十五个月来未发病。曾有意地下河，淋雨，均未诱发哮喘。现在能挑能背，去三、四十里外高山砍柴，完全和其他壮劳力一样参加劳动。

四、新针治疗子宫脱垂

病例：石柱凤凰公社严××，女，成，七〇年四月

97

1949

新 中 国
地 方 中 草 药
文 献 研 究
(1949—1979年)

1979

来诊，子宫三度脱垂，伴有炎症。

治疗：用高锰酸钾溶液冲洗外阴，然后扎针。

选穴：　第一组：　维胞　阴陵泉

第二组：　维胞　横骨

第三组：　维胞　三阴交

手法：大幅度捻转。

疗程：七日为一疗程。

疗效：针刺治疗三个疗程后，妇科检查子宫已完全复位，回家后可参加一般体力劳动，未复发，（共治疗十一例，除一例未坚持治疗外，均在五至三十二天内治愈。）

五、水针疗法

适应证：慢性腰脚疼，肩部疼痛或伴有麻木感者，均可试用。

治疗方法：①选准痛点后，用百分之五至十葡萄糖注射液注入病变部位。用量及注射深度依病变部位大小而定。一般一次局部注射最多２０毫升，如原痛点消失遗留酸胀感，葡萄糖液可加二分之一或三分之一量百分之四的碳酸氢钠。或加维生素Ｂ１

38

得病时间长，与气候变化关系密切，疼痛不十分剧烈者，可用生理食盐水或百分之零点四五盐水作痛点注射，亦有疗效。

病变部位表浅（浅层肌或关节），可用等量生姜、大蒜混合碾碎成糊状，加入少量酒精敷局部，外用塑料布敷盖，再用绷带包扎，包扎时间灵活掌握。

②辣椒酊：辣椒用酒精浸泡一周（内加适量樟脑、薄荷作用更好）比例不定，以辣为准，对气候非常敏感的表浅局部疼痛或麻木以及怕冷者，用此液涂擦局部，一日两次，方法简单，效果也很好。

病例：石柱双庆公社马××，男，成，七〇年四月来诊，左侧大腿沿坐骨神经分布区域疼痛难忍，无红肿，不能行走。

取穴：环跳、委中、承山。

治疗：百分之五葡萄糖液三十毫升，环跳十五毫升、委中十毫升，承山五毫升穴位注射，每两天注射一次，三次后病情好转回家。五天后复发，且疼痛更甚。又取如上穴位，用百分之十葡萄糖二十九毫升，加普鲁卡因一毫升，治疗七次后，症全出

99

1949
新 中 国
地 方 中 草 药
文 献 研 究
(1949—1979年)
1979

院，十个月以后随访，疗效巩固，未复发《石柱》

六、挑痔疗法

适应証：内痔、外痔、混合痔、肛門騷痒、肛裂、輕
度脱肛等。

痔点：凡患有痔疮的病人，在背部必有痔点，痔点
似丘诊样，稍突起表皮，针帽大小，略带色
素，多为灰白，暗红、棕褐、浅红色不等。压之不
退色，有的点上还长一根毛。

寻找方法：暴露出病人背部，沿第七頸椎下至四至
五腰椎，两側至腋后綫，此范围均系痔点
出现的部位，但多见于中下部。寻找时须与痣，毛
嚢炎，色素斑等鉴别。在背部可同时出现两个痔点
选其明显一个，每次只挑一个。如果找不到痔点。
就选其最特殊的一点为痔点。也可 挑 八髎穴，以
次髎为佳。痔点越靠脊背越靠下效果越好。

操作方法：痔点确定后，用碘酒、酒精消毒皮肤，用
粗针挑破痔点表皮，然后向内深入，可挑
出白色纤维样物数十条，挑尽后，碘酒消毒贴一胶

100

布即可。

注意事项：①痔在炎症期效果明显，无炎証者时间长，疗效差。

②注意无菌操作，防止感染。

③取重强刺激手法。

④挑痔后，当日避免重体力劳动，少吃刺激性食物。

⑤孕妇禁挑。

用具：粗针一根，碘酒、酒精、胶布等。

举例：李××，男，成，石柱县大沙公社。患痔疮四十余年，经常发作。于七〇年五月挑痔一次，症状即控制。又于七一年三月复发，再行挑痔 仍 有 效症状消失。

全 国 交 流 方

慢 性 支 气 管 炎

方药：天天果（龙葵果实）半斤

用法：用白酒一斤浸泡二十至三十天后，取酒服用
每日三次，每次一湯匙。

病例：陆××、女、成人。患支气管炎二十多年，

101

1949

新　中　国
地方中草药
文　献　研　究
(1949—1979年)

1979

臥床不起，服完药酒一斤半后，已能参加重体力劳动。

材料来原：吉林省伊通县头道公社永新大队。

注：天天果为茄科植物龙葵果实。

支气管哮喘、慢性支气管炎

方药：白芥子　細辛各七钱　延胡索　甘逐各四钱。

用法：上药研細末，分三次外用。用时取生姜一两半捣汁調药末成稠糊状，摊在六块油紙上，贴在肺俞、心俞、隔俞上，用胶布固定，贴四至六小时取下，每十天贴一次，共贴三次，多在暑伏天贴用。

疗效：安徽省肖县医院治疗一百一十五例，显效百分之二十三，有效百分之五十七，无效百分之二十；天津市公安医院治疗二千零五十五例，其中连續贴治二年的有八百三十四人，有显著效果和好轉的达百分之八十三点六，无效百分之一十六点四，卫生部中医研究院治疗一百四十八例，大多贴

102

治一至三年，有效率百分之七十九点六，无效百分之二十点四。治疗哮喘合并慢性支气管炎一百二十九例，结果症状消失十二例，显著进步三十六例，进步四十八例，无效三十三例，有效率百分之七十四点四。

材料来源：安徽省宿县医院。天津市公安医院，卫生部中医研究院。

大 叶 性 肺 炎

方药：虎杖（干根）一斤。

用法：切片、加水５０００毫升，煎至１０００毫升，确诊为本病后，即剂服５０→１００毫升，以后每日服二至三次，每次５０→１００毫升，当退烧、症状好转后酌情减量，肺内炎症完全消失时停药。

疗效：治疗十九例，结果痊愈十二例，好转四例，无效三例。有效病例中，病程在一至三天内者十例，多数于服药二十四小时后明显退烧，少数于三至四日后缓慢退烧。另一例金色葡萄球菌败血症

103

1949

新 中 国
地 方 中 草 药
文 献 研 究
(1949—1979年)

1979

患者，发烧三十余天，曾用多种抗菌素治疗两周无效，改用本药三天后退烧，一周痊愈。

病例：李××，男，五十三岁。寒战、高烧、咳嗽、胸痛一天入院，化验白细胞二万零九百，胸透左侧大叶性肺炎。即服虎杖汤100毫升，二小时后又服100毫升，十四小时后体温降至正常，六天后痊愈。

材料来源：贵州省遵义医学院附属医院。

注：虎杖为蓼科植物。

风 湿 性 心 脏 炎

方药：银翘白虎汤：连召四钱　银花　防巳　宣木瓜　知母　梗米各五钱　生石膏二两　桑枝一两　甘草二钱。

用法：每日一剂，两次煎服。

一、湿重：加苍术五钱　苡仁八钱　厚朴四钱。

二、热重：加枝子、黄柏各三钱　黄连二钱。

三、心前区闷痛：加全瓜蒌、薤白各五钱。

104

糠仁、丹参各□钱。

四、心跳：加茯神　枣仁　远志各三钱　柏子仁五钱。随症加减。

疗效：用银翘白虎汤加减治疗三十四例风湿性心脏炎患者，痊愈十七例，基本控制风湿活动十一例，明显好转二例，无效四例。对其中二十例进行了三个月至七年的随访，初发病者无一例有风湿性心脏病新感的体征。

材料来源：四川医学院。

心　力　衰　竭

方药：万年青。

用法：成人每日量六钱至一两二钱，一疗程七至十天，控制心力衰竭达饱和量。小儿每公斤体重五分至一钱为饱和量，按一日六小时服一次。每日维持量约为饱和量1/15，如心衰未控制，则用四至七日维持量后，继续用第二疗程的饱和量，下类推。

一、煎熬法：将鲜草十至二两半，熬成20毫

105

1949

新 中 国
地 方 中 草 药
文 献 研 究
(1949—1979年)

1979

升，早晨保留灌肠。二煎液２０毫升，晚上灌肠。

二、缓给法：按用量一煎加水１５０毫升，火煨煮，取煎液５０毫升，第二煎加水１２０毫升，煎成４０毫升；混合两次煎液９０毫升，每次３０升毫，一日三次分服。

疗效：治疗四十三例，十九例痊愈，十例显效，九例好转，三例无效，二例死亡。以肺源性心脏病合并全心衰竭疗效最好。

材料来源：湖南省株州市立中医院。
注：万年春为百合科植物。

高 血 压 病

方一：吴茱萸。

制法及用法：将上药研末，醋调贴于两脚心，二十四小时血压下降。

疗效：治疗一百一十例，效果显著。

病例：吴××，五十六岁，患高血压七年，血压１７０－１８０／１１０－１２０毫米水银柱，

106

经用多种降压药无效，使用吴茱萸贴两脚心后，血压下降为130—140／80—90毫米水银柱，自觉症状减轻。

材料来源：天津市工农兵中药厂。

方二：臭梧桐。

制法：将上药制成药片，制作时不宜加温，以免影响疗效。

用法：每日三次，每次四片，内服。

疗效：共治疗九十五例，二、三期高血压病患者，均系久服蛇根制剂无效，经用中医中药平肝潜阳等法作为过渡，然后服药片，服三个月后进行小结，有效率百分之五十六点六九，其中有三十五例服药一年，有效率百分之七十四点二七，疗效统计如下：

107

1949

新 中 国
地 方 中 草 药
文 献 研 究
(1949—1979年)

1979

疗 效	治疗三个月		治疗一年	
	病例数	百分率	病例数	百分率
总例数	95		35	
显 效	24	25.26	10	28.57
有 效	30	31.43	16	45.70
总有效率	54	56.69	26	74.27

材料来源：上海市中医学院附属曙光医院。
注：臭梧桐为马鞭草科植物海州常山。

小 儿 消 化 不 良

方一：疳积散：神曲　山查　云苓　陈皮　谷麦芽　泽泻　白术各三钱　清半夏　藿香　苍术
厚朴　甘草各钱半。

制法：共研细末，每包重二分。片剂，每片零点三克。

用法：六个月以内，每天二次，每次半包；周

108

岁以内，每日三次，每次半包；二岁以内，每日二次，每次一包。片剂：六个月以内，每日三至四片；周岁以内，四至六片，二岁以内，六至九片，均分为二至三次服。

疗效：治疗二百零八例，其中百分之四十八曾服用抗菌素等西药无效。经服上药，一百五十六例痊愈百分之七十五，三十九例好转，十三例无效，有效率达百分之九十四。平均疗程三天。

通过二十一例粪便培养及细菌对药物敏感试验，证明上药对肠道细菌有抑菌作用。

材料来源：天津市儿童医院。

方二：凤尾草　酸浆草（酢浆草）各150克　车前草七十五克。

制法：取上药（鲜全草）洗净，水煎，浓缩至300毫升。

用法：每天三次，每次服5—10毫升。

疗效：治疗十六例，治愈十二例，好转一例，无效三例，平均住院天数为六点二天。

材料来源：云南省昆明医学院附一院。

109

1949

新 中 国
地 方 中 草 药
文 献 研 究
(1949—1979年)

1979

方三：地石榴（鲜全草）

制法及用法：用上药１５０克，水煎去渣，浓缩至３００毫升，每次１０毫升，日服三次。

疗效：治疗十例，治愈八例，好转二例，住院时间二至六天，有明显止泻和止吐退热作用。

病例：梁××，男，九个月。腹泻月余，每天四至五次，水样便，伴恶心呕吐，中等度脱水。诊断为消化不良腹泻，经输液纠正脱水，内服上药，次日大便减为每天一次，吐止，第三天大便成形，住院四天治愈。

材料来源：云南省昆明医学院第一附院。

注：地石榴为桑科植物地枇杷。

急 性 胃 炎

方一：蛇参（马兜铃）根一至二两 白酒半斤。

用法：洗净、切片，用酒泡，每日服二至三次，每次５毫升。

疗效：治疗二千四百五十例，二千三百三十例痊愈。

110

材料来源：湖北省宜昌恩施地区。

方二：向阳花

用法：取根洗净晒干，切片研末。每日二次，每次零点零七克，开水送服，三天为一疗程。（量大会致精神病）

疗效：治疗四十六例，效果良好。

材料来源：昆明医学院第二附院。

注：向阳花为茄科植物曼陀茄。

急、慢性肾炎、肾盂肾炎

方药：①石苇（小石苇）二十片叶子左右（相当于二至三克）。

②石苇片剂（肾炎片）每片含生药零点五克。

制法及用法：

1. 煎剂：加水５００—１０００毫升，煎服，每天一次或二次服均可。亦可用开水浸泡，当茶饮。

2. 片剂：将石苇晒干，粉碎，过十目筛，置于非金属（或不锈钢）容器内，加八倍重量的水，煮沸二小时，共煮二次，合并煎液，**过滤后静沉四至八**

111

1949
新中国
地方中草药
文献研究
(1949—1979年)
1979

小时，取澄清液置容器内进行减压浓缩至稀膏状，冷却备用（每毫升约相当于原生药二克）。取干淀粉四百二十五克放入搅拌器内，加入稀浸膏二百五十克拌成软料，置颗粒机内过二十目筛，制粒干燥（１００℃）。最后加入百分之二滑石粉压片，压成一千片，每片含生药零点五克。每天服三次，每次二至三片。

疗效：观察一百零二例，有效率百分之九十三。治愈率为百分之五十四点九，其中急性肾小球肾炎三十九例，三十六例有效，二十例肾盂肾炎，十七例有效。根据临床观察，患者服用二至三天后，即尿量增多，浮肿逐渐消退，利尿表现在先增加排尿次数，继而增加每次排尿量，又石苇在降压、尿蛋白、红细胞、脓细胞，消除或降低颗粒管型，降低血非蛋白。

风湿性关节炎

方药及用法：一、银花、乌梅、草乌、川乌、甘草、大青盐各二钱，用６０度白酒一斤泡二十

112

一天。每天服三次，每次五毫升。用于男性病人。

二、红花、乌梅、草乌、川乌、甘草各三錢用白酒一斤泡七天，服法同上。用于女性病人。

禁忌：高血压，心脏病，风湿热、严重溃疡患者忌服。

疗效：治疗二千六百一十例，治愈一千九百八十六例，好转四百五十七例，有效率百分之九十三点六。

材料来源：辽宁省旅大市新金县中心人民卫生院。

方药：一、白龙须三至四錢。二、红浮萍适量。

用法：一、内服：白龙须用猪肥肉或鸡一只，炖好，于晚间临睡前服，每隔五天服一次，连服三次。服药一、二天感觉全身无力，但可自行消失，不必停药。

神经衰弱失眠

方一：酸浆草（酢浆草）十斤，松针（云南

113

1949

新　中　国
地 方 中 草 药
文　献　研　究
(1949—1979年)

1979

松）二斤　大枣一斤。

制法：取鲜酸浆草（全株）洗净，与松针加水八千毫升煎一小时，过滤去渣。另将大枣捣碎加水二千毫升煎一小时，过滤去渣。将两液混合，加适量糖及防腐剂，分装备用。

用法：每日三次，每次服十五至二十毫升。

疗效：治疗五千余例，有一定镇静、安眠效果。

材料来源：昆明医学院附属第一医院。

注：1.酸浆草为酢浆草科植物酢浆草的全草。

2.松针为云南松的针状叶。

方二：酸枣树根（不去皮）一两　丹参四钱。

用法：每日一剂，水煎一至二小时，分二次于午休和晚睡觉前服。

疗效：治疗七例，一般服十五剂后痊愈。

材料来源：湖北省

注：酸枣树为鼠李科植物酸枣。

114

小儿菌痢

方药：夏枯草　半枝莲。

用法：一、一岁以下：夏枯草一两，半枝莲五錢，水煎服；二、二至六岁：夏枯草、半枝莲各一两，水煎服；三、六至十二岁：夏枯草、半枝莲各一两五，水煎服。

疗效：观察十例，平均治愈日数为五点一天。

材料来源：上海市

菌痢、肠炎

方一：金花草。

用法：一、鲜金花草叶二錢，嚼碎吞服，每天二次。二、金花草粉剂六分，每天三次。三、百分之五十金花草煎剂十至二十毫升，每天三次。

疗效：治疗各种肠炎一百零三例，九十八例有效。

病例：李××，男，成人。一九六九年十二月某日晨起开始腹泻，稀水样便，连續四次，伴有腹

115

1949
新中国
地方中草药
文献研究
(1949—1979年)
1979

痛，诊断为急性肠炎。当日采来金花草二錢嚼服后痊愈。

材料材源：湖南省湘潭县

注：金花草为林蕨科植物乌韭。

方二：水菖蒲。

制法：取鲜根茎切片晒干，研成細末，装入胶囊，每粒零点三克。

用法：每次三粒（小儿减半）每天三次，温开水送服。（煎服有恶心呕吐反应，粉末装入胶囊，内服无反应）。

疗效：治疗四百二十余例，效果显著。

病例：殷××，男，二十八岁，患細菌性痢疾，日泻十余次。用本胶囊治疗，连服二天即愈。

材料来源：江苏省射阳县

注：水菖蒲为天南星科。

方三：白头翁十斤，地榆、何子肉各二十斤、公丁香三斤。

制法：将上药研末混合，装入胶囊和压片。每粒装零点三克。每次服二粒，每天四次。

疗效：治疗一千多例，治愈率百分之八十五。

116

病例：一、錢××，女，五十一岁。因腹泻十余次，惊厥两次，嗜睡。

重症黄胆型传染性肝炎

方药："六九一二"注射液：茵陈五百克，黄芩 黄柏 山枝子 各一百二十五克，黄莲 大黄各七十五克。

制法：将上药煎煮、浓液，加酒精去蛋白，再加热挥发去酒精，加生理盐水二千一百毫升，及"吐液八十"适量，过滤，分装消毒，制成百分之五十"六九一二"注射液。

用法：注射液甲葡萄糖溶液稀释成百分之四至八浓度，每日总量一般为百分之五十，"六九一二"注射液40—80毫升，必要时可加至一百六十毫升，一日分一至二次静脉点滴。

疗效：治疗重症黄疸型传染性肝炎（血总胆红素在十毫克以上）一十例退黄，除一例合并肠伤寒无效外，其余九例疗效显著。

病例：郑××，男，三十五岁。一九六九年十

117

1949

新 中 国
地 方 中 草 药
文 献 研 究
(1949—1979年)

1979

二月入院。入院第二天血总胆红 質12％毫 克，以后连續 上升， 波动 于22—26％毫克之问，持續五十一天不下。二月二十七日胆红素24.35％毫 克，二十八日开始用"六九一二"注射液，黄胆随即下降，用葯五十五天。

材料来源：中国人民解放军三〇二医院，卫生部中医研究院。

注：使用本品时，同时服用"消黄湯"（茵陈二两　黄苓五钱　黄连三钱　黄柏五钱　枳实四钱　山栀五钱　大黄三钱　半夏四钱　全瓜篓一两）效果更佳。

重 症 肝 炎

方葯：大生地四钱　甘草二钱。

用法：水煎服，每日一剂。十四日为一疗程，一般不超过二个疗程。

疗效：治疗十例，全部有效。

材料来源：上海市传染病分院。

118

肝 性 昏 迷

方药： 虎杖、射干各五钱　猪胆三个　酿酒四两。

用法： 前二药水煎，取药液加猪胆汁，用酿酒冲匀，每天一剂，分四次服。

疗效： 治疗四例肝昏迷均痊愈。

病例： 马××，入院时烦躁，半昏迷，闻肝臭，全身皮肤发黄，有出血点，肝大肋下三厘米。用本方抢救，第二天神志清醒，。

小儿急性传染性肝炎

方药： 胆郁通：茵陈一两　郁金一两半　甘草五钱。

制法： 上药共研细末，炼蜜为丸，每丸重五分。

用法： 一岁以内每天一丸；二岁二丸；三岁三丸；四至六岁四丸；六至八岁六丸；九至十二岁九丸；分二至三次服。

119

1949

新 中 国
地 方 中 草 药
文 献 研 究
(1949—1979年)

1979

疗效：共观察三十例。一周内黄疸消失，症状消退，肝大平均于二十三日内恢复正常，三十日内肝功能恢复正常。

材料来源：天津市儿童医院。

急性传染性肝炎

方药：酢浆草　夏枯草　車前草各一两　茵陈五钱至一两。

用法：一、水煎服，每天一剂，二至三次煎服。

二、将上药晒干后共研粉，制成茶块。每次二块、每天三次，冲服。

疗效：治疗急性传染性肝炎一百二十例，痊愈八十二例，进步三十八例。一般黄疸型患者服药后二至三天，尿量增多，一周左右黄疸明显消退，饮食增加，腹胀减轻，十五至二十天肝功能均明显进步。

病例：譚××，男，三十二岁，一九六九年四月患重症黄疸型肝炎，检查肝功能：黄疸指数１１０单

120

位，麝浊１２单位，锌浊２０单位，脑絮卅。用抗菌素、葡萄糖、激素等治疗四天无效。繼之出现腹水。改服中药一周，症状明显好轉，服药五十八天症状基本消失，肝功能正常。住院七十天痊愈。

材料来源：江西省。

急性黄疸型传染性肝炎

方一：虎杖一两　三叶人字草一两。

用法：每天一剂，两次煎服。连服二至 十 五天。

疗效：治疗四十例，平均十二天治愈。

病例：仇××，成年，经××医院检查，诊断为黄疸型肝炎。服药八剂，症状消失，肝功能恢复正常。

材料来源：广西河池专区。

注：虎杖涪陵叫花斑竹。

三叶人字草：鸡眼草　白斑鸠窝。

方二：威灵仙根（干）。

用法：取上药烘干研細粉，每次三钱与鸡蛋一

121

1949

新　中　国
地 方 中 草 药
文 献 研 究
(1949—1979年)

1979

个搅匀。用菜油或麻油煎后服用，每天三次，连服三天。

禁忌：牛肉、猪肉及酸辣。

疗效：治疗十五例，治愈十四例。

病例：夏××，女，五十三岁，一九六七年九月全身发黄，食欲减退，腹胀，经××卫生院诊断为急性黄疸型肝炎，服用上药后，腹胀缓解，小便增多，食欲亦见增加，数天后黄疸逐渐消失。

材料来源：湖北省英山县。

急性黄疸型、无黄疸型肝炎及慢性肝炎

方药：黑矾２０克　穿山甲１０克。

制法：将穿山甲用粗砂加热，焙黄，研碎，取面粉１００克，用水合好。将研碎的穿山甲与黑矾包裹做成饼状，于锅内烤熟。再将"面饼"用炭火烧至内外部成碳，冷却后研碎筛取细末备用。也可装入胶囊使用。

蛔　虫　病

方一：生丝瓜子（黑色者有效，白色无效）。

122

用法：剥壳、取其肉嚼烂，空腹时用温开水送服，或将瓜子仁捣烂装入胶囊（每颗胶囊装瓜子仁十五粒）服用。成人每日服四十至五十粒瓜子仁。（儿童服三十粒）、每日一次、连服二天。

疗效：治疗八百五十七人，服药后全部驱下蛔虫。

病例：蔡××，男，十四岁。经常腹痛已数年，诊断为蛔虫腹痛。曾服驱蛔灵，腹痛仍反复发作。服本药二天，即驱下蛔虫，腹痛未再复发。

材料来源：江苏省启东县通兴公社

方二：苦栋树根白皮 大血藤各三钱 扁畜全草三钱半 甘草五分。

用法：前三药先煎后放入甘草 煎，过 滤，成人一次服全量。二至四岁 服三分之一 量、五至八岁服半量，九至十四岁服三分之二量。上午九至十时或下午二至三时一次服完。

疗效：治疗四百三十七例，驱蛔率为百分之九十三。

材料来源：浙江省镇海县塔峙公社。

123

1949

新 中 国
地方中草药
文 献 研 究
(1949—1979年)

1979

注：苦栋根皮外面的红皮要刮净，以减少毒性。

蛔 虫 性 肠 梗 阻

方药："通便条"成分：細辛、皂刺各四錢、蜂蜜四两。

制法：将細辛、皂刺研末。取蜂蜜文火煎至"滴水成珠"为度，将葯粉加入攪匀。趁热制成长五厘米，直径一厘米的栓剂，用玻璃紙或聚乙烯薄膜包装备用。

用法：每次一至二条，塞入肛门。使用处数視病情而定。一般一次即可。

禁忌症：肠套迭，肠扭轉。

疗效：治疗蛔虫性肠梗阻五十五例，治愈五十四例。治疗便秘二百七十一例，全部有效。

病例：何××，男，十二岁。因腹痛急诊入院诊断为蛔虫性肠梗阻，即用"通便条"十五分鐘后，先后排便三次，排虫二百多条。次日下午三时痊愈出院。

材料来源：广东省紫金县。

胆 道 蛔 虫 病

方約：乌梅五钱至一两半（或食醋二两，或山

124

查五钱）　黄连或黄柏三至四钱　广木香　川椒各
二至三钱　大黄　干姜各三钱　細辛六分至一钱
使君子四至五钱　槟榔四钱　苦棟根白皮五钱至一
两。

用法：水煎服，一般每日一剂，病情严重者，
可日服二剂，分四至六次服，虛症上方加党参，当
归，白芍，甘草，蜂蜜；实症加芒硝，枳实；寒症
加制附片，桂枝，热症加连翘，茵陈，山枝，黄
芩。配合针刺及西药对症治疗，为防止复发，所有
患者在症状緩解后二、三天用枸緣酸呱哔嗪驱虫。

疗效：共治一千一百五十三例，除一例因进院
时即并发腹膜炎而轉外科外，余者症状全部緩解，
并发症消除，九百三十六例驱出蛔虫。

材料来源：陕西省中医学院。

钩 虫 病

方一：苦棟皮（内皮）　槟榔五钱。

制法：制成六十毫升苦栋树皮槟榔糖浆。

用法：将上药于睡前空腹一次口服，连 服 二
天。儿童剂量酌减。

疗效：治疗二百零四例，经二次检查粪便，第
一次（服药后七天）阴轉率百分之八十一点二五，
第二次（服药后四十天）阴轉率百分之八十四点七

125

1949

新 中 国
地 方 中 草 药
文 献 研 究
(1949—1979年)

1979

二，該药还有驱蛔作用。

材料来源：广东省饒平县卫生防疫站。

方二：波折越。

用法：取鲜全草切碎，加水沒过葯煮二小时，去渣取汁（每人剂量以一百毫升为宜），加白糖調服。每天一剂，于晚飯后及次晨飯前分服。一般开始剂量全草五钱，逐日增至五两，疗程五至七天。

疗效：共治七十二例。服葯后五天，用魏 氏飽和盐水漂浮法进行粪便检查：虫卵轉 阴者三十 例减少者三十五例，不变者七例。

副作用：服葯后大部分无反应，个别有恶心、腹痛、腹泻、头昏、疲倦。有一例于服葯半小时后全身发生寻麻疹。

材料源：福建省政和县。

注：一、波折越为马錢科植物碎鱼草。

二、有人报导波折越与貫众合用，可增加疗效。

湿　疹

方一：硫黄　枯矾各三两　煅石膏一斤　青黛一两　冰片五分。

用法：共研細末，瓷瓶收貯，用时以菜油調擦患处。每日擦二次。

126

疗效：治疗一千余例，一般连擦三天見效。

材料来源：湖北省武昌县。

方二及用法：地榆水：地榆 一 两，加 水 两碗，煎成半碗，用纱布沾葯液湿敷。

材料来源：卫生部中医研究院

水 田 皮 炎

方一：墨旱莲草。

用法：将上葯搓烂外擦手脚，擦至皮肤 稍 发黑色，略等干后即可下水劳动 每天在上工前后擦一次，即可預防手脚糜烂。已经手脚糜烂的也可用此葯，二至三天治愈。

疗效：防治二千九百四十七例，效果較好。

材料来源：江苏省高邮县。

方二及制法：雄黄 大枫子各一两 梅片二分（或樟脑粉二分） 熟石灰粉五钱。共研细末。

用法：先用青凡末搗烂或用苦楝树皮（或刺苋菜），泡开水洗患处，然后撒上葯粉。

疗效：治疗一千多人次，輕者一天，重者三至

127

1949

新　中　国
地　方　中　草　药
文　献　研　究
(1949—1979年)

1979

四天痊愈。

　　材料来源：广东省揭西县卫生站。

　　方三：松节　艾叶各适量。

　　制法：上药制成松艾酒精。

　　用法：涂抹患处。

　　疗效：治疗一百四十多人，大部涂抹一至二次即痊愈。

　　材料来源：北京市顺义县牛栏山公社下坡屯大队。

神 经 性 皮 炎

　　方药：一、斑蝥酒：斑蝥二十至三十只（大的二十只）　土槿皮　樟脑粉各三钱　白酒（四十五至六十度）三两。

　　二、洗药：陈茶叶（一年以上）　陈艾叶各五钱　老姜（捣碎）一两，紫皮大蒜头（捣碎）二个食盐少许（后入）。煎汤，一剂分两日用。

　　制法及用法：将斑蝥　土槿皮剪碎，分别用白酒浸泡一至二周，去渣。合并药液，加樟脑粉，过滤则成斑蝥酒。用时先洗净患处，涂斑蝥酒，十分

128

钟后再涂一次。待结痂后，用洗药（煎湯待温）擦洗。均每日二次，连用一至三周。

材料来源：湖南省柳州地区人民医院。

顽　　癣

方药：砒霜一两　枯矾　斑蝥各五錢　白醋一斤。

用法：将前三药入醋泡七天备用。用时震摇，以棉花沾药液擦患处，三天一次，连續三次即可，若有复发，可再次使用。

疗效：治疗一百余例，有效率百分之九十以上。治愈和基本治愈的病人中，有五例分别在半个月至二年内复发，再经治疗又痊愈。

材料来源：上海市眼病防治站。

急 性 结 膜 炎

方药：小田基黄（全草）一至二两。

用法：煎水熏洗患眼，每日三次。

疗效：治疗五十八例。痊愈五十七例。

129

1949

新 中 国
地 方 中 草 药
文 献 研 究
(1949—1979年)

1979

病例：兰××。男。患急性结膜炎，曾用西药治疗未见好转，改用上药煎水熏洗，每天三次，次日痊愈。

材料来源：广西柳江县土博公社卫生所。

注：小田基黄为金丝桃科植物地耳草。

急性结膜炎，翼状胬肉及二年以内的角膜云翳，斑翳

方一：活水蛭（田蚂蝗）三至五条　生蜂蜜五毫升。

制法：将活蚂蝗置生蜂蜜中，六小时后将浸液装瓶备用。

用法：滴眼。每天一次，每次一滴。

疗效：治疗上述眼病一般滴一至二次见效。

材料来源：湖南省郴州地区宜章人民医院

方二：蒲公英　金银花。

制法及用法：将两药分别水煎，将煎液制成两种滴眼药水。每日滴眼三至四次，每次二至三滴。

130

疗效：分别用两种眼药水治疗，一般二至四天痊愈。对磺胺醋酰钠或氯霉素耐药的患者，效果亦好。

材料来源：天津市眼科医院。

夜 盲 症

方一：鸡眼草三至四钱。

用法：炒黄研末，拌猪肝炖服。

疗效：治疗三百九十四例，一般服用一至三剂痊愈。

病例：艾××，女，二十八岁。夜盲六年余，双眼检查无异常，经多方治疗无效。服本药二剂痊愈，迄今一年未复发。

材料来源：江西省金溪县。

注：鸡眼草为豆科植物。

方二：夜明砂三钱。

用法：将上药用水淘去泥沙，晒干研碎，加水煎数沸后，待温服。如配合猪、羊或鸡肝煮服。效果更佳。

疗效：治疗三十七例。全部治愈。

131

1949
新 中 国
地 方 中 草 药
文 献 研 究
(1949—1979年)
1979

病例：林××，女，三十六岁。天黑时两眼看不见东西，已有两天，诊断为夜盲症，服上方数剂而愈。

材料来源：安徽省濉溪县蔡里公社南庄大队。

化 脓 性 中 耳 炎

方药：精制枯矾粉一两　冰片一钱　麝香三分。

制法：共研细末，密贮备用。

用法：将耳内浓水轻轻擦净，均匀撒布药粉、脓液多者，每日换一次，少者隔日换一次。

疗效：治疗四十七例，三至七次全部治愈。

材料来源：福建省霞浦县人民医院。

急、慢性化脓性中耳炎

方药：枯矾二钱　冰片四分　五棓子五分。

用法：先将上药共研细末。将外耳道脓性分泌物用棉棒擦干后，吹入上药。一日三次。

疗效：治三十例，大部分治愈，疗程较短，未治愈者，也有好转。

132

材料来源：内蒙古喀喇口县卫生工作站。

咽　炎

方药：地苦胆二钱。

用法：泡入热开水中半小时，每天服一剂，或制成片剂含服。

疗效：治疗一百例，治愈率百分之九十五，一般服药后五小时症状减轻，十至二十八小时痊愈。

材料来源：广西天峨县防治院。

注：地苦胆为防巳科植物青牛胆（箭叶金果榄）。

咽喉炎　急性扁桃体炎
急性会厌炎及诸骨硬喉等

方药：鲜威灵仙叶。

制法：洗净捣烂，布包绞汁，瓶装备用，久贮者刺激性小。

用法：将四至五厘米长消毒棉绒捻条（适应患者鼻孔大小），一头浸湿威灵仙叶汁，插入鼻孔，达上鼻道（左痛塞左，右痛塞右）。约四至六分钟，患者即流泪、击喷嚏，到三十分钟左右，症状可

133

1949
新 中 国
地 方 中 草 药
文 献 研 究
(1949—1979年)
1979

显著减轻。如未愈，须隔四至六小时再用前法治疗。

疗效：治疗咽喉炎六十余例，疗效显著；治愈骨硬喉十一例，全部治愈。

材料来源：安徽省太湖县。

小儿急性咽炎　扁桃体炎

方药：元参　麦冬　生地　板蓝根　生大黄　皂角子　蚕砂　银花　连翘　茅根　赤芍各六钱　丹皮四钱　川贝　青黛　薄荷各三钱　甘草二钱。

制法：共研细粉，炼蜜为丸，每丸重一钱，也可制成片剂，每五片相当于一丸。

用法：每日量，二岁以内服一丸以下，二至四岁服二丸；四至六岁服三丸；六至九岁服四丸，连服三天。

疗效：治疗七十例患儿。服药一天退烧者十例，两天退烧者五十七例，三天退烧者三例。其中六十三例服药二至三天痊愈，七例服药五天痊愈。

病例：宋×，六岁。患扁桃体炎、发烧咽痛，服药三次，每次五片，次日体温正常，咽痛消失。

材料来源：天津市儿童医院。

134

注：該院曾对四十六例患儿咽培养作细菌的药物敏感試驗，咽培养之主要致病菌为金色葡萄球菌，乙型溶血性鏈球菌，服药二至六日致病菌轉为阴性。

牙周炎、牙髓炎、牙槽脓肿

方药及制法：马鞭草一两　切碎晒干备用。

用法：水煎服，每天一剂。

疗效：治疗十四例，效果良好。

病例：王××，男，成人。牙痛难忍，检查 $\frac{7 \cdot 6}{6 \cdot 7}$ 有沉浮感（有脓），Ⅲ度松动，咬合时痛，服上药三剂后。炎症消失，仅有輕度叩痛。

材料来源：云南省昆明医学院附属第一医院，昆明军区总院。

牙　痛

方一：打碗花（鲜花）三分　白胡椒一分。

制法：将鲜打碗花的花三分，搗泥　白胡椒一分　研成細末，两药混匀使用。

135

1949
新 中 国
地 方 中 草 药
文 献 研 究
(1949—1979年)
1979

用法：一、龋齿：将上药塞入蛀孔，上下牙咬紧，一至二次即愈。

二、风火牙痛：将上药放在痛牙处咬紧，几分钟后吐出漱口，一次不愈可再使用一次。

疗效：治疗一百多例，对龋齿使用良好。

病例：杨××，四十岁。牙龈经常红肿疼痛，多次服止痛片和消炎药无效。经用上药治疗，疼痛即止，三年未复发。

材料来源：宁夏回族自治区。

注：打碗花为旋花科植物以花入药。

方二及制法：鳖甲。焙干轧成细末，贮于干燥器皿内备用。

用法：将鳖甲粉零点五克放在烟斗内烟叶的表面上，点燃当烟吸。

疗效：治疗一百零五例。其中八十例吸烟后牙痛未发作，五例无效，另二十例仍有反复发作。

病例：秦××，男，四十岁。患龋齿牙痛，用各种止痛片无效，经用上法后立即止痛。

材料来源：河北省赞皇县卫生防治院。

136

避　孕

方药：柿蒂。

制法：取带柄柿蒂四至七枚，在瓦片上焙干存性，压粉。

用法：上述柿蒂粉，在月经干净后一至二天内，用黄酒一两送服。该单位认为服一次，可避孕一年。

注意事项：一、所用柿蒂必须带柄；二、粉碎过程中忌用铁器；三、服药后二十四至四十八小时内忌房事。四、避孕期间忌食柿子、柿饼，元枣。

效果：试用二百四十九例，随访十三例，共三百五十一个月经周期（其中一百五十七个周期的一例，四十八个周期一例，三十个周期一例，二十四个周期二例，十二个周期二例，十九个周期一例，七个周期一例，六个周期一例，五个周期二例，二个周期一例）认为有效。

材料来源：天津市塘沽区卫生院。

137

1949

新 中 国
地 方 中 草 药
文 献 研 究
(1949—1979年)

1979

引产、（妊娠三至五月左右的健康孕妇）

方药：天皂合剂（細辛　猪牙皂　狠毒　鲜花粉）

制法：取細辛三两　猪牙皂二两　狠毒一两半鲜花粉五錢共为細面，做成栓剂。

用法：阴道常规消毒后，将栓剂放入阴道后穹窿部，五至八小时取出，三至四天后可流产。用药后全身有类似感冒的感觉，局部有輕度充血，个别病例有局部糜烂现象，去药后均自愈。

效果：共用七百六十八例，除一例未坚持用药外均获成功。

材料来源：河南省南阳地区人民医院

绝　　育

方一：棕树根（棕櫚根）二两。

用法：取干根二两切碎，加水四碗煎至一碗。男服加猪小肠二至四两与药同煎，随时服用。女服加猪大肠二至四两与药同煎，在月经将净时服用，

138

一次即可，但多服二次效果更好。

效果：两年来对一千三百一十例进行观察，效果较好，能否达到永久性绝育，正在继续试验。

材料来源：广东省罗定县。

注：福州铁路医院用鲜棕树根二两与猪大肠半斤（近肛门端最好）。于月经干净后炖服，用于避孕。观察三十七例（其中最长八个月以上，最短三个月），失效八例。

方二：首服方：老黄枝子根四根；次服方：棕榈根四两，猪大肠适量。

用法：均水煎各服一次。首服方于月经来潮的第三天服，服后有轻微头昏，但不需治疗。次方在月经干净后的一星期内服。

效果：临床应用七十一例，追踪观察一年半以上者三十七例，均未怀孕。

举例：罗××，五十岁。在一十六至一十九岁三年间生二胎，服上方后至今三十一年未再生育。

材料来源：江苏省上高县。上甘山公社。

注：棕榈根为棕榈科植物棕榈的根。

139

1949

新　中　国
地方中草药
文　献　研　究
(1949—1979年)

1979

方三：八角枫細根（白艺須）。

用法：取鲜細根二两置瓦鉢中，加六两浓甜酒汁密封，必須在微火上煎四小时以上，取汁，每天睡前服一至二湯匙，分七天服完，月 经 期、月经后、产后或平时均可服用。

效果：一九五〇年至一九六八年服药者九例，有效八例（观察二十年一例，十五年二例，十四年一例，二年一例，无效一例。（观察四年，据原单位称可能因煎药时间短，只煎两小时，以至服后无效）。由于经驗尚不成熟，仅供参考。

材料来源：湖南省华容县。

注：一、八角枫为八角枫科植物，以細 须 入药。据原单位报导，近水边生长的八角枫根不宜采用。

二、本品有小毒，如用干根，须增加炖浓甜酒汁二两，延长煎药时间。

三、每天服药量必須严格遵守规定，如遇呕吐，可少量多次分服。

140

外阴炎、外阴湿疹、外阴溃疡

方药：煅蛤粉一钱　漳丹一钱四分　冰片四分

制法：将上药研成细末，用液体石蜡合成药膏。

用法：用一比一千新吉尔灭清洗患部后，将上药涂于患部，表面复盖纱布。每天涂药两次。

疗效：治疗八百余例，效果显著。

材料来源：吉林医专临床医院。

滴虫性阴道炎

方药：陈大蒜头末三钱　山苦参　蛇床子各二钱　白糖一钱。

制法：将上药焙干研末，装入胶丸。

用法：先用葱白八至十根煎汤坐浴，每晚二粒塞入阴道内，连用五至十天。

疗效：治疗三百四十一例，随访二百二十三例，治愈一百八十三例，基本治愈二十一例，无效十九例，原因可能与用药间断有关。

材料来源：江苏省如东县

141

1949
新　中　国
地方中草药
文　献　研　究
(1949—1979年)
1979

阴道滴虫

方药：樱桃树叶（或桃树叶）一斤。

用法：将上药煎水坐浴，同时用棉球（用线扎好）沾樱桃叶水塞阴道内，每日换一次，半月即愈。

疗效：治疗四十多例，效果显著，其中五例在治疗前检查有滴虫，治疗后检查滴虫消失。

材料来源：湖北省五峰县

宫颈糜烂

方一：没药　乳香　儿茶　铜绿各五钱　漳丹三钱　轻粉二钱　冰片一钱。

制法：将上药研成细末，用液体石蜡调成膏剂。

用法：用一比一千新吉尔灭棉球消毒宫颈，用带线棉球将上药涂于患处，六小时后牵出棉球，每天一次。

疗效：一般用药不超过五次即愈。

材料来源：吉林医专临床医院。

方二：一、蛇床子　硼砂各五钱　川椒　白藓

142

皮　蒼耳子各三钱　白矾二钱。

二、黄柏　青黛各五钱　冰片八分　雄黄一钱
蜈蚣二条。

用法：以上諸药烘干后,方一、方二各自共碾为
极細末。外阴局部冲洗后，用窥器暴露宫頸，将方
一、或方二粉剂上于糜烂面，后用代线棉球堵塞阴
道，以防药末随阴道分泌物流出，第二天属患者将
棉球自行取出。每周上药二次，八次为一疗程。

疗效：分别用方一或方二，共治疗一千二百四
十二例，全愈五百零三例，好转六百一十四例，无
效一百二十五例，总有效率９０％。

材料来源：山西省中医研究所。

功能性子宫出血

方药：方一，适用于阴虚者。生地　女贞子
墨旱莲　炒槐米　茜草　蒲黄炭　乌贼骨各四钱
小蓟草八钱　刘寄奴三钱　白芍二钱。

方二、适用于气虚者。党参　刘寄奴各三钱
白术二钱　女贞子　墨旱莲　炒槐米　茜草　乌贼
骨　蒲黄炭各四钱　小蓟草八钱。

用法：水煎服。

143

1949

新 中 国
地方中草药
文 献 研 究
(1949—1979年)

1979

疗效：治疗非卵型功能性子宫出血病一周期以上者一百一十九例。周期效果：有效者一百一十例，有效率达百分之九十二点五。停药三个月以上随访者三十六例，有效三十四例，仅二例复发；而对照组用激素治疗的八十例中，周期有效的三十六例，远期有效二例，复发二十例。

材料来源：上海第一医学院妇产科医院。

方二：辣椒根五钱（或鲜品一两，辛辣的较好）鸡脚二至四只。

用法：每日一剂，两次煎服。血止后须继续服五至十剂，以巩固疗效。

疗效：通过三十一例的治疗追访观察，一般服二至三剂能止血，治愈病例大都能恢复月经周期。其中二例已怀孕，仅二例复发。

方三：一点血（红砖草）鲜品四至五两，干品二至三两。

用法：炖鸡服。

禁忌：生、冷、酸、碱。

疗效：治疗四十余例，效果显著。一般服一至二

144

剂后见效。

材料来源：四川省洪雅县。

注：一点血为秋海棠科植物。

子 宫 脱 垂

方一：山螺壳（烧成灰）一至二钱　**野葛、倒**扣草（土牛夕），鱼腥草各三至五钱。

用法：水煎，早晚分两次服。

疗效：**治疗五例，重度者服药十五至二十天，**轻度者五至十天治愈。

材料来源：广西马山县乔利公社。

注：一、野葛为豆科植物葛。

二、鱼腥草为三百草科植物蕺菜。

三、倒扣草为苋科植物土牛夕。

方二：金樱根。

用法：上药一斤，加水适量，煎成两斤水，每天三次，每次服１０—２０毫升。局部加湿敷。

疗效：治三度子宫脱垂二例，近期效果良好。

材料来源：广西宜山县北牙医院。

血管瘤　脂肪瘤

145

1949

新 中 国
地 方 中 草 药
文 献 研 究
(1949—1979年)

1979

方药：鲜山茨菇块根，磨溶于三花酒中。

用法：外涂，每天三至四次。

病例：周××，七岁。一九六六年五月发现右侧颈部有一小指头大肿块，经广州中山医学院确诊为右颈部血管瘤。同年九月用上方外敷七天，半月后肿瘤消失。

材料来源：广西钟山县抗大中学。

注：山茨菇为防己科植物青牛胆（箭叶 金 果榄）

子 宫 肌 瘤

方药：桂枝　桃仁　赤芍　海藻　牡蛎　鳖甲各四两　茯苓　丹皮　归尾各六两　红花二两五钱　乳香　没药　三棱　莪术各二两。

用法：共研细末，蜜丸三钱重，每次服一至二丸，每日服二至三次。

病例：金××，女，四十岁，于一九六二年一月起，阴道出血淋漓不止，小腹坠痛。一九六四年五月经××医院诊断为子宫肌瘤，子宫大如两个月

146

妊娠。照上药，每次一丸，日服三次，持续服药一年，月经正常，肌瘤消失。

材料来源：甘肃省中医院。

多 种 癌 瘤

方药及制法：取卤水一千毫升 乌梅二十七个，放于砂锅或搪瓷缸内，煮沸后细火持续二十分钟左右，放置二十四小时过滤备用。

用法：成人每天六次，每次三毫升。饭前、饭后各服一次（开始每次二毫升逐渐加至三毫升。初服可有轻度腹泻或癌瘤局部疼痛加剧的现象，无须处理可自愈。不能忍受者可减少次数或剂量）。对体表癌如阴茎癌、宫颈癌等可同时用做擦剂。

疗效：观察五十二例，除六例淋巴肉瘤无效和一例治疗中断外，其他四十五例均有效。一般服药一个月后症状减轻，二至四个月症状明显消减，癌瘤缩小。较大癌瘤术前服药可为手术创造条件，如瘤体缩小，减少出血，改善症状等。

病例：刘××，男，三十七岁，两年来尿痛，

147

1949

新 中 国
地方中草药
文 献 研 究
(1949—1979年)

1979

排尿困难，繼之龟头肿脹坚硬，失去知覚。检查包茎、龟头肿大约 5×4×4 厘米，切除包皮見肿物呈菜花样，恶臭，癌組织浸潤到冠状沟，尿道口消失在菜花样癌組织中。取活检病理诊断为鳞癌。内服乌梅卤水每次 2·5 毫升，日服六次；局部洗涤每日一次，每次半小时，共治三个月。肿瘤与正常阴茎部分逐渐分离，界线分明。在局麻下切除肿瘤部分，次日出血不止，用乌梅卤水压敷而止血，切口愈合，恢复健康，并已参加劳动。

材料来源：中国人民解放军２９１医院，内蒙古包头市肿瘤防治研究所。

注：一、乌梅卤水已制成丸剂、针剂、软膏等各种剂型。二、服葯期間禁吃紅糖、白酒、酸、辣等刺激性食物。

胃　癌

方葯及用法：向日葵杆剥去外皮，取内白心作葯用，每日一钱半至二钱，煎成湯当开水飲。

病例：程××，女。一九六三年患晚期胃癌伴广

148

泛转移（病理检查腺癌转移）。服向日葵一年，自觉症状消失，饮食好转。一九七〇年五月胃肠钡餐检查"胃及十二指肠无器质性病变"。

材料来源：浙江省杭州市第二医院。

肝　癌

方药：天性草根　野芥菜根各三至四两。

用法：将天性草根和野芥菜根分别煎水，去渣后加白糖适量饮服，上午服天性草根，下午服野芥菜根。

病例：方××，男，三十九岁。一九六五年经上海××医院肝穿刺确诊为肝癌。肝区疼痛，腹大如鼓，食水不进。经连服上方半年，病情明显好转。一年后症状及体征消失，随访五年仍健在。

材料来源：安徽省安庆专区████卫生组。

注：（一）天性草为三白草科植物三白草。

（二）野芥菜为菊科植物大蓟。

1949

新　中　国
地　方　中　草　药
文　献　研　究
(1949—1979年)

1979

兽 医 部 份

牛 风 湿 症

一方：柴胡八钱　荆芥八钱　连翘八钱　银花八钱　灵仙八钱　钩藤一两　木瓜八钱　苡仁八钱　二乌五钱。

用法：二乌用姜水煮，再混合上药煎服。

效果：丰都县三元、保合、培观地区治疗二十三头，治愈二十三头，治疗猪二十一头，治愈二十一头。治猪时，用量酌情减少。

丰都县兽医站

二方：牛夕一两　独活一两　灵仙一两　五加皮八钱　苡仁八钱　木瓜一两　四棱草八钱　巴岩姜六钱　大血藤一两　小血藤一两　防己一两　煎水服。

此方屡試屡效。

秀山县畜牧兽医站

耕 牛 鼓 胀 病

药方：枳实二两　芒硝三两　大黄一两　甘草一两　隔山橇半斤。

用法：熬服。

秀山龙池兽医站

150

毒蛇咬伤人、畜

一、手术：

①赶毒：脚盆装好凉水，要越凉越好，淋洗咬伤部，边淋边洗，用手赶毒，洗后并用慈姑苗捣绒包。

②拔毒：用磁瓦针刺眼打火罐拔毒。咬伤手在手背，咬伤脚在脚背上刺眼，打火罐拔毒。

③箍毒：二乌片磨菜油擦肿部箍毒，不能擦伤口。黄秧笋（地榆），上片研末調菜油涂擦伤口（母蛇咬伤起泡，要刺破泡，用黄秧笋調菜油擦。伤口不能用二乌）。

二处方：一支箭　莎草　石韋（金鸡脚）　小二郎箭（盘龙参）　大二郎箭（鸡肾草）各一把，二乌片三钱。

用法：上药焙焦研末兑酒服，猪每次半小杯。其他牲畜根据大小酌情增减。

效果：丰都县三元、保合地区治疗人五百五十人，治愈五百四十人，治疗猪十一头，治　愈　十一

151

1949

新　中　国
地 方 中 草 药
文　献　研　究
(1949—1979年)

1979

头。

丰都县三元公社畜牧兽医站

牛 的 叶 干 病

針部：百会　雁翅　大转　血印　甘支。

葯方：滑石　牵牛　川大黄　官桂　甘遂　大
戟　續随子　地榆皮　曰芷各五钱

用法：熬后加猪油半斤，蜂糖三两服。

黔江县杨柳公社兽医站

治 猪 下 痢

葯方：蛇疙瘩　酸湯梗根　刺梨子　老鼠刺

用法：内服。

涪陵藺市兽医站

猪 拉 稀

处方：算盘七一两　鸡血七（毛秀才）一两。

用法：煎水内服，每日三次。

效果：丰都县五龙、从实、龙河地区治疗效果

152

百分之九十以上。（对寒泻、热泻、湿泻为有效）

丰都县农林局

治 猪 脱 肛

药方：红蚯蚓　玄明粉。

用法：先用玄明粉兑开水喂；手术将脱出部分还回；再喂红蚯蚓。

涪陵新力兽医站

子 猪 白 痢

一方：老鹳草（痢疾管）五钱　石榴壳六钱百草霜一杯　黄芩一钱　木姜子三颗　黄柏二钱枝子一钱　苦参二钱。

用法：上药共为末，将母猪奶挤出，敷在乳头上让小猪吃。

武隆茶园兽医站

二方：爆格蚤叶一斤（炒黑）　向日葵杆心一斤（炒黑）　白草霜一斤　雄黄半斤。

153

1949

新 中 国
地 方 中 草 药
文 献 研 究
(1949—1979年)

1979

用法：上药研末加百分之三至五碘酒十毫升调匀瓶装好，每小猪一分，用温开水调成浆糊状，竹块挑糊在小猪舌头上。

效果：丰都县社坛、仁沙地区治疗小猪八百五十六头，治愈八百五十头。

仁沙公社畜牧兽医站

三方：柏树子　蜂糖　淘米水。

用法：将柏树子冲绒，兑入蜂糖、淘米水，每小猪喂一至二汤匙。

注：柏树子用生的，根据病猪多少，酌用药量。

石柱县畜牧兽医站

四方：吴于叶（气辣子）一至二两　紫苏一至二两　天青地白草一两。

用法：以上是生药量，煎喂母猪。

石柱县畜牧兽医站

五方：大风药四两　白金条四两　柏香子二两野棉花头二两。

用法：煎汤喂母猪。

151

秀山平凯兽医站

六方：白矾。

用法：烧灰喂小猪，每头二钱。

秀山石耶兽医站

七方：黑荆芥　黑地榆　墨斗草。

用法：熬汤内服，

涪陵县兽医协会

猪 咳 嗽

药方：凉咳用：五匹风　排风藤　枇杷叶　寒
　　　　　期草　茅根。

　　　热咳用：五匹风　蛇泡草。

用法：熬服。

涪陵李渡兽医站

牛 口 烂

配方：白芷　乳香　枯凡　花椒

用法：以上药共为末，調水搽。

涪陵县马鞍公社畜牧兽医站介绍

155

1949
新 中 国
地 方 中 草 药
文 献 研 究
(1949—1979年)
1979

乳 房 炎

配方：卜公英。

用法：将卜公英冲绒用麻布包发炎的乳房。

涪陵县蔺市区畜牧兽医站

牛胎衣不下

配方：大力　海金沙　川甲五钱　王不留行夜明砂一两。

用法：熬服。

涪陵县马鞍公社畜牧兽医站介绍

虫入耳方

配方：葱子　菜油。

用法：葱子冲后和菜油滴入耳。

涪陵县金银公社畜牧兽医站

牛木马心癀

针刺：三交穴　耳脉血　腿蹄穴　进针一至一寸五。

156

药方：一、麻黄二钱　桂枝五钱　大茴四钱　甘草四钱　昌卜五钱　厚朴五钱　黄柏五钱　麦硝一两。

服法：熬后加白酒半斤内服。以上黄牛用。水牛加紫苑五钱　防风三钱　半夏五钱。

二、荆芥　卜荷　玉簪花　吴芋　白活麻根各一把冲細熬水，加酒半斤服。

黔江县杨柳公社兽医站介紹，疗效在百分之九十。

猪、牛感冒、咳嗽、无汗及食欲不振

药方：紅活麻一至三两　兜苓（喇叭花）一至三两　升麻（称杆星）二至四两　柴胡二至四两　大茅香一至二两。

用法：煎水服。

說明：上药系生药量，升麻、柴胡为主药，可据猪、牛大小酌情用药，如不现咳嗽者，紅活麻、兜苓可减少用量。

157

1949
新 中 国
地 方 中 草 药
文 献 研 究
(1949—1979年)
1979

猪丹毒、猪肺疫发病初期

药方：大黄二至四两　苦参二至 四 两　地榆（黄秧笋）一至三两　千里光一至三两　木通一至三两　水菖蒲一至二两　马鞭稍一至二两。

用法：煎水服。

說明：上药系生药量，大黄、苦参为主药，根据猪只大小灵活用药量。

猪、牛病血屎

药方：到地泡根（欠地泡）二至四两　对刺泡根二至四两　紅子根一至三两　泡通根一至三两。

用法：煎水服。

說明：上药系生药量，根据猪、牛大小，及病情酌用药量。

猪、牛　痢　疾

药方：紅酸草　酸盐水。

用法：紅酸草冲绒兑入酸盐水灌服。

說明：紅酸草临时采集，根据猪、牛大小酌用

158

药量。

猪、牛拉稀

药方：八月瓜根二至四两　蛇疙瘩二至四两
酸草一至二两　紅刺泡（空桐泡）一至二两。

用法：煎水服。

說明：上药系生药量，根据猪、牛大小酌用药
量。

水牛修痣

药方：鸦蛋子（苦参子）。

用法：将修痣弄破出血，然后鸦蛋子去壳，擦
上一至二次即愈。

猪、牛、兔子疥癞

药方：桐油四两　硫磺二两　白口花椒一两。

用法：先将硫磺、花椒研細，然后将桐油用铁
瓢或灯碗煎沸，放入硫磺粉再煎沸一至二次离火，
再将花椒粉放入混匀即成，用时将疥癞痂皮去净，
将药油涂上一至二次即愈。

159

1949
新 中 国
地 方 中 草 药
文 献 研 究
(1949—1979年)
1979

骨 折 损 伤

药方：紅泽兰　見肿消　透骨消（十八缺）
铁高粱　白酒。

用法：先将上葯切碎冲绒，用酒煎热，然后将骨折或脱臼处复位后，将葯摊好包上。

說明：上葯系生葯量，人畜可用，用葯多少，随病酌定。

以上石柱县畜牧兽医站介紹

耕 牛 流 行 性 感 冒

三合公社兽医站潘应中介紹

一方：四块瓦三钱　黃柏五钱　黑骨头四钱
木香四钱　大血藤四钱　散血草三钱　称砣肖四钱
牛马藤三钱　防风四钱　荆芥三钱　苦参五钱
金勾连四钱。

如果是孕牛加杜仲，益母草各四钱。

此方在一九六九年八、九月份于三合治疗八十一头，全愈。

160

峻岭公社兽医站介绍

二方：苦参二两　大黄一两　川芎一两　当归一两　肺心草三两　木通二两　黄柏二两　连钱草一两　地胆一两　防风五钱　水菖蒲一两　紫苏一两　葱白为引。

此方在一九六九年八、九月于峻岭治疗二百三十六头，全愈。

平凯兽医站张甫成介绍

三方：粉葛一两　荆芥一两　十大功劳二两　石菖蒲一两　大黄二两　苦参二两　木通一两　柴胡一两　紫苏一两　生甘草五钱　防风一两。

此方在平凯中和等地治愈一百余头。

耕　牛　咳　嗽

龙池公社站介紹

葯方：苏子二两　吴于一两　陈茄二两　桔梗一两　百部二两　麻黄一两　杏仁一两　木香八钱　枝子一两　防风八钱　连翘八钱　黄连一两　贝母五钱　知母一两　甘草五钱。

161

1949

新 中 国
地 方 中 草 药
文 献 研 究
(1949—1979年)

1979

此方于一九七一年在龙池地区站二十七头愈二十四头

耕牛白云遮眼睛

三合公社兽医站潘应中介绍

一方：蜂糖一两　烟屎一钱　混合装入瓶内备用，越久越好。点入眼内，二三次即愈。

此方为祖传方，曾在三合、清溪地区治愈一百余头。

峻岭公社站介绍

二方：阳尘一两（筛细）　盐巴一两　冰片一钱混合揉眼睛二三次愈。

此方曾在近几年来治愈百余头。

猪蛔虫

龙池公社兽医站介绍

药方：花椒　乌梅各半，研末喂猪。用量小猪五钱至一两，大猪一两至一两五钱。

162

此方曾在龙池地区治愈数百头。

猪 牛 骨 折

鐘灵公社兽医站介绍

药方：接骨木　筋骨草　石膏等份研末，用酒浸湿，包在患处，包好后，再用生杉木壳上甲板（削去其粗壳），上好后，只要二十天就好。

此方屡試屡效。

点 眼 药

药方：银珠零点五　上片零点八　輕粉一　黄柏（去皮）零点八　黄芩（去皮）一　黄莲（去皮）一

用法：后三味研細篩过后混合，点眼。有白云者加鸡公糖屎。　　　涪陵大山公社兽医站

方二：汗扁蓄冲绒挤水点眼，治牛眼白云。

　　　　　　　涪陵县珍溪兽医站

治 耳 流 脓

药方：海漂硝烧研　冰片　五倍子角

用法：将脓去净，将药兑猪油或菜油用 棉 签

163

1949
新 中 国
地 方 中 草 药
文 献 研 究
(1949—1979年)
1979

涂。

涪陵县义和兽医站

割 猪 用 药

药方：炮雄一两　冰片四钱

用法：共为末，擦割后伤口。

武隆鸭江兽医站

猪难产、死胎不下

药方：当归一两　川芎一两　当门子二两

用法：熬服。　　　武隆鸭江兽医站

眼　病

药方：千年老鼠剌，去掉粗皮，用里面黄皮二、三分，用开水浸泡一小时。

用法：将浸出液兑人奶和少許蜂糖点眼，治各种眼病。　　　武隆长壩兽医站

164